微生态制剂的应用研究

第二版

李维炯　主　编

倪永珍　李　翎　副主编

化学工业出版社

·北京·

本书对微生态制剂的种类、微生态制剂应用与研究的意义、存在的问题等进行了简要介绍，系统阐述了微生态制剂的基础知识和研究意义，微生态制剂在无污染畜牧业、生态种植业和环境保护方面的新成果和新应用。全书内容翔实、丰富，注重理论联系实际，列举了较多微生态制剂应用的成果实例，具有较强的理论性、实践性、实用性。

本书可供农业、环保科技工作者和广大农户阅读、参考，也可供各高等院校相关专业师生学习、阅读。

图书在版编目（CIP）数据

微生态制剂的应用研究/李维炯主编. —2 版 .—北京：化学工业出版社，2019.4

ISBN 978-7-122-33961-4

Ⅰ．①微… Ⅱ．①李… Ⅲ．①微生物生态学-制剂-应用-研究 Ⅳ．①R945

中国版本图书馆 CIP 数据核字（2019）第 034686 号

责任编辑：张 艳 刘 军　　　　　　　　　　文字编辑：焦欣渝
责任校对：边 涛　　　　　　　　　　　　　装帧设计：王晓宇

出版发行：化学工业出版社（北京市东城区青年湖南街 13 号　邮政编码 100011）
印　　装：三河市延风印装有限公司
710mm×1000mm　1/16　印张 15　字数 277 千字　2019 年 8 月北京第 2 版第 1 次印刷

购书咨询：010-64518888　　　　　　售后服务：010-64518899
网　　址：http://www.cip.com.cn

凡购买本书，如有缺损质量问题，本社销售中心负责调换。

定　　价：68.00 元

本书编写人员名单

主　　编：李维炯

副 主 编：倪永珍　李　翎

编写人员（按汉语拼音排序）：

　　　　　陈　亮　李　翎　李维炯

　　　　　倪永珍　王力坚　张立功

前　言

《微生态制剂的应用研究》一书，自 2008 年 1 月出版至今已出版 10 年有余。在此期间，行业已发生了翻天覆地的变化，有了长足的发展。为进一步满足读者需求，此次在第一版的基础上做了大量修改和补充，以崭新的面貌以飨读者。根据目前的实际情况，此次修订把微生态制剂在环境治理和保护方面的应用提前，放在第二章的位置，把这些年在环境治理方面所做的工作尽可能收入其中，并把在黑臭水体治理、垃圾污泥除臭、污泥过程减量等实际工作中总结出来的微生态工程技术体系奉献给大家。在种植业方面，在过去研究的基础上，重点对在绿色（有机）果品生产、中药材等特种经济作物的重茬障碍防治等方面的应用效果和技术做了大量修改和补充；在养殖业方面，添加了生猪养殖场零污染排放微生态工程技术体系的研究成果等内容；删除了第一章绪论中第六节知识问答部分。

本书力求给读者提供微生态制剂应用和研究领域的最新进展，一方面希望能对有关的科研工作者与在生产实际中应用此类产品的用户有所帮助；另一方面，也希望借此机会，感谢 20 多年来曾经悉心地引导、帮助过我们的导师、中外朋友、同行、学生以及广大的实践者们。

时光荏苒，从 1992 年我们初遇日本的 EM 制剂，至今已过去 20 多年了! EM 技术可以说是中国复合微生物技术研究和应用的启蒙者，也开创了我国微生态制剂研究的新思维、新领域和新局面。如今以复合微生物菌群组成的微生态制剂、产品已涉及种植业、养殖业、环境保护、食品加工等诸多领域；生产者与使用者遍布祖国的大江南北。作为早期的探索者，一路走过来的我们，经历其中的是非、坎坷都不重要，而在这过程中，那些于困难中得到的真诚的帮助，弥足珍贵、无法忘怀!

李维炯教授的导师、中国工程院院士、中国农业大学辛德惠教授因公殉职 20 年了，当年，就是他顶住国内学术界对 EM 技术多有争议的压力，旗帜鲜明地支持我们引进推广日本 EM 技术，亲自为我们于 1996 年 2 月出版的图书《EM 技术研究与应用》做"序"，指出："通过试验研究，弄清其作用机理，规范其有效使用方法，进行逐步推广使用，并创造出中国的 EM 技术，则必将对我国高产、优质、低耗、高效地发展农业，净化环境和提高人民健康水平方面做出难以估量的贡献。"如今，二十多年过去了，辛先生，您看到了吗? 这本书的一版再版就是交给您的答卷! 我们取得的每一点进步，取得的每一个成功，都离不开在我们创业初期、局势并不明朗时您的高瞻远瞩、铿锵有力的支持和指导! 我们知道，虽然我们做的离您的要求"我们的目标是：在我国，择大自然之精华，创造适宜条件，建设 EM 大环境，以促进生产-

经济-社会的持续发展和人民生活-生产环境质量的提高，即在泛生态大系统中创造优化的微生态系统，在生产与生活大环境中建造优化微生态环境，成为全球的大样板"还相差甚远，但是，我们一定把您为我们第一本书写的"序"，反复拜读和温习，我们会永远铭记您对我们的指导和鞭策!

俗话说：饮水不忘挖井人。 在本书再版之际，我们除了对帮助过我们的中外老同事、老朋友和曾经是我们的学生、现在已经是国家栋梁的朋友们表示真诚的感谢外，还要对近些年给予了我们极大帮助的企业家、工程技术人员、工人师傅和农民兄弟们致以崇高的敬意，正是他们在人力、物力和财力上的鼎力相助，才使得我们的许多试验和工程项目得以顺利完成，并取得了科学的数据。

作为中国生态农业的科研与教学工作者，几十年来我们都在探索国内切实可行的生态农业技术，这是我们责无旁贷的。 令人欣慰的是，我们找到了一条可行的微生态工程技术体系，有了安全可用的产品。 只是由于多方面条件的限制，还有许多有待深入研究的课题、扩展的空间，尤其在作用机理和新产品开发方面还需要更多的人力、资金的投入，进行更加深入的研究。 我们也殷切地期望有更多的企业家、科技工作者、工人、农民和青年学生加入到我们的队伍中来，为早日实现我们共同的事业、实现伟大的中国梦而奋斗!

本书中绝大多数案例基本上是笔者多年的亲自实践，数据也是真实的记载，以供研究者与使用者参考，权作抛砖引玉吧!

本书的具体编写分工为：第一章由倪永珍、李翎编写；第二章由李维炯、陈亮、王力坚编写；第三章由李维炯、张立功、王力坚编写；第四章由李维炯、倪永珍、李翎编写。 全书由李维炯、倪永珍最后审定。

李维炯　倪永珍

2019 年 5 月

第一版前言

微生态学和微生态制剂在世界上都算是新学科和新生事物了，而我国在这方面虽然起步晚但却发展迅速。随之而来的是不论在学术界，还是应用者，对微生态制剂的作用，众说纷纭，有拍手称赞的，有极力反对的，也有无可奈何的……莫衷一是。

我们是农业高校教师，长期从事农业科技工作，一方面为中国的生态农业培养高级专业人才，另一方面从事生态农业技术的研究。在 20 世纪 80 年代末，就曾经参与研制"曲周饲料酵母"，该产品在全国星火科技成果博览会上曾获得过金奖；1992 年开始，试验引进了日本的"EM"复合菌剂，并成功地把 EM 产品推广到北京、天津、福建、四川、山东、江西、甘肃、内蒙古、湖北、湖南、河北、新疆、广东、黑龙江、吉林、辽宁、山西、陕西、河南、宁夏、安徽、江苏、浙江、海南、云南。我们的工作，为中国的生态农业、为中国的绿色食品和无公害食品的生产起到了一定的促进作用。中国的第一个绿色食品肉鸡、猪肉、鸡蛋以及绿色食品蔬菜黄瓜、粮食作物小麦等都是在我们的试验中诞生的，城市生活垃圾的恶臭也是我们首先应用微生态制剂除臭的。

在成功的试验、示范、推广"EM"的基础上，我们于 20 世纪 90 年代末和 21 世纪初，在多功能复合微生物制剂理念的指导下，又研制出"生物活性饲料添加剂""VT 微生物菌肥"和"益科乐活力菌"。这些产品从研制成功的时候起，就在国内 10 多个省（区）的种植业、养殖业和环境保护方面得到广泛应用，获得了一致的好评。

曾经，我们也是微生态制剂的怀疑者，但是作为从事中国生态农业研究的专业人员，我们感到，在我国人口众多、环境日益恶化、资源过度利用和衰退的情况下，必须摆脱完全依赖化肥、化学药物等的恶性循环局面，走持续发展的道路。日本琉球大学比嘉照夫教授于 20 世纪 80 年代研制的 EM，是一个成功的尝试，在 10 多年的时间里，在世界五大洲 90 多个国家的推广都取得了成功。EM 不仅仅是一个产品，更是一个思路、一个综合的技术，对全世界都产生了深远的影响。日本自然农法国际研究开发中心支持比嘉先生将 EM 技术推向世界，这是落实他们自然农业理念成功而重大的举措，也是对全世界人民的贡献。

近 20 年来，我们一面从事教学工作，一面从事微生态制剂的实践，奔走在种植、养殖和环境保护的生产现场。现在奉献给读者的这本书，是我们多年实践活动的部分总结，其中的试验数据，基本上是我们自己以及我们的学生亲自完成的。使用的微生态制剂，也基本上在早期是日本的 EM 菌剂，中后期使用的是我们研制过程中的产品，包括益科乐活力菌、神微和晟微微生态制剂。

在完成此书时，我们首先真诚怀念曾经支持和鼓励我们敬爱的导师——已故的中国工程院院士辛德惠教授，是他，充分肯定 EM 的功能作用，提出研制中国自己的 EM 的设想，指出我们的目标是"创造出中国的 EM 技术、建设 EM 大环境……成为全球的大样板"！在试验的早期，在面临种种责难的情况下，他能以科学家特有的智慧，远见卓识，实事求是地支持我们，实在是难能可贵。就是在今天，当我们重温他的句句箴言，仍然热血沸腾！为此，我们将不遗余力，去实现他对我们的期望。

也感谢日本自然农法国际研究开发中心及比嘉照夫教授，他们满怀拯救地球环境的良好愿望，不遗余力地传播 EM 技术，走过中国南北许多偏僻的城镇、农村，不怕脏、累，到现场指导用户。没有他们多年无私的支持和帮助，就没有我们的研究成果，也是他们大大推动了今天中国的微生态制剂的繁荣局面。

新华通讯社高级记者、国内部原主编马成广先生，从 1994 年起，一直关注并多次追踪现场考察并报道我们的试验进展情况，他对微生态制剂的关注和兴趣，意在为中国的生态农业追寻切实可行的新技术，这正是一个 30 多年来从事国内农业报道的老新闻工作者的职业敏感和极大的热忱。

最后，我们也十分感谢我们的弟子们，其中有博士生：林远哲、黄宏坤、周涛、张晖、王力刚；硕士生：王旭明（现为清华大学博士后）、曹慧、柯真山、同小娟（现为博士）、张凤杰、赵晓艳、师宏奎、周莉华、崔西勇、阳文锐（现为博士）、刘国伟、王军、张俊峰以及曾经跟我们做毕业实习的本科生们，他们在完成自己学业的同时，也为协助我们的研究流过汗水。本书的具体编写分工为：第一章由倪永珍、李维炯、李翎编写；第二章由李维炯、倪永珍编写；第三章由李维炯编写；第四章由李维炯、李翎编写；全书由李维炯最后审定。

近 20 年，时间不算短了，直接或间接帮助过我们的人太多了，无法在此一一列举，在此，我们愿意表达我们对所有人的真诚的感激：你们的支持，是我们在风风雨雨中能坚持十多年的动力；你们的付出，为我国微生态制剂的繁荣、为挽救人类日益恶化的生存环境做出了可贵的贡献。

由于专业知识水平的限制，试验条件的制约等多方面的因素，我们所做的工作还差得很远，还有许多问题需要解决。愿这本书能对从事这项工作的实践者们起到抛砖引玉的作用。

编者

2007 年 9 月

目 录

第一章 绪 论

　　微生态制剂近年来在多个领域广泛应用，且发展迅猛。本书讲述的是有关微生态制剂的知识和应用。也是我们多年来从事这个领域研究和实践工作的总结。由于微生态制剂的理论基础是微生物学和生态学、微生态学，因此，在讨论微生态制剂之前，有必要简要介绍一下相关的基本概念和知识。

第一节 基本概念

一、生态学、微生态学与微生态工程

1. 生态学

　　生态学在20世纪中期开始迅速发展。原本是生物学的一个分支，伴随着生物学的发展经历了漫长的过程，1900年前后才成为独立学科。随着工业革命、世界人口的剧增、生产力的大幅提高，对自然与资源过度的开发与利用，对环境的污染和破坏，使人与自然的矛盾日益加剧。迫使人类为了持续发展，不得不开始关注自然，寻求与自然和谐发展的道路。生态学正是人类对自己的行为反思的结果，是关系到未来人类命运的科学。

　　生态学——ecology一词来源于希腊文，由oikos与logos两词组成。oikos指居住之地，logos则指论述之意。两者结合则成为"ecology"，即生态学。1866年，德国人海卡尔（Haeckel）首先提出这个术语时，曾将其定义为"活的有机体生活的内务"。1907年，谢尔福德（Shelford）又定义为"有机体的生活要求与家务的习性"。1961年，奥德姆（Odum）定义为"种群和群落的生物学"。1972年，福布斯（Krebs）定义为"决定生物分布和数量相互作用的科学

研究"。

我国生态学家马世骏于 1979 年将生态学定义为"生态学是一门多科性的生物科学，它是研究生命系统与环境系统之间相互作用规律及其机理的科学"。

2. 微生态学

微生态学（microecology）是一门具有多分支学科、内容极其丰富的综合性边缘科学，作为一门独立的学科，只是近二三十年的事。但是，微生态学的起源是微生物学，并伴随着微生物学的发展而发展。

1977 年，德国 VolkerRush 博士首先明确提出"micro-ecology"一词，并在德国的赫尔本建立起第一个微生态学研究所。该所的主要工作是研究活菌制剂（生理性细菌治疗），如大肠杆菌、双歧杆菌、乳杆菌等，总体来说是研究生态疗法和生态调整。因为是从正常微生物的生态规律出发，因而自然形成了一个微观生态的概念。1985 年，VolkerRush 提出了一个新的定义，"微生态学是细胞水平或分子水平的生态学"，明确了微生态学是生态学的微观层次。1988 年，我国著名的生态学专家康白先生将其定义为"研究正常微生物群与其宿主相互关系的生命科学分支"。正常微生物群是指定居在特定个体的非但无害而且有益的、在长期的历史进化过程中形成的微生物群落或微生态系。

作者认为，从更广泛的意义上来说，微生态学是研究微生态系统中（人体、动物、植物和微环境）微生物群体的组成、结构、功能演变及其和环境之间的相互关系的科学。在实际工作中，人们可以根据研究对象的不同，把微生态学进行系统分类，如人类的各器官系统微生态学，像人类口腔微生态学、人类肠道微生态学等；不同动物种类的微生态学，如反刍动物微生态学、水生动物微生态学、昆虫微生态学等；环境微生态学，如土壤微生态学、污水微生态学等；植物微生态学，如水生植物微生态学、沙生植物微生态学、根系微生态学等。

应该指出的是，微生态学（microecology）与微生物生态学（microbiolecology）是两个不同的概念。微生态学是研究人类、动物、植物以及环境与其正常微生物群相互关系的学科，而微生物生态学则是研究微生物与环境（生物的、物理的及化学的）相互关系的学科。前者以宿主为重心，后者以微生物为重心，因而在侧重点及内容方面不相同。

3. 微生态工程

微生态工程是微生态学的重要组成部分，是微生态学理论的实际应用。

微生态工程与遗传工程一样是现代生命科学的重要组成部分，该工程利用有益无害的微生物为人类、不同动植物和特定环境设计和研制相应的微生态制剂，用以调整、改善或保护微生态平衡，以达到抗病、促生长，提高种植业、畜牧业和养殖业产量，改善产品品质，保护生态环境和增进人类健康等目标。就目前微生态工程发展而言，它还涉及人类生存环境保护方面。

二、微生态平衡与微生态失调

1. 微生态平衡

微生态平衡的定义是严格的，有狭义和广义之分。

狭义的微生态平衡定义是：在微生物的角度，判断微生态平衡主要是看微生物在群落中的表现。1962年，外国学者Haenel提出的微生物群落的生态平衡定义是："一个健康器官的，平衡的，可以再度组成的，能够自然发生的微生物群落的状态，叫做微生态平衡。"

广义的微生态平衡定义：微生态平衡是在长期历史进化过程中形成的正常微生物群与其宿主在不同发育阶段的动态的生理性组合。这个组合是指在共同的宏观环境条件影响下，正常微生物群各级生态组织结构与其宿主（人类、动物与植物）体内、体表的相应的生态空间结构正常的相互作用的生理性统一体。这个统一体的内部结构和存在状态就是微生态平衡。

2. 微生态失调

微生态失调是微生态平衡的反义词。在康白编写的《微生态学》一书中，认为其定义是："正常微生物群之间与正常微生物群与宿主之间的微生态平衡，在外环境影响下，由生理性组合转变为病理性组合的状态。"对于一般人来说，这些定义很专业，难理解。早期的解释通俗易懂，比如对肠道菌群来说，其菌群的紊乱状态就叫做微生态失调。根据定义，我们也可以泛泛地理解为：微生态失调包括菌与菌的失调；菌与宿主的失调；菌和宿主的统一体与外环境的失调。但对于从事有关专业工作和研究的人员来说，都有详细而严格的标准来界定，在此就不做讨论了。

三、微生态制剂

1. 微生态制剂的概念

微生态制剂是指在微生态学的理论指导下，调整微生态失调、保持微生态平衡、提高宿主（人、动植物）健康水平或增进健康状态的生理活性制品及其代谢产物以及促进这些生理菌群生长繁殖的生物制品。近年来进一步发展到治理和改造环境方面的微生物制品，即微生物增强剂、微生物絮凝剂和微生物传感剂等。

微生态制剂，尤其是由多菌种组成的复合微生态制剂的研究和应用是近年发展起来的应用微生物学的一项重要内容，是把微生态学理论和微生态工程技术直接应用到种植业、养殖业、环境保护和人体保健等领域的重要产品技术，是把微生态科学的理论转化为现实生产力的纽带和桥梁。

我们认为，微生态制剂应该描述为：在微生态学理论的指导下应用微生态工程技术，从自然界本来就存在的有益（有效）微生物中筛选出那些功能性强、共生性好、互不拮抗的多种微生物，通过适当的组配和科学的发酵工艺组合成能广泛应用于种植、养殖、环境保护和人体保健方面，调整微生态失调、保护微生态平衡的活菌制剂。

微生态制剂的显著特点：①由从自然界本来就存在的有益微生物中所筛选出来的一种或两种以上的微生物所组成，对人、动植物不仅无害而且有益；②组成微生态制剂的所有微生物种群能协同共生、互不拮抗、功能互补，符合系统功能整合原理，有较强的作用功能；③微生态制剂的主要功能作用是组成微生态制剂的所有活的有益微生物共同作用的结果，功能主体是活的有益微生物。这是它区别于其他添加剂的根本所在。

下面简述一下微生态制剂的由来。

从前述可知，微生态学的定义出现较晚，是近几十年的事。但微生物的利用却有着悠久的历史。

有资料显示，公元前 200 年，古埃及和古希腊等地就有了乳酸菌制作的发酵食品。公元 1008 年，在德国出现了世界上第一个酸奶作坊。16 世纪中期，发酵乳酪逐渐成为一些民族的传统食品。我国制作酸奶的历史也很悠久，在贾思勰所著的《齐民要术》一书中，详细描述了制作的方法。

显微镜的发明无疑极大地推动了微生物学的发展。人们第一次见到了微生物。世界上第一个描述乳酸菌的人是巴斯德，那是在 1857 年。

1905 年，乳酸菌的生理功能——酸奶能使人长寿的报道首次问世。

20 世纪 50 年代，国内外都有很多人尝试用健康人体内的混合菌群来治疗肠道疾病且取得了成功。这以后，更多的科学家在肠道微生物区系、单一菌和多种菌引进无菌动物和悉生动物体后菌间关系与功能方面都进行了大量深入的研究，为微生态学科的形成与发展奠定了深厚的基础。

1974 年，益生菌开始被用作饲料添加剂，益生菌产品从此大量出现。

与世界其他国家相比，我国晚了一些，但从 20 世纪 80 年代开始，我国也陆续开始了相关的研究，如光合细菌制剂、饲料酵母等，也从单一菌种的应用扩展到几个菌的复合，从象牙塔中走向田间地头，实现了在水产、养殖和种植方面以及医学方面多个领域的应用。1988 年，康白主编的《微生态学》是我国最早的相关研究专著，那时有关微生态制剂应用的报道还很少，大量的文章和书籍涌现于 20 世纪 90 年代。这以后的微生态制剂就不仅限于人、动物和微生物的关系，也包括植物甚至环境与微生物的关系方面，有了更加广阔的空间。

2. 微生态制剂的构成

从微生态制剂的定义我们看到，组成微生态制剂的微生物对人、动植物和环境是有益（效）的。但是自然界的微生物种类繁多，不是所有的有益微生物都可以被选用。只有那些人类认识较清楚、研究得较透彻的有益微生物才能被利用，因为有些微生物在某种特定条件下，有可能由有益变成有害（如条件致病菌），因此对可被用作微生态制剂的有益（效）菌，各个国家都会制定严格而统一的标准。世界各国对可以用于食品、医药和饲料添加剂的微生态制剂菌种都有严格的规定。

（1）美国 美国食品药品管理局（FDA）和美国饲料管理协会（AAFCO）公布了40余种"可直接饲喂且通常认为是安全的微生物（GRAS）"作为微生态制剂的出发菌株：乳酸杆菌属、双歧杆菌属、肠球菌属、链球菌属、芽孢杆菌属、明串珠菌属、片球菌属、乳球菌属、丙酸杆菌属、拟（类）杆菌属、酵母菌属、曲霉菌属。

（2）我国在饲料方面允许使用的菌种及作用 农业部1999年6月（105号公告）公布了干酪乳杆菌、植物乳杆菌、粪链球菌、屎链球菌、乳酸片球菌、枯草芽孢杆菌、纳豆芽孢杆菌、嗜酸乳杆菌、乳链球菌、啤酒酵母、产朊假丝酵母和沼泽红假单胞菌12种可直接饲喂动物、允许使用的饲料级微生物饲料添加剂菌种。

此外，在国内外还陆续有新的应用菌种的报道，如环状芽孢杆菌（*B. circulans*）、坚强芽孢杆菌（*B. firmus*）、巨大芽孢杆菌（*B. megaterium*）、丁酸梭菌（*Clostridium butyricum*）、芽孢乳杆菌（*L. sporogenes* 或 *sporolactobacillus*）等。

3. 有益（效）菌的功能作用

下面仅对我国农业部批准使用的菌种做一简单介绍。

（1）干酪乳杆菌 革兰氏染色阳性，杆状，一般可从牛乳、乳酪、乳制品、青饲料、酸面团、人口腔等处分离到。干酪乳杆菌电镜照片见图1-1。

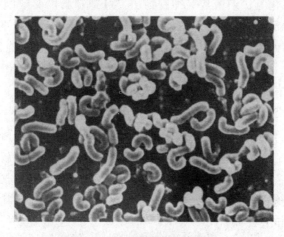

图1-1 干酪乳杆菌电镜照片

干酪乳杆菌能提高巨噬细胞的活性。除非抗体被分泌于胃肠道内，否则其作用不会影响胃肠道菌群。干酪乳杆菌能诱导免疫球蛋白 A 的分泌、免疫球蛋白 A 的激活，会影响胃肠道菌群的组成，进而阻止微生物在肠道内的定植。免疫系统作用，只有在吸收了可溶性抗体或细胞移位穿过胃肠道壁进入血液淋巴细胞时才会产生。1986 年关于人的血液淋巴细胞的体外试验证明，少量的酸可以通过激活 T 细胞来促进干扰素的产生。

（2）植物乳杆菌　革兰氏染色阳性，杆状，一般可从牛乳、乳酪、乳制品、青饲料、酸面团、人口腔等处分离到。

① 植物乳杆菌通过微生物夺氧及在消化道内附着定植和对营养素的竞争，调节肠道内菌群趋于正常化，抑制致病菌和有毒菌的生长。

② 植物乳杆菌的代谢可产生有机酸，降低动物肠道 pH 值，杀死不耐酸的有害菌；产生溶菌酶、过氧化氢等物质，可杀死潜在的病原菌；产生的代谢产物可以抑制肠内胺和氨的产生；产生蛋白酶、淀粉酶、脂肪酶等消化酶，有利于物质的分解；合成 B 族维生素、氨基酸等营养物质；益生菌的细胞壁上存在着肽聚糖等刺激肠道的免疫细胞，从而可增加局部免疫抗体，增强机体抗病能力。

（3）粪链球菌　又称粪肠球菌，革兰氏染色阳性。存在于口、鼻、咽和肠腔内。

（4）枯草芽孢杆菌

① 枯草芽孢杆菌以芽孢状态进入畜禽消化道后，马上从休眠状态复活，复活菌大量消耗肠内氧气，使局部氧分子浓度下降，能显著地降低肠道中大肠杆菌、沙门菌的数量，使机体肠管内的有益微生物增加，而潜在的致病微生物减少，因而排泄、分泌物中的有益微生物数量增多，致病性微生物减少，从而净化了体内外环境，减少了疾病的发生。

② 产生过氧化氢、细菌素等抑制物质，可抑制肠内腐败细菌的生长，降低脲酶的活性，进而减少氨、胺等有害物质的产生，有利于动物的健康生长。

③ 具有较强的蛋白酶、淀粉酶和脂肪酶活性，同时还具有降解植物饲料中复杂碳水化合物（如果胶、葡聚糖、纤维素等）的消化酶，其中很多酶是哺乳动物和禽类所不具有的，从而能大大提高饲料转化率。

④ 合成 B 族维生素。

（5）纳豆芽孢杆菌　纳豆芽孢杆菌能增强以厌氧菌为优势菌群的肠道正常菌群的生长。纳豆芽孢杆菌繁殖快，能消耗肠道中的氧，从而抑制有害需氧菌的生长；纳豆芽孢杆菌能产生多种酶类，促进动物对营养物质的吸收，增强机体的免疫功能；纳豆芽孢杆菌还能产生多种营养物质，如维生素、氨基酸、促生长因子等，参与机体的生长代谢。

（6）嗜酸乳杆菌　嗜酸乳杆菌是一类能发酵利用碳水化合物并产生大量乳酸

的细菌。嗜酸乳杆菌可在人和动物的胃肠道内定居，并能产生嗜酸菌素等多种抗菌物质，抑制有害菌类。维持肠道内微生物区系的平衡。人们常用嗜酸乳杆菌来治疗消化道疾患。近年研究表明，嗜酸乳杆菌在抗变异原性、防癌抗癌和增强机体免疫力方面发挥重要作用。嗜酸乳杆菌胞外多糖（*lactobacillus acidophilus exopolysaccharides*，LAEPS）系嗜酸乳杆菌在生长代谢过程中分泌到细胞壁外的黏液多糖或荚膜多糖。大量药理及临床研究表明，多糖类化合物是一种免疫调节剂，能激活免疫受体，提高机体的免疫功能，在用于癌症的辅助治疗中，具有毒副作用小、安全性高、抑瘤效果好等优点。

（7）啤酒酵母　啤酒酵母营养丰富，蛋白质含量达 50%，酵母多糖达 25%～30%，还含有丰富的维生素和矿物质。啤酒酵母不仅具有丰富的营养，可提高人体免疫力，而且还具有增香、增鲜、调味的功效。啤酒酵母纯培养的镜下形态见图 1-2。

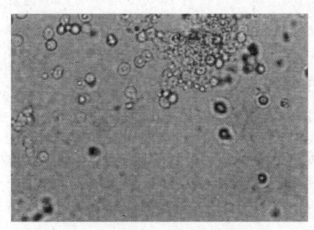

图 1-2　啤酒酵母纯培养的镜下形态

（8）产朊假丝酵母　产朊假丝酵母又叫产朊圆酵母或食用圆酵母。其蛋白质和 B 族维生素的含量都比啤酒酵母高，它能以尿素和硝酸作为氮源，在培养基中不需要加入任何生长因子即可生长。它能利用五碳糖和六碳糖，既能利用造纸工业的亚硫酸废液，也能利用糖蜜、木材水解液等生产出可食用的蛋白质。

（9）乳链球菌　能产生一种乳链菌素（nisin），亦称乳链菌肽。这是一种多肽物质，食用后在动物体内的生理 pH 条件和 α-胰凝乳蛋白酶作用下很快水解成氨基酸，不会改变动物肠道内正常菌群以及产生其他抗生素所出现的抗性问题，更不会与其他抗生素出现交叉抗性，是一种高效、无毒、安全、性能卓越的天然食品防腐剂。它能有效抑杀嗜热脂肪芽孢杆菌、蜡状芽孢杆菌、金黄色葡萄球菌、李斯特菌、肉毒梭菌等各种革兰氏阳性菌的营养细胞和芽孢。加入食品中，可大大降低食品的灭菌温度，缩短食品灭菌时间，使食品保持原有营养成分、风味、色泽，同时还可大量节能。乳链球菌可广泛应用于肉制品、乳制品、植物蛋白食品、罐装食品、果汁饮料及经热处理密闭包装食品的防腐保鲜，同时也可应用于化妆品和医疗保健品等领域。

（10）沼泽红假单胞菌　含有多种生物活性物质，如 B 族维生素中的吡哆醇、叶酸、烟酸、泛酸、生物素、维生素 B_{12} 以及辅酶 Q 和丰富的类胡萝卜素等，具有促进生物机体新陈代谢、生长发育的生物学功能；进入肠系统可以调节动物体内的微生态平衡，抑制有害病毒和细菌生长，刺激淋巴细胞转化为浆细胞产生免疫球蛋白（Ig），提高免疫力和生命力；光合细菌可利用 NH_4^+-N、CO_2、低分子有机物，清除动物体内垃圾、清洁环境，使动物体内物质转化正常、排泄畅通、恶臭减少，提高养殖卫生水平等。

第二节　微生物知识简介

微生态制剂是利用有益微生物及其代谢产物构成的制品，是微生物应用领域的一种产品和技术。因此，学习和掌握微生物学的基本知识是必不可少的。

一、微生物的定义

微生物（microorganism，microbe）是指个体微小，直径小于 0.1mm，单细胞、简单的多细胞或没有细胞结构、必须借助于光学显微镜甚至电子显微镜才能观察到的低等生物的总称。也可以简单地说，微生物是一切肉眼看不见或看不清的微小生物的总称。

微生物不是一个独立的分类类群，或者说微生物一词并不是生物分类学的专用名词。

微生物类群十分复杂，包括不具备细胞结构的病毒，单细胞的细菌、蓝细菌、单细胞藻类，原生动物，后生动物等。

二、微生物的主要类群

1. 原核微生物

原核微生物包括细菌门和蓝细菌门中的所有微生物。其结构特点是细胞核没有核膜、核仁，没有固定形态，结构简单。其中，和微生态制剂关系较大的是细菌、放线菌和蓝细菌，因为它们与水污染控制工程、土壤改良、疾病防治等关系极为密切。

（1）细菌　细菌是一种具有细胞壁的单细胞原核生物，繁殖方式为裂殖。个体微小，多数在 $1\mu m$ 左右，通常用 1000 倍以上的光学显微镜或电子显微镜才能观察到。各种细菌在一定的环境条件下，有相对恒定的形态和结构。

　　① 细菌的基本形态。有三种：球状、杆状和螺旋状，分别称为球菌、杆菌和螺旋菌（包括弧菌）（图1-3）。

　　② 细胞的结构。细菌虽然个体微小，但有复杂的内部结构，见图1-4。一般分为两部分：基本结构和特殊结构。基本结构是全部细菌所共有的；特殊结构仅为部分细菌所具有。

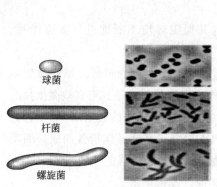

图 1-3　细菌的基本形态

球菌

杆菌

螺旋菌

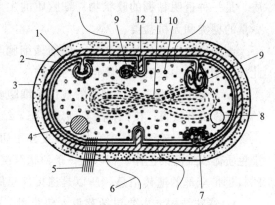

图 1-4　细菌细胞结构模式图

1—细胞质膜；2—细胞壁；3—荚膜；
4—异染颗粒；5—伞毛；6—鞭毛；
7—色素体；8—脂质颗粒；9—中体；
10—核糖体；11—核质体；12—横隔壁

　　基本结构主要由细胞壁、细胞膜、细胞质、细胞核质和质粒及某些特殊结构构成。

　　a. 细胞壁。包在原生质体外面，厚约 $10\sim80nm$ 的略有弹性和韧性的网状结构，即细胞壁，其质量约占总细胞干重的 $10\%\sim25\%$。构成细胞壁的主要成分是肽聚糖、脂类和蛋白质。根据细胞壁中肽聚糖和脂类的含量不同把所有的细菌划分为革兰氏阳性细菌（G^+）和革兰氏阴性细菌（G^-）。

　　细胞壁具有使细胞免遭外界损伤的保护作用，可维持细胞形状和保持细胞的完整性。由于它具有一定的弹性和韧性，因而可以保护原生质体，避免渗透压对细胞产生破坏作用。由于它的多孔性，在营养代谢方面，可以允许水及一些化学物质通过，但对大分子物质有阻挡作用，是有效的分子筛。对于有鞭毛的细菌来说，细胞壁为鞭毛提供支点，支持鞭毛的运动。如果用溶菌酶水解掉细胞壁，则细菌无法运动。细菌的抗原性、致病性以及噬菌体的敏感性，均决定于细胞壁的化学成分。

　　b. 细胞膜。细胞外侧紧贴于细胞壁而内侧包围细胞质的一层柔软而富有弹性的半透明薄膜，即细胞膜。厚度约 $7\sim10nm$。细胞膜约占细胞干重的 10%，其化学成分是脂类 $20\%\sim30\%$、蛋白质 $60\%\sim70\%$，少量糖蛋白、糖脂（约 2%）和微量核酸。

细胞膜的生理功能主要表现为：细胞膜上特殊的渗透酶和载体蛋白能选择性地转运可溶性的小分子有机物及无机化合物，控制营养物、代谢产物进出细胞；转运电子和磷酸化作用，即呼吸作用的场所；排出水溶性的胞外酶（水解酶类），将大分子化合物水解为简单化合物，然后摄入细胞内；以及生物合成功能。

c. 细胞质。细胞膜内除细胞核质外所有物质的总称，是细菌细胞的基本物质，是一种透明黏稠的胶状物。细胞质的主要成分是水、蛋白质、核酸、脂类、少量的糖类和无机盐类。

细胞质中含有各种酶系统，使细菌细胞与其周围环境不断地进行新陈代谢。此外，细胞质中还有各种不同的内含物。

d. 细胞核质和质粒。细菌的核位于细胞质内，为一絮状的核区。原核微生物的细胞核没有核膜、核仁，没有固定形态，结构也很简单，这是其与真核微生物的主要区别之一。核区内集中有与遗传变异密切相关的脱氧核糖核酸（DNA），称为染色质体或细菌染色体。核区由一条环状双链 DNA 分子高度缠绕折叠而成。细菌的核携带全部的遗传信息，所以是遗传信息储存、复制和转录的主要场所。

e. 特殊结构。主要包括荚膜、菌胶团、芽孢以及鞭毛等。

ⅰ. 荚膜及菌胶团。在某些细菌细胞壁外常围绕一层黏液性物质，厚薄不一，这是细菌在代谢过程中分泌出的物质。具有一定外形，相对稳定地附着于细胞壁外的黏液性物质叫荚膜；没有明显的边缘，可向周围环境中扩散的黏液性物质称为黏液层。

荚膜的功能主要表现为：对细菌起保护作用，使细菌免受干燥的影响，保护致病菌免受宿主吞噬细胞的吞噬，防止微小动物的吞噬和噬菌体的侵袭，增强对外界不良环境的抵抗力；荚膜有助于细胞的侵染力，如 S 性肺炎双球菌毒力强，失去荚膜之后毒力降低；荚膜是细胞外储藏物，当营养缺乏时可作为碳（或氮）源和能源被利用；许多细菌通过荚膜或黏液层相互连接，形成体积和密度较大的菌胶团。

菌胶团是由很多细菌细胞的荚膜物质相互融合，连为一体，组成共同的荚膜，内含许多细菌。并不是所有的细菌都能形成菌胶团，凡是能够形成菌胶团的细菌，称为菌胶团细菌。

ⅱ. 芽孢。某些细菌细胞发育到一个生长阶段，在营养细胞内部形成一个圆形或椭圆形、对不良环境具有较强抗性的休眠体，称为芽孢。细菌在遇到恶劣的环境条件时才形成芽孢，以芽孢来适应恶劣环境，一旦环境条件适宜就释放芽孢（出芽），形成新的营养细胞。

芽孢具有抵抗外界恶劣环境条件的能力，是保护菌种生存的一种适应性结构。例如，普通细菌的营养细胞在 $70 \sim 80℃$ 的水中煮沸 10min 就死亡，而芽孢在 $120 \sim 140℃$ 时还能生存几小时。在 5% 的苯酚溶液中，普通细菌立即死亡，而芽孢能存活 15 天。

能产芽孢的细菌种类很少，主要是 G^+ 菌的两个属：好氧性的芽孢杆菌属和厌氧性的梭菌属。

③ 细菌的繁殖方式。细菌为无性繁殖，主要通过二分裂繁殖，即由一个母细胞分裂成 2 个子细胞。分裂后的两个子细胞大小基本相同，叫同型分裂，此型占大多数；也有少数分裂后的两个子细胞大小不等，叫异型分裂。

（2）放线菌　放线菌因菌落呈放射状而得名，是介于细菌与丝状真菌之间而又接近于细菌的一类丝状原核微生物。其细胞结构与真菌十分接近，但属于原核微生物，没有核膜与核仁的分化，细胞壁的化学成分亦与细菌相似，无性繁殖。具有发育良好的菌丝，菌丝直径不超过 $1.5\mu m$，大多在 $1.0\mu m$ 以下。它与细菌的主要区别在于细菌没有菌丝。

放线菌广泛分布于人类生存的环境中，尤其是中性、偏碱性和有机质丰富的土壤中分布较多。土壤中特有的泥腥味主要是由放线菌在生长繁殖过程中产生的代谢物腥味素所引起的。

放线菌与工农业生产、人体健康关系极其密切，绝大多数是有益菌，对人类健康有着突出的贡献。到目前人类已报道过的近万种抗生素中，约 70% 是由放线菌产生的，放线菌的许多酶和代谢产物可以用来制作抗癌剂、抗寄生虫剂、杀虫（菌）剂等。许多放线菌有极强的分解纤维素、石蜡、角蛋白、琼脂和橡胶等的能力，因此，在环境保护、提高土壤肥力和自然界物质循环中起着重大作用。也有极少数的放线菌能引起人和动、植物的病害，属于有害菌。

① 放线菌的形态结构。放线菌菌体为单细胞、多核质，大多由发达的菌丝组成，革兰氏染色主要呈阳性反应，很少呈阴性，不能运动。放线菌菌丝细胞的结构与细菌基本相同，菌丝无隔膜。根据其菌丝体类型与功能的不同，可分为基内菌丝、基外菌丝与孢子丝三种。

② 放线菌的繁殖方式。放线菌主要通过形成无性孢子的方式进行繁殖。菌丝长到一定阶段，一部分基外菌丝形成孢子丝，孢子丝成熟后便分化形成许多孢子，称为分生孢子。孢子在适宜环境条件下吸收水分，膨胀，萌发，长出一至几个芽管。芽管进一步生长，分支形成许多菌丝（见图1-5）。

（3）蓝细菌　蓝细菌亦称蓝藻或蓝绿藻。过去被划为藻类，但后来研究表明，它们的细胞核的结构很多特征和细菌相似，如：结构中无核膜、核仁，应属于原核生

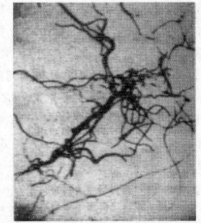

图1-5　放线菌的形态

物；不进行有丝分裂；细胞壁也与细菌相似，由肽聚糖组成；革兰氏染色阴性。故现在将它们归于原核微生物中。

蓝细菌虽为单细胞生物，但个体比细菌大，一般直径或宽度为 $3\sim15\mu m$。通常分裂后仍集合在一起，形成丝状或单细胞的群体，很少以单一个体存在。当许多个体聚集在一起时，就可形成肉眼可见的很大群体，常见种见图1-6。

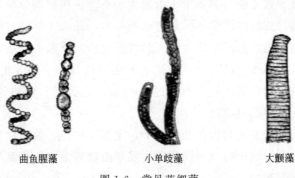

| 曲鱼腥藻 | 小单歧藻 | 大颤藻 |

图1-6　常见蓝细菌

蓝细菌一般含有色素，主要含有藻蓝素，此外还含有叶绿素a、胡萝卜素或藻红素等。由于其内所含各种色素的比例不一，所以可能呈现蓝、绿、红等颜色。蓝细菌的营养简单，不需要维生素，以硝酸盐或氨作为氮源，有固氮作用的种很多。蓝细菌进行放氧性的光合作用，为专性光能无机营养型微生物，这些特点与一般藻类相似。其生殖方式以裂殖为主，少数种类有孢子，丝状蓝细菌还可通过断裂形成段殖体进行繁殖，没有有性生殖。

蓝细菌大约在21亿～17亿年前就已经在地球上形成了，属于古老的原核生物，它的发展促使地球从无氧状态转化到有氧状态，为一切好氧生物的进化和发展提供了必要的条件。在人类的生活中，蓝细菌有着重要的经济价值，目前已知有120多种蓝细菌具有固氮能力，特别与满江红鱼腥蓝细菌共生的水生蕨类满江红是一种良好的绿肥。有的种类，如发菜念珠蓝细菌、普通木耳念珠蓝细菌（俗称地耳）、盘状螺旋藻蓝细菌和最大螺旋藻蓝细菌等还可以开发为人类食品。

但是，有的蓝细菌在水体受到氮、磷等营养元素的污染（富营养化）后，可迅速引起过度繁殖而覆盖水面形成江河湖泊中的"水华"和海水中的"赤潮"，对水产养殖和环境会带来很大的危害。因此，赤潮和水华是水体污染的一个重要标志。此外，还有少数水生种类如微囊蓝细菌属还会产生可诱发人类肝癌的毒素。

2. 真核微生物

真核微生物是指细胞中具有完整的细胞核（即有核膜、核仁），进行有丝分裂，原生质体中存在与能量代谢有关的线粒体，有些还含有叶绿体等细胞器的一类微生物的统称。它包括真菌、藻类和原生动物。另外，与水污染控制有关的后生动物也包括在内。

（1）真菌　真菌是指单细胞（包括无隔多核细胞）和多细胞、不能进行光合作用、靠寄生或腐生方式生活的真核微生物。真菌能利用的有机物范围很广，特别是多碳类有机物。真菌能分解很复杂的有机化合物，如某些真菌可以降解纤维素，并且还能破坏某些杀菌剂，这对于废水处理是很有价值的。

① 酵母菌。酵母菌一般泛指能发酵糖类的单细胞真菌。其共同特征是：以芽殖（以出芽方式进行繁殖）为主的单细胞状态存在，能发酵糖类产生能量，细胞壁常含有甘露糖。其形态一般为球形、椭圆形、卵形或香肠形。种类不同，在特定条件下也可产生形态变化，如在马铃薯培养基上培养的假丝酵母可形成藕节状的假菌丝。在工农业生产和环境保护上具有重要用途的酵母有酿酒酵母、卡尔斯伯酵母（啤酒酵母）、假丝酵母、球拟酵母和红酵母等。

酵母菌在自然界中分布较广，主要分布在含糖质较高的偏酸性环境中，例如果实、蔬菜、花蜜、五谷以及果园的土壤中，在牛奶和动物的排泄物中也可找到。石油酵母则多出现在油田和炼油厂周围的土壤中，可以利用烃类物质。在活性污泥中，也发现有酵母菌存在。除此之外，有少数酵母菌是病原菌，可引起隐球菌病等。酵母菌的生长温度范围为 4～30℃，最适温度为 25～30℃。

酵母菌具有典型的细胞结构，有细胞壁、细胞膜、细胞质、细胞核、液泡粒、线粒体以及储藏粒等，有些种还具有荚膜和菌毛等（见图 1-7）。细菌核膜为双层单位膜，膜上散布着直径 80～100nm 的圆形小孔，是细胞核和细胞质交换物质的通道。酵母菌细胞内有一个或多个大小不一的液泡（0.3～3μm），其内含有浓缩的溶液、盐类、氨基酸、糖类和脂类，其生理功能是作为体内储

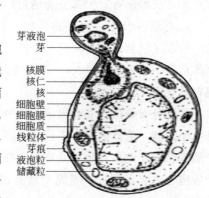

图 1-7　酵母菌细胞结构

藏物质。线粒体是需氧真核微生物所具有的，通常呈杆状，数量 1～20 个，是能量代谢的场所，是电子传递的功能单位。但酵母菌只有在有氧代谢的情况下才需要线粒体，而在厌氧条件或葡萄糖过量时，线粒体的形成或功能都受到影响。

酵母菌有 700 多种（1998 年，The yeast. A taxonomic study，4th ed.），其中 500 多种与人类关系极为密切。有人认为酵母菌是人类的"第一种家养微生物"，人类生活几乎离不开酵母，如酒类的生产、面包的制作、乙醇和甘油的发酵、石油及油品的脱蜡、饲料发酵、单细胞蛋白的研制与利用等都与酵母菌密切相关。只有少数酵母菌如白假丝酵母（白色念球菌）和新型隐球菌等一些条件致

病菌可引起鹅口疮、阴道炎或肺炎等疾病。

② 丝状真菌（霉菌）。霉菌通常是指那些菌丝体较发达又不产生大型肉质子实体结构的真菌，是生长在营养基质上形成绒毛状、蜘蛛网状或絮状菌丝体的真菌，属腐生性或寄生性营养，在分类学上分别隶属于藻状菌、子囊菌和半知菌。

霉菌在自然界分布极广，土壤、水域、空气、动植物体内外均有它们的踪迹。它们同人类的生产、生活关系密切。发酵工业上广泛用来生产酒精、抗生素（青霉素、头孢菌素、灰黄霉素等）、有机酸（柠檬酸、葡萄糖酸、L-乳酸等）、酶制剂（淀粉酶、蛋白酶、纤维素酶等）；农业上用于饲料发酵、杀虫农药（白僵菌剂）等。尤其是腐生性霉菌在自然界物质转化中也有十分重要的作用，可以把其他生物难以分解利用的数量巨大的复杂有机物（如纤维素和木质素等）彻底分解转化，成为绿色植物可以重新利用的养料，促进了地球生物圈的繁荣发展。霉菌在污水处理生物膜中常见，如镰刀霉菌对含无机氰化物（CN^-）的废水降解能力很强。

大量霉菌可以引起工农业产品霉变，如食品纺织品、皮革制品、烟草、木材、纸张以及仪器器材等。有些霉菌是植物最主要的病原菌，引起植物的病虫害，如马铃薯晚疫病、稻瘟病、小麦锈病等。有的霉菌能引起动物和人体的传染病，如皮肤癣症等，少部分霉菌可产生毒性很强的黄曲霉毒素等真菌毒素。

a. 霉菌的形态、大小和结构。霉菌的营养体由分支或不分支的菌丝构成，菌丝可以无限制地伸长和产生分支，分支的菌丝相互交错在一起，形成菌丝体。菌丝直径一般为 $3 \sim 10 \mu m$，比放线菌的菌丝粗几倍到几十倍，所以在显微镜下很容易观察到。

菌丝分无隔菌丝和有隔菌丝两种类型。无隔菌丝的菌丝无隔膜，整个菌丝就是一个细胞，菌丝内有许多核又称多核系统，例如毛霉和根霉等。有隔菌丝由多个细胞组成，例如青霉和曲霉等。在菌丝生长过程中，每个细胞也随之分裂。每个细胞含一至多个核，隔膜上具有极细的小孔，可作为相邻细胞间物质交换的通道。

霉菌的菌丝体构成与放线菌相同，分为基内菌丝、基外菌丝和孢子丝，各菌丝部位的生理功能亦相同。

细胞壁的组成多含有几丁质，少数低等的水生性较强的真菌则以纤维素为主。另外，幼嫩的菌丝细胞质均匀，而老菌丝中出现液泡。

b. 霉菌的菌落特征。和放线菌一样，霉菌的菌落也是由分支状菌丝组成。霉菌的菌丝较粗而长，形成的菌落较疏松，呈绒毛状、絮状或蜘蛛网状，一般比细菌菌落大几倍到几十倍。有些霉菌，如根霉、毛霉生长很快，菌丝在固体培养基表面可无限蔓延。有一些霉菌可将水溶性色素分泌到培养基中，使菌落背面呈不同颜色。一些生长较快的霉菌菌落，处于菌落中心的菌丝菌龄较大，位于边缘的则较年幼。

c. 霉菌的繁殖方式。一般来说霉菌的繁殖能力都很强，且方式多样，主要靠形成无性孢子和有性孢子。霉菌孢子的特点是小、轻、干、多，形态色泽各异，休眠期长并有较强的抗逆性。孢子的这些特点有助于霉菌在自然界的散播和生存，也使得霉变污染、动植物病虫害的传播更加容易。

一般当菌丝生长到一定阶段，先进行无性繁殖，到后期，在同一菌丝体上产生有性繁殖结构，形成有性孢子。根据孢子形成方式、孢子的作用以及本身的特点，又可分为多种类型。

③ 蕈菌。蕈菌又称伞菌，通常是指那些能形成大型肉质子实体的真菌。从外表看来蕈菌不像微生物，但从其进化历史、细胞构造、早期发育特点、各种生物学特性等方面都可以证明它们和显微真菌完全一致。

蕈菌广泛分布在地球的各个部分，在森林地带更为丰富，蕈菌与人类的关系十分密切，其中可供食用的有 2000 多种，目前已开发利用的约 400 种，其中制成人工制品的有 50 多种，如木耳、银耳、香菇、平菇、金针菇、猴头菇、竹荪、灵芝等。少数含有毒素或引起木材朽烂的蕈菌对人类有害。

蕈菌的最大特征是形成形状、大小、颜色各异的大型肉质子实体。典型的蕈菌，其子实体是由顶部的菌盖（包括表皮、菌肉和菌褶）、中部的菌柄（常有菌环和菌托）和基部的菌丝三部分组成。

（2）藻类 藻类是光能自养型真核微生物。一般都具有色素，可以进行光合作用，利用光能将无机物合成有机物，供自身需要。

藻类的种类很多，它们的大小差异很显著，小的藻类只能用显微镜观察，大小以微米表示，大的藻类有海藻中的褐藻（海带、裙带菜等）和红藻（石花菜、紫菜）。

有的是单细胞生物，也有的是多细胞生物。多细胞的藻类形态极其复杂，而且功能上有分化，如负责生殖的生殖细胞。但是，多细胞的藻类细胞之间并不是有机地结合在一起，多数是单一地结合，外侧由胶质物所覆盖，从外面看像一个整体，因此只能称为多细胞的群体或集合体。

藻类与人类生产、生活有着密切的关系。海洋藻类是很有利用价值的自然资源，可作为食物、药材和工业的原料。淡水藻类与工业、农业、水产、地质、水域、环境保护等密切相关，特别有意义的是某些绿藻有可能成为宇航员的氧气供应者。

藻类与水体污染和净化有着密切的联系。一方面当水体富营养化（含过量 N、P）时常产生"水华"或"赤潮"，常改变水的 pH 值，使水体带有臭味，并含有剧毒；另一方面可以利用藻类进行污水处理，如在典型的氧化塘处理系统，利用菌藻互生原理，进行污水处理。藻类在水体复杂的自净过程中起着重要作用。在水体污染的生物监测中，又可以作为反映污染程度的指示生物。

藻类的分布极为广泛，同细菌一样，从南极到北极，在地球上所有的地方均有藻类分布。如果从大的生活环境来分，可分为海藻类和淡水藻类。淡水藻类不仅分布在江河、湖泊中，而且分布在潮湿的土壤表面、树干、墙壁、花盆上，甚至冰雪上和岩洞中等极端恶劣环境下也能生长，如在水温达 85～90℃ 情况下也有藻类生长。

三、微生物的主要特点

1. 个体微小、分布广泛

微生物的大小用微米（μm）甚至纳米（nm）来表示，从零点几微米到几百微米不等。而病毒更小，已经不能用普通光学显微镜观测，因为这种显微镜无法分辨小于 0.2μm 的物体。微生物之间大小差异显著，大多数都是人们肉眼很难看见的，只有借助显微镜才能观察到。由于微生物个体微小而且轻，故可通过风和水的散播而广泛分布。江、河、湖、海、高山、陆地、动植物机体等，甚至在海底火山口 300℃ 的高温环境下和寒冷的北极冰层中也发现有微生物存在。人类每时每刻都要和微生物打交道，处在微生物的包围之中。可见人类和微生物的关系是非常密切的，不可分割。

2. 种类繁多、代谢旺盛

据统计，已发现的微生物有十几万种。它们是地球上最古老也是最复杂的居民，在长期的生存斗争和自然选择过程中，形成了不同的代谢方式，能用各种各样的有机物和无机物作为营养物质，使之分解和转化。同时，又能将无机物合成复杂的有机物。因此，微生物在自然界的能量转换和物质循环中起着重要的作用，既担当着分解者的角色，又承担着还原者的责任。正因为微生物种类繁多，代谢类型多样，才能够利用微生物分解和转化各种污染物，使环境得到改善，达到保护环境的目的。

因为微生物的个体微小，与高等生物相比，其具有极大的表面积和体积之比（比表面积），所以，能够迅速和周围环境进行物质交换（营养物质的吸收与废弃物的排泄），代谢十分旺盛。例如，乳酸杆菌的表面积/体积（数值）= 120000；鸡蛋的表面积/体积（数值）= 1.5；体重 80kg 的人体表面积/体积（数值）= 0.3。而且，微生物的代谢强度比高等生物的代谢强度大几千倍、几万倍。例如，乳酸杆菌在 1h 内可分解 1000 倍于自身体重的乳糖，而人要代谢自身体重 1000 倍的糖则需要 250000h。相反，霉腐微生物在代谢强度大了以后，单位时间内破坏的物质就增多，这对人类是有很大害处的。

3. 繁殖速度快、易于培养

微生物在适宜条件下具有高速繁殖的特性。尤其是细菌，其细胞一分为二，即裂殖，繁殖速度非常惊人。例如，大肠杆菌在最适宜的条件下，17min可繁殖一代。按此速度计算，它在24h约可以繁殖85代，即一个大肠杆菌约生成3.9×10^{25}个。培养4～5天就能形成与地球体积同样大小的杆菌群体。当然这只是推算，实际上由于营养物质的缺乏及代谢产物的积累等因素的限制，这种现象是不可能发生的，但由此可知微生物惊人的繁殖速度。

大多数微生物都能在常温常压下利用简单的营养物质生长繁殖，这就使人们容易培养微生物，特别是获得纯种微生物，有利于微生物的研究和利用。如废水生化处理过程中的微生物。

4. 容易变异、利于应用

由于绝大多数微生物结构简单，多为单细胞且无性繁殖，与外界环境直接接触比表面积大，易受外界环境的影响，因而容易发生变异或菌种退化，也有可能变异成适应性强的优良菌种，且能在一定阶段较稳定地遗传给下一代，这也是微生物能广泛适应各种环境的一个有利因素，同时也为以遗传变异手段筛选优良菌种提供了有利条件。例如在处理工业污水时，一般要对微生态制剂进行驯化处理，使其能够忍耐有毒环境并在环境中生长繁殖，以转化有毒物质，使废水得到净化处理。

5. 共生性和功能整合性

自然界形形色色的微生物，从宏观角度来说其共生于地球生物圈的大家庭中，共同担负着地球生态系统的能量转换和物质循环功能，推动着地球生态系统的发展、演替、平衡和稳定。地球上的山清水秀、生机盎然、郁郁葱葱都和微生物的作用密不可分。从微观角度来说，在每一个小的空间范围内，都可能共同生活着许多微生物，如在一小块土壤中，在动物和人的消化系统中，都会有许多不同种类、不同类型（好氧、厌氧、兼性的）的微生物，以一定的数量关系共生于一体而发挥着单一某一种微生物所不可能完成的功能。微生物的这种共生性和功能整合性，为多功能的复合微生物菌剂或微生态制剂的研究和应用提供了依据。

第三节　微生态制剂的种类

一、微生态制剂的分类体系

微生态制剂因不同的分类体系而分成各种类群：

① 按微生物分类体系分类：乳酸杆菌制剂、芽孢杆菌制剂、真菌制剂等。

② 按制品用途分类：食品、保健品、药品和环保用品等。

③ 根据微生态制剂的作用对象分类：动物微生态制剂、植物微生态制剂、环境微生态制剂和人体微生态制剂。

④ 按性质或制品成分分类：益生元、益生菌和合生素三种。目前，人们在药品和保健品中越来越多地选择益生菌、益生元和合生素，尤其在婴幼儿的食品、药品方面。这其实正是微生态制剂在现代条件和水平下的一种发展。

1. 益生元

益生元（prebiotics）是指能够选择性地刺激肠内一种或几种有益菌生长繁殖，而且不被宿主消化的物质。益生元应具备以下四个条件：

① 在胃肠道的上部既不能水解，也不能被宿主吸收；

② 只能选择性地对肠内有益菌（双歧杆菌等）发挥刺激生长繁殖或激活代谢功能的作用；

③ 能够提高肠内有益于健康的优势菌群的构成和数量；

④ 能起到促进宿主机体健康的作用。

常见的益生元有：低聚果糖、大豆低聚糖、异麦芽低聚糖、低聚乳果糖、低聚半乳糖、低聚甘露糖、低聚龙胆糖、低聚木糖等。这些低聚糖作为双歧杆菌增殖因子，不仅具有许多生理活性功能，而且由于低聚糖的性质与蔗糖近似，但热量和甜度比蔗糖低，因此可部分代替蔗糖应用于食品工业，开发具有保健功能的各类食品，如乳制品（乳粉、豆乳粉、发酵乳、乳酸菌饮料）、饮料、冷冻食品、面包、点心等。

2. 益生菌

益生菌（probiotics）顾名思义是指对人和动植物机体有益的菌的总称。1989年Fuller把益生菌定义为能够促进肠内菌群生态平衡，对宿主起有益作用的活的微生物制剂。1996年在德国赫尔本举行的国际微生态学会议上，将益生菌定义为：益生菌是含有活菌和（或）死菌，包括菌体成分及代谢产物的生物制品。经口或其他黏膜投入，旨在改善微生物与酶的平衡，以及刺激特异性与非特异性免疫。从此定义不难看出，益生菌的活菌体、死菌体、菌体成分及代谢产物都可以制成产品，用来防治某些疾病、促进发育、增强体质、提高产量、延缓衰老和延长寿命。

益生菌对人和动物的口腔、皮肤、阴道、肠道的菌群平衡有着重要作用。生产用益生菌菌种应符合的条件：必须具有存活能力并能进行工业化规模生产；在使用和贮存期间应保持存活状态和稳定；在肠内或其他生境内具有存活能力；必须对宿主产生有益的作用；无毒、无害、安全、无副作用。

3. 合生素

合生素（synbiotics）是指益生菌与益生元的混合制剂。这种制品优点显著，既可发挥益生菌的生理活性，又可选择性地增加这种菌的数量，使益生菌的作用更显著持久。合生素是今后微生态调节剂发展的一个方向。

二、动物微生态制剂

1. 动物微生态制剂的剂型和种类

动物微生态制剂的研究起源较早，产品比较丰富，具有天然无毒副作用、安全可靠、多功能、无残留、不污染环境等优点，已得到广泛应用。早在 18 世纪 40 年代人们就开始利用乳酸菌防止猪腹泻。20 世纪初，人们开始利用细菌来治疗人类和动植物肠道疾病。早在 1907 年，Metchikoff 使用酸牛奶（乳酸杆菌）来治疗幼畜腹泻。此后，有关微生态制剂的研究逐渐引起了人们的关注。微生态制剂最早应用见于日本，20 世纪 50 年代就有 "表飞鸣""乳酶生"，其成分是粪链球菌，用于肠道疾病治疗。以后相继在畜禽上使用。美国从 70 年代开始使用饲用微生物。Parker 于 1974 年首次使用 probiotic(s) 一词来描述给动物使用的有益微生物，其定义为：有助于肠道菌群平衡的微生物和物质。

动物微生态制剂作为产品主要包含以下几种剂型：

① 液剂：单一菌种或混合菌种的发酵液，含有活菌和代谢产物。

② 发酵冻干制剂：液体发酵后，经浓缩，然后加保护剂冷冻干燥。

③ 普通固体发酵生产的粉剂。

④ 经液体深层发酵和一系列后加工生产的粉剂、片剂、胶囊和微胶囊制剂等。

⑤ 软膏制剂（如牙膏状）。

⑥ 气雾剂等。

针对不同对象，可以采用不同的制剂和剂型，如饲料添加主要采用粉剂，包括发酵冻干制剂、普通固体发酵生产的粉剂和液体菌剂等；如预防治疗动物腹泻可用液剂、片剂、胶囊口服、喷雾剂口腔喷雾或软膏口服；若在制粒饲料中添加则宜用微胶囊包被的产品，效果较为理想。另外，对微生态制剂采用微胶囊化制剂工艺可显著提高制品的货架期和抗胃酸、胆汁酸的能力。

2. 动物微生态制剂的主要作用

微生态制剂属营养保健类饲料添加剂，其营养保健作用的发挥，主要有以下几个方面：

（1）优势菌群和微生态平衡　正常情况下，动物胃肠道内大量有益菌群作为一个整体存在，且彼此之间相互依存、相互制约、优势互补，既起着消化、营养的生理作用，也能抑制病原菌等有害菌的侵入和繁殖，从而发挥其预防感染的保健作用。当动物受到饲料更换、断奶、运输、疾病及抗菌药物长期大量使用等应激作用时，会引起消化道内这些有益菌群平衡的破坏而成为病态。当微生态制剂随饲料、饮水进入消化道后，在其内定居、繁殖，建立起有益的优势菌群，从而使被破坏了的微生态环境得以恢复。

（2）营养助消化作用　有益菌如枯草芽孢杆菌、纳豆芽孢杆菌、沼泽红假单胞菌、酵母菌等可产生蛋白酶、淀粉酶、脂肪酶、纤维素分解酶、果胶酶、植酸酶等，和胃肠道固有的酶一起共同促进饲料的消化吸收，提高其利用率；合成 B 族维生素、维生素 K、类胡萝卜素、氨基酸、生物活性物质辅酶 Q 及某些未知因子而参与物质代谢，促进动物生长。乳酸菌、双歧杆菌产生乳酸，使肠道的 pH 值降低，促进维生素 D、钙、磷、铁等矿物质微量元素的吸收。这不仅起到了很好的营养作用，而且对预防矿物质、维生素、蛋白质代谢障碍等营养代谢病的发生，提高畜产品的产量和品质也极为重要。

（3）保健作用　有益菌在肠道黏膜大量定居和增殖，使病原菌及有害菌无立足之地。与此同时，乳酸菌等产生的乳酸，链球菌、芽孢杆菌产生的嗜酸菌素，光合菌产生的抗病毒物质等，都对病原微生物有抑制作用。也就是说，这些有益菌及其代谢产物不仅使病原菌难以在消化道立足，而且即使立足也难以繁衍生存，从而起到了预防感染的保健作用。实践证明，微生态制剂对大肠杆菌、沙门杆菌等多种病原微生物的感染有很好的防治作用。

（4）增强免疫力　乳酸杆菌以某种免疫调节因子刺激肠道某种局部型免疫反应，以提高机体抗体水平或巨噬细胞活性，增强其免疫力；芽孢杆菌能促进肠道相关淋巴组织，使之处于高度反应的"准备状态"，与此同时可以加速幼畜免疫器官的发育，促进其尽早尽快成熟，T 淋巴细胞、B 淋巴细胞的数量增多，使动物的体液免疫和细胞免疫水平提高，从而增强机体的免疫力和抗病力。

（5）减少肠道有害产物和圈舍臭味　圈舍里的臭味主要由氨、硫化氢、吲哚、尸胺、腐胺、组胺、酚等有害物质组成。这些都是大肠杆菌使蛋白质腐败分解所致。有益菌可提高蛋白质的消化吸收率，并将肠道中的非蛋白氮合成氨基酸、蛋白质供动物利用。与此同时，它抑制大肠杆菌等有害菌的腐败作用，使臭味等有害物质减少；芽孢杆菌等有益菌可产生分解硫化氢的酶类，从而降低粪便中的氨、硫化氢等有害气体的浓度而有除臭作用，使氨浓度降低 70% 以上，从而保护养殖环境、减少呼吸道和眼病的发生，对人的健康和畜产品的卫生都非常有益。与此同时，微生态制剂对饲料内某些毒素和抗营养因子还有一定的降解和去毒作用。

（6）提高产品品质　主要表现在药物残留明显减少，肉、奶、禽蛋的营养价值显著提高。如畜禽体内的腔脂少，肉体网状脂肪分布密而均匀，肉质鲜嫩；蛋类胆固醇含量降低，蛋白质含量提高等。经我国农业部绿色食品检测中心检测，产品质量可达到绿色食品标准。

三、植物微生态制剂

与动物微生态制剂相比，植物微生态制剂的研究与应用相对比较晚，与微生态制剂用于动物防病一样，植物微生态制剂也是从"有害生物综合防治"方面来开拓的。

1967 年联合国粮农组织在罗马召开的专家会议提出了"有害生物综合治理"，1975 年全国植保工作会议提出了"预防为主、综合防治"。1980 年，北京农业大学陈延熙教授提出"植物体自然生态系"概念，1986 年提出"植物生态病理学"理论，后来称为"植物微生态学"。根据微生态学原理，为了调整微生物平衡，利用正常微生物群成员或其促进物质制成的微生物制剂，一般通称为微生态制剂。其生态效应有以下几个方面：①调控已失调的微生态；②调整生物个体内微生态环境，治疗、预防生物病原物的危害；③通过拮抗、占领、竞争等作用，在微生态环境中使有害生物种群数量减少，危害降低；④微生态制剂是活菌，除活菌作用外，通过活菌代谢产物改善微生态环境中化学及物理环境，达到增产保健作用。

植物微生态制剂可分为以下几大类：

1. 微生物肥料

微生物肥料也叫细菌肥料、生物肥料。不同的国家有不同的名称，比如有许多国家称为接种剂，日本叫微生物材料。构成的成分也多种多样。华中农业大学陈华葵院士论述微生物肥料的含义是："指含有活微生物的特定制品，应用于农业生产中，能够获得特定的肥料效应，在这种效应的产生中，制品中活微生物起关键作用，符合上述定义的制品均应归入微生物肥料。"

从这个定义中我们应该看到，微生物肥料首先应该是由活的微生物所组成，具有特定的肥料效应，而这个特定效应的产生，微生物的作用是关键。

根据微生物肥料的功能作用和组成，一般可以分为狭义微生物菌肥和广义微生物菌肥两大类：前者一般是指通过微生物的生命活动只起到肥料效应、多由单一微生物种群所组成的菌肥；后者是指通过微生物的生命活动，不仅仅产生肥料效应，而且可提高作物的抗病虫害能力，刺激作物生长的效应，通常是由多种微生物种群所组成的菌肥。

随着全球能量紧缺和环境污染现象越来越严重，微生物肥料在农业生产中正在发挥着越来越重要的作用，应用与研究越来越深入、越来越广泛。从 100 多年前的根瘤菌共生固氮到"VA"菌根菌，再到近年来的复合微生物菌肥，微生物肥料早已从室内研究推广到农业生产实践中。20 世纪 80 年代由北京农业大学陈延熙教授研制的"增产菌"曾经大面积推广；90 年代随着琉球大学比嘉照夫教授 EM 复合微生物技术引入我国，复合微生物菌肥的研究和开发正在我国蓬勃发展，方兴未艾。

根据作用机理，应用比较广泛的微生物肥料主要有以下几大类：

（1）根瘤菌肥料　豆科植物-根瘤菌共生固氮目前已被科学证实。用人工选育出来的高效根瘤菌经大量繁殖用载体吸附制成的根瘤菌肥料在农业生产实践中发挥了重要作用。同时它还是微生物肥料中效果最稳定的品种之一。

当豆科种子萌发生根后，根系分泌物刺激相应的根瘤菌大量繁殖，聚集在根系周围，经过一定的生理生化过程后，根瘤菌侵染到豆科作物根内，最后形成了根瘤，在瘤内根瘤菌成为能固氮的类菌体形态，利用豆科作物提供的光合作用产物和氧屏障系统，将大气中的氮转化为氨，进而转化成谷氨酰胺等之类的优质化合物供豆科作物利用。有人形象地把根瘤菌比作"小化肥厂"，这个比喻是再恰当不过了。除此之外，豆科-根瘤菌固定的氮素还有一部分随分泌过程和根瘤菌衰老破溃，留在土壤中供下一季作物利用。它所固定的氮绝大部分被作物吸收利用，这些都是化学肥料不可比的，这也是人类研究可开发利用的根本原因所在。

在农业生产中，根瘤菌肥料常用的剂型有：琼脂菌剂、液体菌剂、矿油菌剂、蛭石菌剂及草炭菌剂等。各类剂型都有其优缺点。使用得较多的是草炭菌剂，其使用简便、易行，接种效果好于其他剂型，同时也方便运输、贮藏，每克含菌量一般在1亿以上。

（2）固氮菌类肥料　　自生固氮菌（azotobacter）是荷兰学者别依林克于1901年首先自园土及运河水中发现并分离出来的。在实验室条件下，自生固氮菌每利用1g糖可固定30mg的氮素。多数研究者认为，自生固氮菌在每公顷土壤上每年平均可积聚3.75～7.5kg左右的氮素。

固氮菌除能够将植物根系及土壤空气中游离的氮气转变为植物可利用的含氮化合物养料，供植物吸收外，还能形成维生素和促生长素，不仅能刺激农作物生长发育，也能加强其他根际微生物的活动，促进土壤有机物质的矿化作用，间接地影响植物的矿物质营养。如圆褐固氮菌（Azotobacter chroococum）能形成维生素 B_{12}、维生素 B_1、维生素 B_6 和生长素等，还可溶解磷酸铁等难溶性磷酸盐而释放出水溶性磷。

（3）解磷解钾类菌肥　　将土壤内部溶解的含磷、钾有机物和无机物分解成植物可吸收利用的营养元素。我国磷钾矿资源相对不足，磷钾矿分布又多集中在西南地区，同时农业生产对磷钾肥的需求日益增大。全国有三分之二的耕地因缺磷造成产量低。除人工施肥用化工磷肥外，施用能分解土壤中难溶解态磷的细菌制成的解磷细菌肥料，使其在农作物根际形成一个磷素供应较充分的微区，改善作物磷的供应，也是一个重要的途径。目前研究应用较多的有以下几种：

巨大芽孢杆菌 Bacillus megatherium；

假单胞菌属的一些种 Pseudomonas sp.；

节杆菌属的一些种 Arthrobacter sp.；

氧化硫杆菌 Thiobacillus thioxidans；

芽孢杆菌属中的一些种 Bacillus sp.；

一些丝状真菌和放线菌。

东北农科所将巨大芽孢杆菌制成菌肥在黑钙土上施用，不同作物增长幅度不同，平均增产黑钙土上为 13.5%，非黑钙土上为 11.7%。增长幅度范围为 6.1%～22.8%。

（4）VA 菌根真菌肥料　菌根是土壤中某些真菌侵染植物根部后与其形成的菌-根共生体，包括由内囊霉科真菌中多数属、种形成的泡囊-丛枝状菌根（简称 VA 菌根）、担子菌类及少数子囊菌形成的外生菌根。与农业关系密切的 VA 菌根真菌，它是土壤共生真菌中宿主和分布范围最广的一类真菌，菌根的菌丝协助植物吸收磷、硫、钙、锌等元素和水分。由于菌根菌的人工培养不太容易，所以菌根菌肥料还不多见。

（5）复合微生物菌肥　复合微生物菌肥是在微生态学理论指导下，采用微生态工程原理和技术从自然界中优选出的一些有益（效）微生物复合培养而成的。它的主要菌种组成包括光合细菌类、乳酸菌类、芽孢杆菌类、酵母菌类、发酵型丝状菌类。复合微生物菌肥是由多种功能菌组合在一起的稳定的微生态系统。根据系统功能整合原理，其整体功能要大于各组成部分的功能之和并产生新的特性，因此复合微生物菌肥具有多种功能，既能提高土地肥力、促进植物生长、提高产量，又能提高作物的免疫功能和抗病能力，减少农药使用，提高产品品质，是目前研究最多、使用较广的微生物肥。

微生物肥料的主要功能不仅能增进土壤肥力，制造养分和协助农作物吸收养分，增强植物抗病和抗逆能力等，而且施用微生物肥料可以节约能源、不污染环境，具有用量少、无毒无害、无污染等优点。

2. 微生物农药

利用病原微生物治虫或防病是生物防治的重要内容，也是微生态制剂在种植领域利用和研究的重点之一。

（1）以菌治虫　用于治虫的微生物包括细菌、真菌、病毒、立克次体、原生动物及线虫等。伴随昆虫发生的微生物约有 1165 种，到目前为止，其中细菌有 90 种（含变种），真菌 460 种，病毒和立克次体 260 种，原生动物 225 种，线虫 100 余种等。这些微生物绝大多数对人畜无害，但对害虫却能起着巨大防治作用，现分述如下：

① 细菌。人类对昆虫致病性细菌的研究已近 1 个世纪，1969 年有人综述昆虫病原细菌的种和变种约有 90 余种。目前研究与利用最广的是苏云金杆菌。现已发现，苏云金杆菌分属于 12 个血清型 19 个变种，至 1971 年全世界对苏云金杆菌敏感的昆虫已达 400 余种，其中对 80 余种农林害虫防治有效，防治效果达到 80% 以上的害虫有水稻的三化螟、稻螟蛉、稻纵卷叶螟、直纹稻苞虫等，棉花的灯蛾、棉大卷叶螟、棉铃虫、棉小造桥虫等，旱粮的玉米螟、高粱条螟、旋

花天蛾，蔬菜的菜青虫、小菜蛾、苎麻赤蛱蝶、烟青虫、茶花虫，柑橘黄凤蝶，林木中的马尾松毛虫、西伯利亚松毛虫、沙枣尺蠖、刺蛾等。

苏云金杆菌对家蚕、柞蚕、蓖麻蚕亦能感染，应尽量避免受害。苏云金杆菌在人工培养基上生长良好，易于工厂化大量生产，生产出的芽孢或晶体的毒素制剂安全、无毒、杀虫有效、不污染环境，是比较经济的微生物杀虫剂，还可与少量杀虫剂混用，敏感昆虫吞食或接触后食欲减退、停食、行动迟缓、上吐下泻，经过 1～2 天即死亡，死虫软化，腐烂发臭，其芽孢在昆虫死前后均能感染其他的昆虫，因此是个长效的细菌杀虫剂。

20 世纪七八十年代，我国各地生产的苏云金杆菌达 1000 余吨，均可用于粮、油、棉、烟、茶、麻、果树、园林等作物。但是近些年来，由于生产工艺和产品质量达不到应有的标准，应用范围越来越小，生产规模也不断缩小，应该引起关注。笔者曾经走访过几个厂家，都因培养基材料差、生产工艺不甚合理、操作管理不严格、产品效果不好而关门歇业。

近几年引进的治蚊细菌制剂以色列变种，可对 4 个属 13 个种的蚊虫防治有效。

② 真菌。引起昆虫疾病的真菌共有 36 个属，其中主要是虫霉属、白僵菌属、绿僵菌属和曲霉属。

目前人们所利用的真菌制剂主要有白僵菌属和绿僵菌属两种。白僵菌用于防治玉米螟、大豆食心虫、松毛虫，前苏联将其用于防治苹果蠹蛾和马铃薯虫甲效果良好。绿僵菌可用于防治金龟子幼虫，日本将其用于防治松叶蜂、松梢螟，美国用于生产生物农药。

③ 病毒。昆虫病毒是能使害虫致病直至死亡的可利用的昆虫病原。目前已知昆虫病毒有 260 多种，其中能由昆虫传带引起植物染病的有 77 种，能反复感染昆虫而使其致死。自从 1953 年北美利用昆虫防治叶蜂获得成功以来，美国、欧洲已对棉铃虫、菜尺蠖、菜青虫、斜纹夜蛾、天幕毛虫、松毛虫等十余种害虫进行实验，传染力可持续数年之久，反复感染，灭虫效果很好。由于病毒只能在活细胞内生长，故多用饲料昆虫培养。通常最简易的生产办法有三：一是在自然界采回昆虫，进行接种增殖病毒；二是在田间对害虫喷洒病毒，然后通过收回死虫提取；三是人工养昆虫接种增殖病毒。目前加拿大、美国、日本、德国均能生产核多角体病毒和颗粒体病毒，用于农业生产，已取得良好效果。

④ 线虫。线虫是可以寄生于昆虫体内并使昆虫致死的生物因子。目前已有100 余种，其中有一种专一性不太强的新线虫属，能与细菌嗜线虫无色杆菌共生，使昆虫死于"败血症"。被线虫寄生的昆虫，体色变褐，体变软，体液多，不腐烂。线虫还可以在昆虫死体内外繁殖，又可转入新昆虫寄生。这类线虫已有18 种，国际上已用于防治多种害虫。

⑤ 立克次体。立克次体是一种球形或杆形的微生物（直径多为 $0.2\mu m$），介于细菌和病毒之间，能侵入昆虫的幼虫、蛹或成虫体内寄生，使昆虫幼虫第一次蜕皮后死亡，也能使蛹和羽化成虫死去。立克次体也可通过交尾传染，许多立克次体不仅对节足动物也对哺乳动物易感并致死。因此，利用立克次体防治害虫须慎用。

⑥ 原生动物。某些鞭毛虫、绿毛虫和孢子虫都与昆虫病原有关，新簇虫和微孢子虫是原生动物中最重要的两种昆虫病原，它们借助于抵抗力强的孢子，在昆虫中传播感染从而使昆虫死亡。由于原生动物都是专性寄生，人工培养又困难，因此目前尚未在生产实践中推广。

（2）以菌治病　利用微生物来防治病害，其作用有着双重寄生灭菌作用、抗生作用、营养竞争以及破坏或抑制病害和病原微生物的组织器官等。通过这些途径来降低或消灭作物病原物的活动和生存。如枯草杆菌可以产生多肽抗生素，能抑制真菌病害；噬菌体可用来防治细菌病害，如棉麦角斑病和烟草火疫病等。而由多种微生物组成的复合微生物菌剂则常以优势种群抑制有害微生物和病原菌的生长，提高作物自身的免疫功能，促进作物健康生长的多种效应来防治作物的病害，有着广阔的应用前景。

（3）以菌治草　利用微生物防治杂草的例子也很多，如多年生兰科植物灯芯草粉苞苣是澳大利亚南部麦田的主要杂草，20 世纪 60 年代中期到 70 年代初期发现一种侵染力极强的锈病对该杂草有极大的杀灭作用，致死率达 $50\%\sim70\%$，小区实验达 $90\%\sim100\%$，每年可节省防治费 2.5 亿美元。一种黑粉病菌和一种交链孢霉属真菌，都可以应用于水生杂草凤眼莲的防除。

四、环境微生态制剂

随着工农业生产的不断发展，人们生活水平的不断提高和改善，人类生产和生活中产生的污染物也越来越多，造成了大范围的环境污染。环境中不断增加的难降解的有机物和有毒有害污染物，使得环境正常的生态自净功能受到影响和破坏，给人类的身体健康造成危害。长期以来人们就一直在寻求治理污染环境的有效途径。生物修复（清洁）、生物增强技术也应运而生。

环境微生态制剂又叫环境清洁剂和生物增强剂，是近年来才兴起的一项环境治理和保护的新技术、新产品。它是在微生态学和环境微生物学理论指导下，人工筛选出有益微生物菌群，用于防治环境污染、保护生态环境、提高人们的生活质量的复合微生物菌剂。

环境微生态制剂的应用与研究开始较晚，一般称作环境微生物新技术的研究与应用，是在传统垃圾污水等生物处理和净化的基础上遵循微生态学和环境微生物学原理，根据处理对象的特定环境要求筛选出多个有益（效）的微生物种群加工而成的复合菌剂，用于环境治理和保护。一般可以分为以下几类：

1. 生物修复技术（含土壤改良技术）**及生物修复剂**

生物修复技术分广义和狭义两种。

广义的生物修复技术是利用环境中各种生物、植物、动物及微生物吸收降解和转化环境中的污染物，使污染物浓度降低到可以接受的水平（生态修复），或将有毒有害污染物转化为无害物质。广义生物修复又可以分为植物修复、动物修复和微生物修复。

狭义的土壤生物修复就是利用微生物的作用将环境中有害的有机物降解成无害的无机物（如 CO_2、H_2O 等）或其他无害物质的过程。由于这种修复技术应用最广泛，因此通常也把这种技术称为生物修复技术，而且尤以在土壤改良上使用范围较大、效果较好。

生物修复技术的出现和发展，反映了污染防治工作已从耗氧有机污染物的治理发展到影响更为深远的有毒有害有机污染物的治理，说明我国近年来污染物成分的变化和污染的严重。正因为如此，这种新兴的环境微生物工程技术已受到了环境科技工作者的广泛重视。

用于生物修复的微生物从来源分有三大类型：土著微生物、外来有益（效）微生物、基因工程菌。由于土著微生物生长速度缓慢，代谢活性不高，或者由于污染物的存在影响了它们的活性与能力，仅依靠它们的自我净化功能已经不能承担净化土壤、水体和大气的作用，尤其是不能彻底解决人类生产、生活所产生的废水、废渣和废气造成的环境污染问题。而基因工程菌的特殊功能作用在当前可能是有效、明显的，但转基因产品是否会产生不可知的生态问题还很难确定，因此目前研究的重点是外来有益（效）微生物。

采用微生物进行土壤改良修复的优点是费用低、环境影响小、可高效处理多种污染物、应用范围广、处理形式灵活多样；其缺点是微生物不能降解所有进入环境的污染物，尤其是不能彻底解决重金属对土壤的危害，修复效果受环境影响较大。因此在进行修复处理时要进行具体的调查和考察。同时由于接种的外来微生物会受到处理对象中固有的土著微生物的竞争，因此需要投入大量的有效微生物菌剂，形成优势种群，以便加速生物降解过程的进行。

2. 生物增强技术及生物增强剂（含除臭剂）

生物增强技术也称生物投加，是指将经过认真筛选的特殊菌种或菌种组合，按一定计划（量和时间）添加到废水和垃圾处理系统中去，以促进该系统的生物处理效率提高的办法。

生物添加技术始于 1951 年的酿酒工业，真正的发展则从 20 世纪 70 年代中期开始，80 年代以后得到广泛的研究和应用。其基本作用原理是，在现有经典的污水处理系统中（活性污泥法、氧化沟法、生物膜法等），水中污染物的去除主要是通过系统内自有的多种微生物的氧化降解作用来完成，微生物的氧化降解能力直接关系到处理效果的好坏。近些年由于工农业生产的不断发展，人民生活水平的提高，新技术、新材料、新产品不断使用，特别是人工合成化合物大量加入到污染物中，由于这些物质本身结构的复杂性和土著生物的陌生性，加上其主要组成都是些难分解的有机物，因而传统的废水处理方法已不能有效地去除它们。而生物添加技术可以充分发挥微生物的潜力，有效地解决这个问题。

使用微生物添加技术的主要优点：促进有机质的分解，提高系统净化水的效率和出水水质；促进污泥絮凝体的形成，增强污泥的沉降性，胶体物质被分解从而减少污泥量；抑制发臭现象，消除污水处理系统的恶臭气味，减少管道腐蚀，有利于环境的治理和保护。

在垃圾处理方面，目前我国采用的卫生填埋法、焚烧法、堆放法等，以及垃圾在收集（中转站）运输过程中散发的恶臭气味，尤其是在湿热季节，恶臭扰民已成为垃圾处理上的一个老大难问题。而采用微生态制剂（微生物除臭剂）可以使这个问题迎刃而解。

生物增强（除臭）剂筛选的基本原则是：选择简便有效的培养剂，挑选优良菌株配方，充分利用协同效应（互不拮抗、协同共生、功能互补），选择最合适的使用量及其使用技术和方法。

投加的微生物菌剂应符合以下条件：投加后，菌体活性要高（微生态制剂的作用主要由活菌来完成，活性高低是效果好坏的关键），菌体有快速降解目标污染物的能力；加入后在整个系统中（不论厌氧和有氧条件下）都可以适应，不仅能生存而且有相当的数量，以充分发挥其作用。还有一个重要条件就是投加的微生物菌剂对处理系统中原有微生物的处理功能不会产生任何负面影响。

五、典型微生态制剂简介

前面我们已经提到微生态制剂的研究和应用正在我国蓬勃发展，尤其是近些年来相关产品不断涌现。但是，在本书中，除特别标明的微生态制剂以外，在各个方面的应用中所提到的微生态制剂以下面两种微生态制剂为主，因为笔者及团队 20 多年来的应用研究主要是围绕它们进行的。

1. EM 有效微生物

EM 是英文 effective microorganisms 的缩写，是有效微生物群的简称，是日本琉球大学比嘉照夫教授研制成功的新型复合微生物菌剂。1982 年完善生产技术，EM 菌剂问世；1986 年 8 月，比嘉照夫教授在"第六届世界有机农业国际会议"上首次对其进行介绍；1988 年，EM 被证实结构稳定、成熟，从那时起，比嘉照夫教授的 EM 技术在日本自然农法国际研究开发中心的支持下，走出日本，走向世界。

自然农业理念是日本自然农法国际研究开发中心的核心思想。其创始人冈田茂吉先生早在 1935 年就提出"无肥料栽培"，后来又被福冈正信发展为所谓"四无"农业（无耕起、无除草、无农药、无肥料）。这种朴素的崇尚自然、与自然和谐发展的思想在以后更加成熟。到 1989 年，确定了自然农业的目标是探求避免使用化肥和农药，力求最大限度地利用一切自然资源生产营养丰富的健康食品。其主要内容有 5 条：①必须生产出高质量的无污染食品以促进人类健康；②必须在经济上和精神上对生产者和消费者双方都有利；③必须是持续发展的，而且操作技术是容易掌握的；④必须是不破坏自然和环境的；⑤必须生产足够的粮食来满足世界上不断增长的人口的需要。这些目标的实现就是要通过自然农业和有机农业的方法来拯救世界。

从自然农业的 5 个目标不难看出，其与中国的生态农业思想和目标是一致的。因此，日本的自然农业也是 20 世纪国际几种农业的主流思潮之一。但比嘉照夫教授的 EM 技术是自然农业的最好实践，因此，他们的合作不管是自然农业的理念还是 EM 技术都取得了更大的发展空间。早在 20 世纪 90 年代，EM 技术已经在美国、欧盟、澳大利亚、韩国、巴西、南非、印度、巴基斯坦、中国等世界上 90 多个国家和地区广泛推广应用，在农业、畜牧业和环保方面都取得了显著的成绩。

EM 菌剂 1991 年被引进我国，1992 年开始正式试验研究，经北京农业大学（现为中国农业大学）、中国科学院南京土壤研究所、南京农业大学、江苏省农业科学研究院等大专院校和科研单位近 3 年的试验研究，取得初步成功。1995 年开始我们在全国建立了 30 多个试验、示范点，进行多地点、多品种、多方向、多用途的示范试验，成效显著。曾经在全国各个省（市、自治区）的种植业、养殖业和环境保护等许多领域加以推广应用。北京、南京、福州、成都、济南、南宁等地先后建立了十多个 EM 菌剂试验生产厂。

特别值得一提的是，EM 技术已经不仅仅是作为一种技术，作为复合微生态制剂，即通过科学的筛选、适当的量比关系和合理的发酵工艺，把好氧微生物、厌氧微生物和兼性微生物有机地复合在一起，形成一个稳定的多功能的微生态系统，它的方法与理念在一定程度上促进了国内外微生态制剂和微生态科学的发展，对我国多菌种组成的复合微生态制剂的研究无疑起到了重要的推动作用，引起了我国应用微生物领域的一场变革。

但是，由于技术方面的原因，真正的日本的 EM 有效微生物菌群，一直没有获得中国农业部授权生产，即使是在 20 世纪 90 年代在我国建立的几个 EM 生产厂家也仅仅是试验生产，其菌种组成也不可能是比嘉照夫教授所说的有 80 多个，也就是说不是原来意义上的 EM 了，更不能作为微生物肥料和微生物饲料添加剂在我国使用。因此，针对目前我国微生态制剂的市场混乱状况，凡是打着EM微生物菌肥和EM饲料添加剂旗号的产品，不论它是"进口"的还是国产的，大家都要认真对待，切勿上当。

2. 神微/晟微微生态制剂（神微-环保用名、晟微-农业用名，以下统称神微）

（1）神微微生态制剂概述　1992年夏秋之际，笔者有幸应日本自然农法国际研究开发中心专务理事、长野县坡田农业实验站长、土壤生态专家梅村弘先生的邀请，专门去日本自然农法国际研究开发中心学习和试验研究EM技术。回国后，我们在全国范围内进行日本EM技术的应用实践和研究，在长期实践和研究的基础上，对微生态制剂的组成、结构、功能、生产和应用等方面有了较深入的了解，掌握了大量的第一手资料，在国内外有关专家的支持和帮助下，经过十多年的努力，研制开发出适合中国国情、具有完全自主知识产权、功效显著的新型微生态制剂——神微微生态制剂。这是继先前曾经研制成功并投入生产、推广的曲周饲料酵母（1991年获全国星火计划成果博览会金奖）、VT微生物菌肥、格林活力菌、CHEM菌、益科乐活力菌等微生物产品之后的最新一代产品。该产品遵循微生态原理，采用微生态工程技术，是从自然界本来就存在的乳酸菌类、酵母菌类、芽孢杆菌类、光合细菌和发酵型丝状真菌等类群中，认真筛选出多种有益微生物，经特殊发酵工艺培养而成的多功能新型复合微生物菌剂，广泛应用于种植、畜牧养殖、水产养殖及环境净化如垃圾处理、污水处理及粪便处理上。经在全国各地试验示范推广应用，取得了良好的经济效益、社会效益和生态效益。对提高我国农牧渔产品的质量，打破国外对我国农牧产品设置的"绿色壁垒"，提高国际竞争力，改善我国人民的生存环境，保护我国人民的健康，都有着重要意义。

（2）神微微生态制剂的主要组成　神微微生态制剂是由光合细菌、乳酸菌、酵母菌、芽孢杆菌和丝状真菌等多种微生物，通过特殊发酵工艺培养而成的复合微生态制剂。主要组成如下：

① 乳酸菌类。以糖类为基质，通过发酵产生乳酸。乳酸有很强的杀菌能力，特别是抑制有害微生物的繁殖以及有机物的急剧腐烂分解。乳酸菌类微生物自古以来就被广泛用于乳酸饲料和酸乳酪等。

乳酸菌能使常温下木质素、纤维素等难分解的有机物容易分解，使未腐熟的有机物发酵，转化成对动植物有效的养分。能在宿主体内无害定植，代谢过程中产生多种氨基酸，能合成维生素，辅助食物消化，帮助营养吸收，促进宿主代谢，克服腐败过程，分解和转化有毒有害物质。

② 酵母菌类。产生促进细胞分裂的活性物质，还可以促进其他有效微生物增殖的基质（食物的生产）。有利于其他有效微生物（乳酸菌、放线菌）的生长。酵母菌含有丰富的蛋白质和维生素，是动物的有效养分。

③ 芽孢杆菌。好氧的芽孢杆菌在动物肠道内迅速繁殖，消耗氧气。从而促使肠道内正常菌群中的优势种群或种（主要是厌氧菌）的生长繁殖，调整体内微生态平衡，提高动物对疾病的抵抗力，促进生长发育，提高饲料利用率。在反刍动物的瘤胃中，能分解纤维二糖，为动物提供营养。

④ 光合细菌类。光合细菌属于自养微生物，能利用太阳能或紫外线作为能源，以植物根部的分泌物、有机物和有害气体（硫化氢等）为基质，代谢产生糖类、氨基酸类、维生素类生物活性物质（激素等），促进动植物生长发育。这些代谢物，有的被动植物直接吸收，有的成为其他微生物繁殖的基质。

在水产养殖方面，除促生长外，还可净化水体。在净化畜禽养殖场环境方面，光合细菌也起到非常积极的作用。

光合细菌的菌体含 60％左右的菌体蛋白，是乳酸菌等的重要营养来源。

⑤ 丝状真菌类。生长发育过程中产生多种酶，如淀粉酶、蛋白酶、纤维素分解酶，具有极强的分解有机物的能力，促进饲料营养成分的转化和分解，提高饲料利用率。

（3）神微微生态制剂的主要特点　神微微生态制剂有液态和固态两种剂型。液态菌剂，红棕色，呈酸性，pH 值 3.5 左右，每毫升含活菌数 $10^8 \sim 10^9$ 个。在无阳光直射的厌氧条件下，在 5～40℃范围内可保存 1 年。固体菌剂为黄褐色，pH 值 6.5～7.5，有发酵性酸甜味，每毫升含活菌数 10^8 个左右。在厌氧条件下，在 5～40℃范围内可保存 6 个月。

组成该菌剂的微生物种，均是从自然界经过仔细筛选而来的，是自然界本来就存在的，经过人工强化后，通过各种群相互间的共生增殖关系，形成了一个复杂而稳定的微生态系统，有较高的安全性和可靠性。神微微生态制剂半数致死量（LD_{50}）测定表明：小鼠口服神微微生态制剂 $LD_{50} \geqslant 50mL/kg$，无急性毒性作用。室内喷洒试验表明：每平方米喷洒 50mL 菌液，无急性毒性作用，用原液擦拭皮肤，无过敏性反应。多年使用实践证明对人畜无害。

根据系统功能整合原理，神微微生态制剂组成的多样性，必然导致其功能的广泛性和特殊性，可广泛应用于种植业、畜禽和水产养殖业、环境保护和治理、人体保健等多个领域。大量的应用结果表明，该菌剂具有促进生长、提高抗逆性能、去除粪便恶臭和提高产品品质等功效，生产、经济和生态效益明显。

神微微生态制剂与国内外同类产品相比较，具有如下特点：

① 菌种组成更加合理，相互协同，共生性好，综合功能强，可以广泛用于种植业、养殖业、水产业、环境保护和人体保健等许多领域。

② 所用菌种均来自国家菌种资源库，符合国家农业部、环保部等有关部门的规定要求，经国家检验检疫部门试验检测无毒、无害、无二次污染，非转基因产品，没有外来物种入侵之虑。

③ 菌种组成、配合比例可根据用户要求和使用对象的不同进行合理组配，针对性更强，效果更好。

第四节 微生态制剂应用与研究的意义

自 18 世纪 40 年代，人们就开始利用乳杆菌来防治猪腹泻，1905 年俄国微生物学家梅奇尼科夫观察到高加索地区长寿者较多，与该地区人食用以乳酸菌自然发酵的酸奶有关。20 世纪 20～30 年代，人们用嗜酸乳杆菌生产酸奶，服用后对便秘、细菌性痢疾、结肠炎甚至湿疹患者均可产生短暂的缓解作用。人们自此对微生态制剂的研究和应用产生了浓厚的兴趣，给予了高度的重视。

自 20 世纪 80 年代开始，微生态制剂的研究和应用开始蓬勃发展，不仅在种植、养殖和环境保护方面，新的微生态制剂产品和技术不断涌现，同时人体应用方面的微生态制剂也进行了广泛的研究与开发。至今被批准为药品、用于临床的至少有双歧杆菌单菌制剂——丽珠肠乐（回春生胶囊），双歧杆菌联菌制剂——双歧三联活菌胶囊（含双歧杆菌、嗜酸乳杆菌、粪肠球菌）、金双歧（含双歧杆菌、保加利亚乳杆菌、嗜热链球菌），地衣芽孢杆菌制剂——整肠生胶囊，蜡样芽孢杆菌制剂——促菌生胶囊等。各种各样的以活菌制剂为主的保健品则更是名目繁多。

2017 年 10 月 28 日，"2017 年益生菌临床应用国际研讨会暨人体微生物与健康学术会议"在北京召开，参加会议的中外学者 3000 多名，盛况空前。专家们从微生态对人体肠道菌群平衡的关系到益生菌在国际前沿的最新临床应用，将人体微生态平衡与人类各种疾病的关系进行了全面剖析，层层揭开生命科学微生态学与人体健康的重要关系。提出了精准健康医学新模式，并指出基因组医学与微生物组医学比翼双飞的时代来临了。实际上在我国由魏曦教授和康白教授共同建立的微生态学理论，理应尽快成为医学模式精准转化的科学依据。正如魏曦教授早就提出的，光辉的抗生素时代之后，将是一个崭新的微生态制剂时代。

由此可见，微生态制剂一开始出现就和畜牧业生产、人体健康有着密切的关系。现在微生态制剂已经在国民经济发展的许多方面越来越显示出它的广泛影响和重要作用，尤其是在食品安全、环境保护、提高人们的生活质量和健康水平方面，有着更加深远的意义。

一、为无公害食品生产提供了新的技术手段

现代大工业和城市的发展进步，一方面为社会创造了巨大财富，对人类的物质文明和精神文明进步起到了巨大的推动作用；另一方面也带来了资源破坏和环境污染，生态文明受到破坏。随着环境污染的加剧，食品遭受的污染也越来越严

重，给人类的健康和生活质量带来了巨大的威胁，引起了人们的高度重视。

食品污染主要来自三个方面：①工业"三废"，包括废水、废渣、废气对农田土壤、水体和大气的污染，导致有害物质在农牧产品中的聚集，甚至通过食物链关系而呈高浓度的富集；②随着农业生产中化学肥料、化学农药、农膜等化学品、抗生素、激素类兽药等的大量使用，一些有害物质残留在农牧产品中；③食品加工过程中，一些化学色素、化学添加剂、防腐剂等的不良使用，使食品中有害物质增加。为了防止食品污染，保护人体健康，无污染农牧业生产已经是一种世界趋势。世界各国，尤其是发达国家，早已对食品安全给予了极大的重视。日本提出了"四无"农业，即反对使用化肥和农药；美国提出了"无抗生素"养殖；欧洲养殖业在使用抗生素方面执行严格的限制标准。

我国早在1991年就提出了发展绿色食品的主张。2001年4月农业部开始在全国启动了"无公害食品行动计划"，拟用8～10年的时间，建立无公害农产品安全生产体系，实现无公害生产。现在已经是2018年了，16年过去了，我们的食品安全仍面临着严重的挑战，农牧产品的安全事故还常有发生。

有人把我国安全食品体系划分为三个档次。

（1）无公害食品　无公害食品是指产地环境、生产过程和产品质量符合国家有关标准和规范要求，经认证合格获得认证证书并允许使用无公害食品标志的未经加工或初加工的食品。

无公害食品生产的技术要求主要包括：无公害农牧产品的生产基地的环境必须符合中华人民共和国国家标准；使用遗传质量高、不携带病菌的种子、种苗和种畜禽（鱼）等，提供优质的肥料和饲料（饵料），科学地预防和治疗病虫害等。

（2）绿色食品　绿色食品是指经专门机构认定，许可使用绿色食品标志的无污染的、安全、优质、营养类食品的统称。

绿色食品通常分为两个级别，即A级和AA级。

① A级绿色食品　是指在生态环境符合规定的生产地生产的，生产过程中在允许范围（品种、数量、时间）内限量地使用化学合成物质，按特定的生产操作规程生产、加工，产品质量及包装经指定检测单位检测符合特定标准，并经专门机构认定，许可使用A级绿色食品标志的产品。

② AA级绿色食品　是指在生态环境质量符合规定标准的生产地生产的，生产过程中不使用任何有害的化学合成物质，按特定的生产操作规程生产、加工，产品质量及包装经指定检测单位检测、检查，符合特定标准，并经专门机构认定，许可使用AA级绿色食品标志的产品。

绿色食品生产与加工的主要技术要求：产品或产品原料的产地必须符合农业部绿色食品发展中心制定的绿色食品生态环境标准，即农业初级产品、饲料及食品的主要原料，其生产区域内没有工业企业的直接污染，水域、上游、上风口没有污染源对该区域构成污染威胁，使该区域内的大气、土壤质量及灌溉用水、养殖用水质量符合绿色食品大气标准、绿色食品土壤标准、绿色食品水质标准，并有一套保证措施，确保该区域在今后的生产过程中环境质量不会下降。由于我国幅员辽阔，生态环境条件差异悬殊，很难制定一个全国通用的统一标准，在具体实施时应由各省（市、自治区）绿色食品办公室确定省内权威的环境监测单位（通过省级以上认证），对申请企业或生产单位的农业环境质量进行监测，并根据部颁标准进行环境评价，以确定是否符合绿色食品生产的要求。

农作物种植、畜禽饲养、水产养殖及食品加工必须符合农业部制定的绿色食品生产操作规程。在合适的生态环境下，能否生产出绿色食品，严格遵守无污染操作规程是中心环节，尤其是如何控制农药、化肥、兽药等农用化学品以及抗生素和激素类药物的使用是关键。

产品必须符合农业部制定的绿色食品质量和卫生标准。

所生产的产品必须按要求送交指定检测部门进行检测，各项指标均应达到或超过所要求的质量标准。由于我国目前的农牧业生产和人民生活水平的现状，目前我国绿色食品标准，主要考虑的是安全性，在营养水平上的要求还需要进一步加以研究。

产品外包装，既要符合国家食品标签通用标准，又要符合绿色食品特定的包装、装潢和标签规定。即通常所谓的绿色食品要实行绿色包装，做到表里一致。

绿色食品生产技术除基地选择、优良品种筛选外，关键是科学施肥和病虫害防治。

a. 科学施肥。要积极使用绿肥和有机肥，尽可能利用生物固氮技术，做到有机肥和无机化肥相结合，氮、磷、钾及微量元素肥料科学搭配。要避免化学氮肥使用过量造成作物贪青晚熟，诱发倒伏和易感病虫害。要保持农田生态系统的养分收支平衡，可采用测土施肥、平衡施肥等技术，既能满足作物生长的需求又不会因施肥过量而造成浪费和环境污染。

要特别注意生物有机肥和生物有机无机复合肥的研究、开发和利用。研究表明，采用由多种有益微生物复合培养而成的微生态制剂，制作的生物有机肥不仅可以使作物秸秆、畜禽粪便等资源得到无害化、资源化处理和应用，减少了对环境污染的压力，而且为农业生产开辟了优质有机肥源，变害为利、变废为宝。

b. 病虫害防治。绿色食品在病虫害防治上，提倡以生物防治为主，药物防治为辅，不完全排除必要的杀虫剂、杀菌剂的合理使用；但禁止使用有机合成的化学杀虫剂、杀菌剂和生长调节剂（激素），禁止使用生物源农药中混配有机合成农药的各种制剂。如果必须使用有机化学合成农药，应严格遵守有关规定，包括使用种类、数量、时间、次数等；严格禁止使用剧毒、高毒、高残留或具有致癌、致畸、致突变作用的农药。

（3）有机食品　有机食品是根据有机农业和有机食品生产、加工标准或生产加工技术规范而生产出来的，经有机食品颁证组织颁发合格证书，供人们食用的一切食品。有机食品是一类真正无污染、纯天然、高品位、高质量的健康食品。

具体来讲有以下几个方面的要求：

① 有机食品的原料必须是来自有机农业的产品和野生没有污染的天然产品。应该注意的是，不是所有野生或天然食品都符合有机食品的标准。

② 有机食品必须是按照有机农业生产和有机食品加工标准生产加工出来的。

③ 加工出来的产品或食品必须是经过有机食品颁证组织进行质量检查，符合有机食品生产、加工标准并颁给证书的食品。

有机食品的原料是由有机农业生产出来的。那么什么是有机农业呢？有机农业是一种完全不用或基本不用人工合成的肥料、农药、生长调节剂（激素）的生产体系。在这个体系中尽可能地依靠作物轮作、秸秆还田、家畜粪肥、豆科植物、绿肥、有机废弃物、机械耕作、含有矿物养分的岩石和生物防治病虫害的方法来保持土壤肥力和耕性，以供作物营养并防治病虫草害的农业。简单地说，我们可以把有机农业定义为：一种在生产过程中不使用人工合成的肥料、农药、生长调节剂和饲料添加剂的农业。

从以上分析可以看出，微生物肥料、微生物饲料、微生物农（兽）药和微生物饲料添加剂的研究与开发，完全适应了绿色食品和有机食品生产的需要，为我国无公害安全食品生产提供了新的技术手段。几年来，我们曾和中国绿色食品总公司合作先后研究生产出绿色食品黄瓜、番茄、猪肉、肉鸡、小麦等产品，受到了消费者的欢迎。我们还和有关单位和部门合作研究生产出了多种有机农产品。

因此，可以这样认为，食品安全体系的建立和推行，为生物有机肥、生物农药、微生物饲料添加剂的研究和应用开拓了广阔的市场需求，而微生态制剂及其系列产品的不断研制开发、应用推广，又反过来为食品安全体系的建立提供了新的可靠技术手段。

二、为动植物病虫害的防治提供了新途径

随着集约化种植业和养殖业的发展，种群密度的提高，病虫危害越来越严重。化学农药和抗生素为主的兽药的大量使用，一方面导致环境和食品污染，尤其是抗生素大量的无节制使用，还会给人类的生存带来直接的严重威胁，无抗养殖已经成为全人类的共同要求和愿望；另一方面抗生素等化学药物的长期大量使用，使病原微生物和害虫的耐药性不断增强，药物使用量不断增加，形成了恶性循环。种植业尤其是养殖业的成本也随之增加，对生产者和消费者都产生不利的影响。微生物农药是用于植物病虫害防治的活菌制剂及其代谢产物，如 Bt 菌（苏云金杆菌）剂、白僵菌菌剂、绿僵菌菌剂等。微生物制剂，尤其是微生物农

药、兽药以及多功能的复合微生态制剂的应用，可减少甚至不用化学农药和兽药，减少化学农药、兽药对食品和环境的污染，有利于绿色食品、安全食品的生产，节约农牧业生产成本，有利于人类的健康。

三、有利于提高我国农牧产品在国际市场的竞争能力

由于微生态制剂功能的广泛性、投资小、操作简便、效益高，其在环境保护或种植业上使用都可减少成本、节约开支、增加经济效益，促进国民经济的发展，尤其是对我国农牧产品的国际竞争能力有很大的提高。

近年来我国农牧产品出口受阻，大量产品积压且价格较低，尤其是在我国进入 WTO 以后，经常受到所谓的"绿色壁垒"的阻挡，严重影响了我国农牧产品的出口创汇能力。

我国农牧产品在国际市场上竞争能力差，主要原因是质量问题。包括两个方面，即营养水平不高和污染比较严重，尤其是抗生素和农药残留方面。要想提高我国农产品在国际上的竞争能力，必须从提高营养水平和减少农（兽）药的使用这两方面入手。实践证明，微生物肥料和微生物农药不仅能增加肥效、促进作物生长、抑制病虫害、提高产量、生产能耗小，还有改良土壤环境、改善农产品品质和减少污染等其他肥料所不具有的特殊作用。而微生物饲料不仅能提高饲料的营养水平，促进畜禽鱼的生长，抑制病虫害，提高产量，而且还可以去除粪便恶臭、改善肉奶蛋等产品品质等。微生物农药肥料和饲料是真正意义上无公害、绿色食品生产所需要的生产资料。因此，用微生态制剂结合其他新技术、新方法就一定能生产出符合国际标准的高营养、无残留的健康食品，提高我国农牧业产品在国际市场上的竞争能力，让 made in China 成为中国的骄傲。

四、有利于改善生态环境，提高人民的生活质量和健康水平

环境微生态制剂的研究、开发和应用为环境保护和治理提供了新理论、新技术和新方法，有着重要的理论和实践意义。在固体废弃物和污水处理上，它不仅可以提高原有垃圾、污水等传统处理技术的效率和水平，而且可以很好地解决原有处理系统难以解决的老大难问题。如垃圾污水处理过程中恶臭气味的污染问题，虽然人们尝试用物理、化学的方法来解决，但是，常常不是因为效果不理想、投资大、运行费用高而放弃，就是因为二次污染问题得不到解决而停止。微生物除臭剂的研究和运用，已经使这个问题得到了基本解决。而且，在污水处理过程中还可以有效减少污泥的产生，一般可减少 25%～35%，为后续污泥的处理减轻了负担。

黑臭水体是指城市范围内，呈现令人不悦的颜色和（或）散发令人不适气味的水体的统称。黑臭水体的修复是当前和今后我国环境治理方面的一项重大任

务。截至 2016 年 4 月 15 日对全国 295 座地级及以上城市黑臭水体的排查，77座城市没有发现黑臭水体，仅占 26％；其余 218 座城市共有黑臭水体 1945 个，其中河流 1674 条，湖塘 266 个。重度污染水体数量 687 个，占 35.3％。从黑臭水体分布情况来看，经济发达且水系更多的中东部地区黑臭水体数量（1399 条）比例最高。国务院于 2015 年已经发布《水污染防治行动计划》要求：到 2020年，地级及以上城市黑臭水体应控制在 10％以内；到 2030 年，城市黑臭污水总体要消除。实践证明，采用复合微生物菌剂和微生态工程技术体系，是治理黑臭水体的行之有效的技术手段。

在景观水域和养殖水体的净化和修复方面，与物理、化学的方法相比较，采用微生物技术，具有见效快、投资省、设备简单、操作容易的特点，更重要的是不会产生二次污染，而且能促进水生动植物包括鱼虾蟹的健康生长。

微生物发酵剂的研制成功，和农作物秸秆相结合，不仅可以提高土壤肥力，也为土壤的生态修复提供了有利条件，对土壤污染的治理有重要意义。

环境微生态制剂的应用研究虽然开始较晚，是近年来才兴起的一项环境治理和保护的新技术。但是，随着新型的复合微生态制剂的研发成功和先进的工程技术的完美结合的微生态工程技术的发展，生物修复技术及生物修复剂、生物增强技术及增强剂、生物絮凝技术及絮凝剂不断发展和完善，环境微生态制剂的功能作用会更加广泛。

五、推动了我国微生态学理论和实践的发展

随着科学技术水平的发展，研究手段和方法的不断改进，以及农牧业生产和环境保护的需要，微生态制剂的研究和应用水平也在不断提高，推动了我国微生态学理论和实践的发展，尤其是自 20 世纪 90 年代初开始，多菌种复合而成的微生态制剂引进我国后，开阔了我们的视野和思路，促使我们由起初的单一菌种、单向功能的微生物菌剂，向多菌种组合和多种功能的复合微生态制剂方向发展。这不仅使我国微生态制剂的研究和应用水平大大提高，向国际水平逐渐靠拢，在某些方面已经达到甚至超过国际水平；同时也提高了我国农业和环境微生物资源的收集、保藏和开发利用的水平。

为了解决人口与食物、能源和资源、环境与健康等重大问题，许多发达国家都把微生物资源的收集、保存和利用作为产业竞争的一个重要方面。我国地域辽阔，自然生态复杂，有着多种多样微生物赖以生存的条件，应该说是世界上微生物资源最为丰富的国家之一。但是存在于自然界的微生物资源，只有经过收集、分离、筛选，成为可培养的菌种资源之后，才是具有应用价值的资源。微生态制剂的广泛应用和深入研究，为新的高效率的菌种资源的筛选和研究提供了更多的需求。对微生物学和微生态学以及微生态工程技术的发展起到了积极的推动

作用。

20 多年来，微生态制剂尤其是由多菌种组成的复合微生物菌剂，在我国种植业、养殖业（包括水产养殖）和环境治理保护方面，从无到有、从点到面、从简单到综合全方位地加以推广和应用，已经形成了一个高潮，蓬勃发展，方兴未艾。它必将把我国微生物学、微生态学和微生态工程学的理论和实践推向一个新阶段，新产品、新技术和新方法将不断涌现。

第五节　微生态制剂应用与研究存在的问题

虽然微生态制剂尤其是动物微生态制剂在国外于 19 世纪初就开始应用，直接饲用微生物不仅已逐步应用于畜牧业生产上而且在理论和应用方面已经进行了深入细致的研究，取得了丰硕的成果。除美国、日本外，德国、法国、英国、荷兰、丹麦、西班牙等国家在猪、肉用牛、鸡、兔等的饲料上也已普遍使用。我国对饲用微生物的研究始于 20 世纪 80 年代，目前许多研究单位和生产厂家、饲料公司都在进行多方面的研究与产品的开发应用，复合微生物饲料添加剂、微生物发酵饲料以及养殖水体环境改良剂等纷纷问世。与此同时，植物微生态制剂和环境微生态制剂的研究与开发也在如火如荼地进行。

进入 21 世纪以来，尽管微生态制剂在种植业、养殖业和环保业上的应用效果已经越来越多地被人们所接受，但是确实也还存在着一些亟待解决的问题，归纳起来主要有以下几个方面：

一、必须树立对微生态制剂的正确认识

目前对微生态制剂大体上有几种不同的认识。

1. 对微生态制剂应用和研究持积极、欢迎的态度

持这种态度的人，他们深切地认识到化肥、农药、兽药在农牧业生产上所带来的危害，认识到食品和环境安全关系到国计民生、关系到出口创汇。他们不仅从理论的高度认识到微生态制剂应用和研究的必要性和可行性，而且在实践上认真加以试验研究和总结，不断提出新的应用效果和方法，并积极建议对微生态制剂进行必要的改进，包括菌种组成，尤其是使用新技术和新方法。尽管他们中间有些人不是微生物方面的专家、教授，但是他们是一批勇于创新、勇于实践的科技工作者、农民、牧民、渔民，他们始终奋斗在科研、生产第一线，在实践中不断发现、不断改进、不断前进。在本书中有些使用方法和技术，就是在他们实践的基础上总结出来的；有些应用效果，也是他们在实践中发现的。正是由于他们的努力，微生态制剂的应用和研究才有蓬勃发展的今天，也才会有更加美好的明天。"光辉的抗生素时代之后，将是微生态制剂的时代"，这个预言才会早日

实现。

2. 对微生态制剂的应用与研究持消极甚至是反对的态度

持这种态度的人从思想上认为微生态制剂没什么用，或者在理论上他们无法否定微生态制剂的作用，但在实际上还是只相信抗生素、农药和化肥；在环境保护上，他们宁可花大价钱从国外进口物理、化学处理设备，动辄数千万甚至上亿，哪怕买回来搁置不用也在所不惜。有些地区、有些部门，在试验期间应用微生态制剂取得明显效果，达到了国家规定的标准要求，如在农牧业上生产出了绿色产品、在环保上除臭效果达到国家 GB 14554—93《恶臭污染排放标准》的二级标准（新扩改建设项目）时，他们仍会找各种借口拒绝继续推广使用。在持反对态度的人中，有的人是认识有问题，他们总觉得小小的微生物起不了那么大的作用，因此他们怀疑、拒绝。应该肯定的是，进入 21 世纪以来，随着微生态制剂在环境保护和治理领域取得的巨大成功，人们对在环境保护、污染治理、生态修复方面使用微生态制剂持反对态度的人已经越来越少，但仍有少数人出于某种利益而拒绝。

3. 对微生态制剂持怀疑态度

在 20 世纪 90 年代，当复合微生物菌剂刚刚提出时，持这种认识的人在全国来讲还是大多数。当时，他们一方面感到，目前农药、化肥、兽药等大量使用确实存在不少问题，他们也想在食品安全和环境保护方面做出自己的贡献，也希望自己的产品成为无公害、绿色或有机产品，因而对微生态制剂的应用开始有些怀疑，但是愿意去试一试，成功了高兴；不成功则放弃。实际上，使用微生态制剂的效果如何，往往不仅仅决定于制剂本身，还与应用者的操作技术直接相关。微生态制剂在全国范围内推广，波动较大，这一方面与产品的质量良莠不齐有关，另一方面与这部分人不确信、没有在技术上多做研究、继续坚持有关。

4. 过分夸大微生态制剂的作用效果

部分科技成果持有人，特别是一些生产企业，在微生态制剂的宣传上不能实事求是，有不恰当地加以夸大的倾向，似乎越离奇越好。不管在产品的质量上还是在产品的功能作用上使用一些不适当之词，比如笼统地提出用微生态制剂可以完全代替农药、化肥、兽药，甚至可以包治百病……这样不仅不能抬高微生态制剂的身价，相反使人产生怀疑甚至反感，对微生态制剂的推广反而不利。

二、必须进一步加强对微生态制剂作用机理的研究

在本书及其他有关的报道中，对微生态制剂在种植、养殖业上的增产、抗病、改善产品品质、提高生产和经济效益，在环境保护上去除恶臭、促进污水净化、抑制蚊蝇滋生等作用效果有了较充分的反映，在作用机理上也进行了一些研究。但总体上说，研究得还不够完善，还有待于更深入的研究。比如微生态制剂

提高畜禽鱼等的非特异性免疫功能方面的作用机理；微生态制剂对畜禽肠道微生物区系变化的影响；微生态制剂对植物体内外微生物区系及微生态平衡的影响；对土壤性质改良的长效机理；微生态制剂在垃圾、污水除臭中的作用机理；以及在抑制蚊蝇方面的作用机理等。同时，还要注意微生态制剂在不同条件下使用时，对菌体本身可能产生的影响，密切注意它们的变化趋势和可能发生的不良变异和影响，并提出预防的方法和措施。通过这些作用机理的研究，可以指导微生态制剂的菌种组成、产品生产工艺和应用技术方法的研究和总结，使微生态制剂产品的研制和应用水平有更大的发展和提高。

三、必须提高微生态制剂产品的质量

微生态制剂的特点已在前面提到，一是从自然界本来就有的有益（效）微生物中筛选出来的优良菌种所组成；二是有效活菌的含量是其作用的关键。因此如何不断筛选出功能性强、共生性好、质量稳定的新型微生态制剂产品，如何采用更加先进的生产工艺来保证优质产品的生产，如何保持产品中菌的活力，提高制剂中活菌对不良环境的耐受能力，延长产品的保存期，是提高微生态制剂产品质量的几个关键。当前在农牧业上的使用可以考虑采用真空干燥技术和微胶囊技术等；在环境治理上可以适当采用驯化培养技术来提高菌剂的适应能力和作用效果等。但在目前的情况下，严格按照要求对菌剂进行运输、保存和使用，是保证产品质量、提高产品作用效果的重要环节。

四、必须尽快完善微生态制剂产品标准，消除市场产品混乱的问题

微生态制剂在国内外的应用越来越普遍，产品越来越多，我国市场上的微生态制剂产品，有进口的、国产的，有打着各种旗号、标示各种质量的，五花八门。例如关于活菌数的标示，就有 2 亿/mL、10 亿/mL、100 亿/mL、1000 亿/mL 等多种。

最明显的一个例子就是所谓的"EM"，早在 20 世纪 90 年代就一再提醒，在中国没有日本的"EM"，因为农业部没有批准在我国生产，但是直到现在仍然有人打着日本"EM"的旗号，甚至声称是日本某某教授在中国唯一指定的代理人，而有些环境治理招标单位还指定要所谓的"EM"，简直令人啼笑皆非。

因此，国家应该逐步建立、完善行业生产及检测标准，制定有关法律法规及实施细则，使生产规范化。同时还要建立与完善市场检查和监督机制，借鉴国际通常采用的生产者责任制，一旦发现厂家生产的产品不合格，或宣传资料名不副实，不但要追究责任、赔偿损失，还要在舆论上给予批评，责令限期整改。

五、必须加强应用技术研究和培训

一个好的产品，还必须有好的应用技术和方法与之相配合，才能充分发挥其作用，尤其像微生态制剂这样有广泛应用领域的活菌制剂，正确的使用方法是充分发挥其功能的前提。

微生态制剂不论是用在种植业、养殖业还是环境保护方面，由于使用对象不同，使用时的气候、环境和生产水平的不同，所使用的技术和方法也不尽相同。因此，我们一方面要通过各种不同的试验和应用实践来不断地研究与总结出针对不同对象的最佳使用技术和方法；同时还要在推广过程中加强技术方法的培训，并同时向使用者学习，学习他们的经验，来不断完善和提高我们的应用水平。

在实践中，我们还经常看到有些企业没有相应的技术力量，又不认真向实践者学习，写出的应用手册很不规范，甚至漏洞百出；所谓的业务员对产品的性能和应用方法一知半解、道听途说、夸大其词，这是当前微生态制剂应用研究和推广中存在的很值得注意的问题。

综上所述，在微生态制剂的应用与研究中还存在一些必须解决的问题，这些问题有些是可以避免的，有些是新生事物发展进程中必然会产生的，但只要认真对待，都可以逐步解决。

因此，我们呼吁，所有有志于在微生态制剂应用与研究领域做出积极贡献、赶超世界先进水平的技术人员、企业家和用户们，让我们为解决上述问题共同努力；同时我们也呼吁，业务与行政管理部门认真履行自己的职责，加强管理和监督，杜绝类似问题的发生。

第二章　微生态制剂在环境治理和保护方面的应用

生物圈是地球上自然界最大的生态系统。生物圈是由岩石圈、土壤圈、水圈、大气圈和分布于这些圈层中的生物所组成。生物圈的生物有植物、动物和微生物，而微生物在生物圈里"无机—有机—无机"这一物质循环和能量转化过程中，起着至关重要的作用，被称为分解者或还原者。也就是说，如果没有微生物，生物圈将会尸横遍野，废弃物堆积如山，人类会失去栖息生存之地，生物圈就不可能形成，形成了也不可能持续发展。因此可以说，在自然界微生物本来就担负着环境净化和环境保护的伟大使命。

根据生态系统的自组织原理，任何生态系统都有一种自我调节、自我修复和自我延续的能力。即生态系统对任何外来干扰和压力，均能产生相应的反应，借以保护系统各组分之间的相对平衡关系，以及整个系统结构、功能的大体稳定状态，使得这个系统得以延续下去，这种机制也称为系统的内稳态机制，即系统抵抗变化和保持平衡状态的机制。这种内稳态机制普遍存在于生物个体之内和生态系统之中。

但是这种调节功能是有限度的。在一定限度范围内，系统有某种数量的自动调节能力，超过这个界限，就会使系统的调节机制减弱或失效，这个界限称为生态阈限（阈值）。

森林的适当砍伐、草原的合理放牧、海洋的科学捕捞，不但不会影响生态系统的稳定和平衡，而且还会刺激树木、草以及鱼类等生物的增长，使这些系统更加充满活力，更加欣欣向荣。对环境污染来说也是如此，当人类向环境排放的污染物质有限时，通过生物尤其是微生物的生命活动，可以将这些有害物质消化吸收，转化成无害物质，使环境得以净化。

众所周知，20世纪以来，由于工业革命，全球人口增加等引起的环境污染已经超越地球的生态阈限，严重影响生物圈的平衡和稳定。严重的环境污染事件屡屡发生。可以毫不夸张地说，人类正面临着没有清洁水可饮用、没有清新的空气可呼吸、没有干净的土壤可耕作的未来。防治污染、保护生存环境已经是摆在全人类眼前的头等大事。

几十年来，国内外科学家在治理环境污染方面都投入了巨大的努力，取得众多的科研成果。近年来，发展最快的，消除环境污染最行之有效的方法之一，就是"微生物处理技术"，也有人把它称作污染控制的微生物技术或微生态工程技术。

第一节　微生物在污水处理工程中的主要作用

一、污水的生物处理

污水的生物处理是利用微生物的生物代谢过程使污水得到净化，其基本作用原理概括起来，就是通过微生物本身及其在代谢过程中产生的酶的作用，将污水中的污染物氧化分解。在耗氧条件下污染物的最终分解产物是 CO_2 和 H_2O；在厌氧条件下最终形成 CH_4、CO_2、H_2S、N_2、H_2、H_2O 以及有机酸和醇。这是一个相当复杂的过程，是由一系列的物理、化学和生物反应过程所组成。目前国内外通用的以微生物为主要作用的污水处理工艺主要有以下几种：

1. 活性污泥法

（1）基本原理　活性污泥法是由 Ardern 和 Locket 于 1914 年首先在英国曼彻斯特建成试验厂而首创，至今已有 100 多年的历史。近几十年在理论和实践上有了较大的发展，出现了能够适应各种条件的工艺流程。目前已成为生活污水、城市污水以及有机工业废水处理中广泛使用的工艺。

活性污泥法是利用悬浮生长的微生物絮体处理有机废水的方法。这种絮体就叫活性污泥，它是由好氧微生物和兼性厌氧微生物（兼有少量微型动物）与水中的有机和无机物质所组成，具有降解废水中有机污染物（也有些可部分利用无机物）的能力。

由细菌形成的有絮凝作用的细菌团块——菌胶团是好氧活性污泥（絮体）结构和功能的中心。在菌胶团中生长着许多微生物，如酵母菌、霉菌、放线菌、藻类、原生生物和某些微型原生动物（轮虫及线虫等）。

活性污泥的主体细菌（优势菌）来源于土壤、水和空气。它们多数是革兰氏阳性菌，如动胶菌属（*Zoogloea*）和丛毛单胞菌属（*Comamonas*）可占到 70%，迪亚斯（Dias）等研究确定的活性污泥的微生物种群见表 2-1。

表 2-1 构成正常活性污泥的主要细菌和其他微生物

微生物名称	拉丁文名称	微生物名称	拉丁文名称
动胶菌属	*Zoogloea*（优势菌）	短杆菌属	*Brevibacterium*
丛毛单胞菌属	*Comamonas*（优势菌）	固氮菌属	*Azotobacter*
产碱杆菌属	*Alcaligenes*（较多）	浮游球衣属	*Sphaerotilusnatans*（少量）
微球菌属	*Micrococcus*（较多）	微丝菌属	*Microthrix*（少量）
棒状杆菌属	*Corynebacterium*	大肠埃希菌	*Escherichia coli*
黄杆菌属	*Flavobacterium*	产气杆菌属	*Aerobacter*
无色杆菌属	*Achromobacter*	诺卡菌属	*Nocardia*
芽孢杆菌属	*Bacillus*	节杆菌属	*Arthrobacter*
假单胞菌属	*Pseudomonas*（较多）	螺菌属	*Spirillum*
亚硝化单胞菌属	*Nitrosomonas*	酵母菌	

活性污泥法对废水净化的基本原理包括下面三个方面：

① 吸附。在此过程内废水与活性污泥微生物充分接触，形成悬浊混合液，废水中的污染物被微生物所吸附。由于微生物比表面积大且表面会有多糖类黏性物质，初期的吸附过程进行得十分迅速，对于含悬浊状态和胶态有机物较多废水，有机物的去除率相当高，往往在 $10 \sim 40min$ 内，BOD 可下降 $80\% \sim 90\%$。

② 微生物代谢。在吸附过程中，呈胶状的大分子有机物被吸附后，首先被水解酶作用，分解为小分子物质，然后这些小分子与溶解性有机物一道在渗透膜的作用下，或在浓度差推动下选择性渗入细胞体内，通过微生物的代谢反应而被降解，一部分被氧化为 CO_2 和 H_2O 等最终产物；另一部分则转化为新的有机体，使细胞增殖。

③ 凝聚与沉淀。凝聚体是活性污泥的基本结构，它能够防止微型动物对游离细菌的吞食，并承受曝气等外界不利因素的影响，更有利于与处理水分离。水中能形成絮凝体的微生物很多，如动胶菌属、大肠埃希菌、产碱杆菌属、假单胞菌属、芽孢杆菌属和黄杆菌属都具有絮凝性能，可形成大的团块。

沉淀是混合液中固相活性污泥颗粒与废水分离的过程。固液分离的好坏直接影响出水水质。如果出水中携带生物体，出水的 BOD 和 SS 将增大。所以，同其他生物处理方法一样，活性污泥的处理效率应包括二次沉淀池的效率，即用曝气池和二次沉淀池的总效率表示。除了重力沉淀外，还可以用气浮法和压滤法进行固体分离。

（2）活性污泥法的基本流程 图 2-1 表示活性污泥法的基本流程。尽管近百年来活性污泥法发展了许多行之有效的运行方式和工艺流程，但其基本流程是一样的。

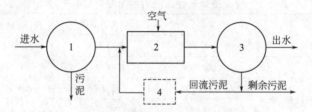

图 2-1　活性污泥法基本流程

1—初次沉淀池；2—曝气池；3—二次沉淀池；4—再生池

① 初次沉淀池。污水流过隔栅去除较大的固体杂物，进入初沉池进行适当的预处理，即将砂、土等小的固体物沉淀排除。

② 曝气池。在初沉池经过适当处理后的废水进入曝气池与池内活性污泥充分混合成混合液，并在池内充分曝气，一方面为废水和活性污泥充分接触混合提供动力；另一方面为活性污泥供氧，保证微生物的正常生长繁殖。

③ 二次沉淀池。废水中的有机物在曝气池中被活性污泥吸附、吸收和氧化分解后，混合液进入二次沉淀池，进行固液分离，净化的废水排出。

④ 污泥回流与再生。由于在废水处理中微生物的增殖速度都慢于微生物在曝气池内的平均停留时间，因此要将浓缩的部分活性污泥经过再生后回流到曝气池，以增加污水中微生物的浓度和作用时间，这样就会充分发挥微生物的作用，提高系统具有的净化功能。微生物数量减少，污水净化功能也会降低。

（3）传统活性污泥法处理系统的主要优缺点

① 传统活性污泥法处理系统在工艺上的主要优点：

a. 处理效果好。BOD 去除率可达 90% 以上，适于处理净化浓度和稳定性较高的污水。

b. 对污水的处理浓度比较灵活，根据需要可高可低。

② 传统活性污泥法处理系统存在的问题：

a. 曝气池的容积大，用的土地较多，基础费用较高。

b. 好氧速率沿池的长度变化，而供氧速率难以与其相吻合，池前段可能出现供氧不足现象，池后段又可能出现溶解氧过剩的现象。

c. 对进水水质、水量变化的适应性较低。在处理过程中，有时会出现污泥膨胀。

2. 氧化沟法

氧化沟又称循环曝气池，污水和活性污泥的混合液在环状曝气渠道中循环流动。氧化沟法属于活性污泥法的一种变化形式。目前，氧化沟已经成为城市污水处理的重要工艺形式之一。

氧化沟法具有出水水质好、运行稳定、管理方便以及区别于传统活性污泥法的一系列技术特征，使其在近几十年来取得了迅速的发展，成为污水处理中用得较多的技术之一。资料显示，欧洲已有的氧化沟污水处理厂已超过 2000 座，北美超过 800 座，亚洲有上百座，我国正在建造和已投入使用的氧化沟污水处理厂也有数十座。在城市污水处理厂中应用的同时，氧化沟在工业废水处理中的应用也逐渐增多，在石化、食品加工、制药、纺织等行业都有成功应用。

（1）氧化沟具有独特的流态特征 氧化沟的基本特征是混合液的循环流动，即不同于连续流活性污泥法混合液 "前进后山" 形式，形成氧化沟特殊的流态特征，其水流流态界于推流和完全混合流态之间，或者说基本上是完全混合式，同时又具有推流的特征。设混合液在沟渠中的流速为 0.3～0.5m/s，氧化沟的长度为 90～600m 时，水力停留时间（HRT）为 10～24h，则废水在整个停留时间内完成的循环次数为 30～280 次，原水一进入氧化沟就被几十倍甚至几百倍的循环流量所稀释，因此具备完全混合的流态特征，适合处理高浓度有机废水，能够承受水量和水质的冲击负荷。但是从某一水流断面看，混合液在沟渠中又以推流的模式前进，在流程的不同位置有不同的环境和生物相特征，从而发挥高效、多功能等推流流态的优势。

（2）集污水处理和污泥稳定于一身 由于氧化沟采用的污泥龄长，剩余污泥量较一般的活性污泥法少得多，而且得到了好氧消化稳定，因而无须再做消化稳定，可在浓缩脱水后利用或最后处置。

（3）分类 根据是否设置二沉池，氧化沟可以分为设置独立二沉池和不设置独立二沉池的氧化沟两类。前者设有二沉池和污泥回流系统。常用的形式有基本型氧化沟、DE 型氧化沟、Carrousel 氧化沟，Orbal 氧化沟。后者不单独设置二沉池的氧化沟。

基本型氧化沟工艺流程如图 2-2 所示。

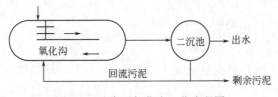

图 2-2 基本型氧化沟工艺流程图

氧化沟是一个椭圆形水池，中间隔墙把水池分为两条首尾连接的渠道，此种氧化沟只适用于小规模污水处理厂。

3. 生物膜法

（1）生物膜法的基本原理 生物膜法和活性污泥法一样，同属好氧微生物处理方法。所不同的是活性污泥法是依靠曝气池中悬浮流动着的活性污泥中所含的微生物来分解有机物，而生物膜法主要是依靠固着在载体（滤料）表面的微生物膜来净化有机物，不是靠活性污泥来分解有机物。生物膜法的实质是使细菌为主的菌类微生物和原生动物、后生动物一类的微型动物附着在滤料或某些载体上生长繁殖，并在其上形成膜状生物污泥——生物膜。污水和生物膜接触，其中的有机污染物作为营养物质，为生物膜上的微生物所摄取，使污水得到净化，而微生物自身得到繁衍增殖。

由于生物膜表面直接和污水接触，不断吸收营养和溶解氧，因此微生物生长繁殖迅速，形成了由好氧微生物和兼性微生物组成的好氧层，其厚度一般在2mm左右。好氧层形成后，其内部和载体接触的部分，由于营养物质和溶解氧的不足，好氧微生物难以生存，兼性微生物转为厌氧代谢方式，某些厌氧微生物恢复活性，形成了厌氧层。随着生物膜增厚和外延，厌氧层也随之变厚。

与活性污泥法相比，由于生物膜反应为微生物的繁衍、增殖及生长栖息创造了安稳的环境（没有活性污泥法中强烈的曝气冲击），固定停留时间长，因此在生物膜上繁育的微生物，类型广泛，种类繁多，食物链较为复杂（表2-2）。

表2-2 生物膜和活性污泥上出现的微生物在类型、种属和数量上的比较

微生物种类	活性污泥法	生物膜法	微生物种类	活性污泥法	生物膜法
细菌	++++	++++	其他纤毛虫	++	+++
真菌	++	+++	轮虫	+	+++
藻类	—	++	线虫	+	++
鞭毛虫	++	+++	真毛类	—	++
肉足虫	++	+++	其他后生动物	—	+
纤毛虫缘毛虫	++++	++++	昆虫类	—	++
纤毛虫吸管虫	+	+			

注："—"表示未检出；"+"表示可以检出，但数量多少只能横向对比，是相对值，"+"越多表示数量越多。

滤池内生物膜的微生物，从功能来说可分为三大类群。

① 生物膜生物：以菌胶团为主要成分，辅以浮游球衣菌、藻类等。其功能作用是净化和稳定污水、废水水质。

② 生物膜面生物：包括固着型纤毛虫（如钟虫、累枝虫、独缩虫等）及游泳性纤毛虫（如楯纤虫、斜管虫、尖毛虫、豆形虫等）。其功能作用是促进滤池净化速度，提高滤池整体处理效率。

③ 滤池扫除生物：包括轮虫、线虫、多毛类的沙蚕等。其功能作用是去除池内的污泥，防止污泥积聚和堵塞。

（2）生物膜法的基本流程　生物膜法污水处理工艺的基本流程见图2-3所示。污水在初沉池经过前期处理，除去大部分悬浮物后，进入生物膜反应器，经

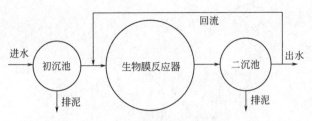

图 2-3　生物膜法基本流程

过好氧降解去除有机物后，通过二沉池排出。二沉池的作用是去除脱落的生物膜，提高出水水质。出水回流的作用是稀释进水有机物的浓度，提高生物膜反应的水力负荷，加大水力对生物膜的冲刷作用，更新生物膜，从而维持其良好的活性和合适的厚度。

（3）生物膜法的特点

① 优点：对水质、水量变动有较强的适应性，能够处理低浓度的污水；微生物种类多、数量大，处理能力强，净化功能显著提高；污泥沉降性能好，不会产生污泥膨胀，固液分离较容易；易于运行管理，节约能源，动力费用低。

② 缺点：需要较多的填料和支撑结构，在不少情况下，其基本运行费用要超过活性污泥法；出水常常携带较大的脱落的生物膜片，分散悬浮在水中，使处理水澄清度降低；载体材料的比表面积小，BOD 容积负荷有限；活性生物量难以控制，运行灵活性差，加上自然通风供氧，在生物膜内层形成厌氧层，从而使具有净化功能的有效容积缩小。

4. 稳定塘法

（1）基本原理　稳定塘法是污水自然处理方法中较为普遍采用的一种，是主要依靠自然生物净化功能使污水得到净化的一项污水生物处理技术。人们在土地上修建一个带有防渗处理的池塘，把污水引入池塘后，让污水在池塘内缓慢流动，经过较长时间的停留，通过污水中存活的微生物的代谢活动和包括水生动植物在内的多种生物的综合作用，使有机物降解，污水得到净化。在整个处理过程中，不采取任何实质性的人工强化措施。好氧微生物所需要的溶解氧主要由池塘内的藻类和水生浮游植物的光合作用所提供。

稳定塘实际上是一个生物种群多样、组成结构复杂的水生生态系统，污水在这个系统中通过各种生物体的综合作用，达到净化的目的。图 2-4 所示为一个典型的稳定塘生态系统。

（2）稳定塘生态系统的结构和功能

① 组成。稳定塘中的生物成分主要有细菌、好氧菌和兼性菌、产酸菌、厌氧菌、硝化菌、藻类、微型动物（原生动物和后生动物）、水生植物（浮水植物、挺水植物、沉水植物）及其他水生动物（鱼、虾及放养的鹅、鸭等）。

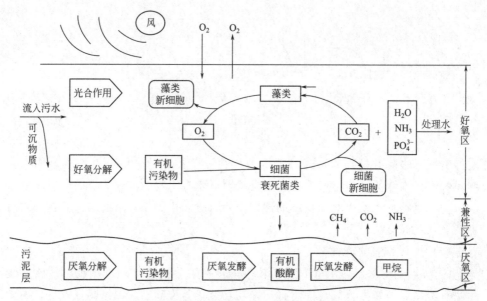

图 2-4 典型的稳定塘生态系统

② 结构。稳定塘的食物链结构如图 2-5 所示。

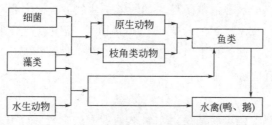

图 2-5 稳定塘内主要的食物链结构

在这个食物链结构中,细菌、藻类以及水生植物是生产者,细菌和藻类以及浮游生物为原生动物及枝角类动物所食,并不断繁殖;它们又为鱼类所食,藻类(主要是大型藻类)和水生植物又是鱼类的饵料。鱼、虾等又为水禽所食。因此,在这个食物链中,水禽处在食物链的最高营养级,鱼虾等次之。

③ 功能。如果通过适当的调节(主要是污水水量及浓度的控制,水生植物刈割和打捞等)使系统内各营养级之间保持适宜的数量关系,则能够建立起良好的生态平衡,使系统稳定运行,使污水中的有机污染物得到降解,污水得到净化;同时还能获得一些水生植物(如芦苇、水浮莲等)、鱼、虾、鹅、鸭等水产品,获得一定的经济效益。

(3)稳定塘法的特点 作为污水处理技术,稳定塘法早在 20 世纪 50 年代即在我国某些城市和工厂的污水处理中开始应用。其主要优点是:能够因地制宜,充分利用地形来建造稳定塘,工程简单,基本不需要添加什么设备,基础投资少；可以实现污水的资源化利用，使污水净化和水资源利用结合起来；在净化污水的同时还能获得一定的经济补偿；污水处理过程中耗能少，维护方便，运行成本低。

但是稳定塘也存在一些难以解决的问题：一是占地面积大，尤其是对污染浓度高的废水要做几级处理，没有土地是不宜采用的；二是污水净化效果受季节、气温、光照等自然因素影响较大，尤其在北方的冬季，基本就不能运行；三是易产生恶臭、滋生蚊蝇，若防渗不当还易造成对土地和地下水的污染；四是若污水中含有重金属，由于生物富集的作用，水生动植物会受到重金属的严重污染。

二、微生态制剂在污水处理中的应用

1. 生物增强剂技术的提出

自然界的水体中本来就生活着大量的微生物、植物和动物。当水体排入少量污染物时，依靠这些生物的吸收、分解和转化，就可以使污染物消除达到水体净化，这就是自然界的自我净化功能。但这种自我净化是有一定限度的，当污染物超过一定量，即超过水体自净化能力时，生物的净化功能不仅要丧失，而且它们自身也会因为严重污染而死亡，水质就会逐渐变坏。生物数量减少，净化功能变差，水体污染进入严重的恶性循环。

目前国内外所采用的经典的污水处理工程，如我们前面所介绍的活性污泥法、氧化沟法、生物膜法、稳定塘法等，其实质就是采用工程措施来有效地增加污水中起净化作用的微生物数量和密度，提高污水中原有生物的净化能力。同时通过絮凝、沉淀、膜反应和固液分离等技术手段，达到净化污水的目的，是工程措施和生物措施相结合进行污水处理净化的典型。

但是，正如我们在前面所分析的那样，这些水处理工艺系统，虽然在污水净化方面有各自的优点，但也存在一定的问题。其中一个共性问题就是在处理过程中，不能很好地消除恶臭。这是令人头痛的一大难题，几乎每个污水处理系统都是一个臭源发生地，尤其是炎热的夏秋季节，污水处理厂周围散发的恶臭气味在几公里甚至几十公里外的下风区也可闻到，严重的臭气污染还常常导致民事纠纷；另一个共性问题就是在污水处理过程中要产生大量的污泥，一般占生活污水的万分之三到万分之六，污泥的处理是又一个老大难问题。而这两个老大难问题单纯依靠污水处理系统内自己生长起来的微生物种群是难以解决的。因此，自19世纪以来，人们开始对生物增强技术进行研究和应用。

生物增强技术，也称生物投加，是指根据水质、污染物和污染程度的不同，筛选出不同的菌种配方，按一定比例有计划地添加到污水处理系统中，以促进该系统生物处理效率的提高和恶臭的消除。20世纪80年代，国际上进一步研究提出用复合微生物菌剂（微生态制剂）来去除粪便、垃圾和污水的恶臭，并和工程措施结合，可以提高污水净化的速度和排水水质，以及实现污水处理过程中的污泥减量。如日本、美国、澳大利亚、韩国等许多国家采用微生态制剂技术在污水除臭净化方面做了许多有益的研究。

2. 生物增强剂的主要功能特点

（1）生物增强剂的组成　环境微生态制剂又叫生物增强剂，是根据环境（废水、废气、废渣）治理的需要，遵循微生态学原理，采用微生态工程技术，从自然界本来就存在的微生物种群中，筛选出那些除臭、净化功能强、共生性好，易于生产和使用、对人体和动植物有益无害、不会造成二次污染的多种有益（效）微生物所组成的复合微生态制剂。菌种筛选的技术路线见图 2-6 所示。

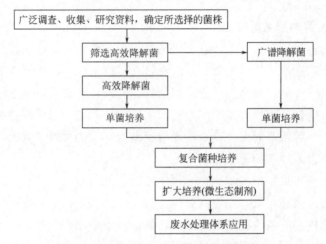

图 2-6　生物增强剂菌种筛选技术路线图

（2）生物增强剂的主要功能特点

① 除臭效果好，适用范围广。将生物增强剂添加到污水处理系统中，除臭效果非常明显，除臭率可达到 50％以上，最高可达 80％～90％，除臭标准可达到国家 GB 14554—93《恶臭污染物排放标准》中的二级（新扩改）标准，有时可达到一级。适用范围广，既可在低浓度的生活污水、城市废水治理上使用，也可以在高浓度的垃圾渗滤液、养殖场粪便污水治理中使用；既可以在被污染的小河沟、坑塘、小湖泊治理中使用，也可以用于大的河流、湖泊治理。同时在碱性较强的制革污水（pH≥11）和造纸废水处理中使用，除臭效果也十分明显。总之，对于一切产生臭气的污水源，只要使用都会产生明显的除臭效果。

尤其是在配合前面所述的各种污水处理系统中使用，不仅可以去除污水处理过程中的恶臭，而且可以减少污水处理过程中污泥的产生量，根据生活污水的水质不同，污泥减量的幅度在 25％～35％。同时还可以提高污水处理系统的处理效率，提高出水水质。黄川、王里奥等研究表明，在化粪池中投加有效微生物菌剂，在前 8 天内对总固体、挥发性固体和 COD（化学需氧量）减量效果明显，因此在实际工作中应考虑每周补投一次微生物菌剂，可提高化粪池粪便污泥厌氧消化减量的效率。

② 投资少、见效快。应用生物增强剂一般不需要大的基本建设投资，只需在原有污水处理工艺基础上，于进水口格栅处、初沉池或二沉池后的污泥收集池（固液分离前，活性污泥法、氧化沟法、生物膜法等）采用随水（泥）流滴加就可以了；而对于稳定塘污水处理工艺，则可以采用泼洒或安装自动喷洒系统，既可以将菌剂定时定量地喷洒到污水水面上，达到除臭和净化污水的目的，又可以成为城市建设中的一个景观。

③ 对污水处理系统中原有的微生物区系和种群不会产生任何不利的影响，相反会促进它们功能的充分发挥，提高污水处理的效率和出水水质。

④ 对人畜无害，不产生二次污染。生物增强剂是经人工筛选的有益微生物组成的，对人畜及其他动植物无毒无害。在适宜的环境条件下，它们可以迅速生长繁殖，充分发挥其功能作用，一旦环境不适合，就会死亡，被其他生物体所利用。不仅如此，微生态制剂在净化水体的同时，还能促进动植物生长，这对于充分发挥稳定塘污水处理系统中动植物的生物净化作用、提高氧化塘的综合经济效益有着更加积极的意义。

第二节　微生物增强剂在污水治理和净化方面的应用实例

在污水处理过程中采用微生物增强技术来去除恶臭、提高处理效率、改善水质等，早在 20 世纪国内外就有不少成功的案例。本书中的案例，大多数是我们亲自主持或参与完成的，而且在实际操作中受诸多环境条件的限制，无法完全按照研究的设计进行，也不能取得完整的数据。但为了推进我国环境治理工作，在书中尽可能如实汇报我们的探索结果，给读者以启发。

一、污水处理厂的除臭净化研究

1. 某制革有限公司生产基地污水除臭处理

某制革有限公司生产基地占地面积 30 多亩（1 亩＝666.67m²），是个来料加工的港资企业，从澳大利亚等地将生牛皮进口，在该生产基地经过加工后再运往香港。日加工生牛皮 2000～3000 张，日排放污水 2000t 左右。

由于在生皮熟制过程中需要加入大量强酸强碱等化学物质，以将牛皮上的毛、脂肪等污垢剥蚀下来，因此皮革加工排放的污水中，含有大量的有机和无机污染物质，在亚热带地区的湿热气候条件下，不断散发出大量的恶臭气体。这个问题当时在我国南部经济发达地区很具代表性，因为改革开放初期，许多境外公司将这类高耗能、高污染的制革工业（粗加工）引进我国南方地区。据调查，仅一个地级市，大大小小的皮革加工企业就有 30 多家，对水、土、大气的污染十分严重，同时没有采取有效措施加以解决，已经对周围环境造成了较大的影响。该公司多年来一直十分重视污水处理和环境保护工作，投资建立了活性污泥法污水处理系统，但仍未能消除污水处理过程中散发的恶臭，成为一个老大难问题。从 2004 年 3 月初开始，采用微生物增强技术对其进行了综合治理，取得了明显的效果。

主要表现在：①经过微生物增强技术处理后，车间内部及整个厂房内外，恶臭气味基本消除，废气排放质量达到国家 GB 14554—93《恶臭污染物排放标准》的二级标准（新扩改）；②污水处理系统的污泥量减少了 20％～30％，尤其是动物油脂含量减少了 90％以上，初沉池的污泥不再像处理前那样难以收集、封装和运输；③促进了污水处理系统的处理效率和能力的提高，COD 等有害物质排放量比处理前显著降低。

为了将这项技术在全市范围内进行推广，环保局召开了有台资、港资和合资的几十家皮革加工企业现场会，受到了一致好评。

2. 某中外合资耐火材料有限公司生产污水除臭处理

该公司是以生产各种耐火材料为主的生产和加工企业，产区占地面积近 2000m²，由于在生产尤其是切割加工过程中，排出的污水中夹带泥沙、粉尘和大量油污，COD、SS（悬浮物含量）很高，达不到向市政管网排放的标准。污水汇集在一个 400m³ 的污水收集池中，腐败发臭，污染了周边环境，尤其是厂区阵阵恶臭，对工作人员的正常工作和生活产生了严重的影响，甚至引起工人罢工。2003 年春夏非典流行之际，我们和厂家合作，采用微生态制剂处理 15 天后，恶臭基本消除，水体基本变清，达到了向市政管网排放标准。不仅解决了恶臭污染问题，而且节约了厂家的经济开支，因为当时要把这些高浓度的污水运到几十公里外的污水处理厂去处理，需要各种费用 10 万多元，而使用微生态制剂处理只花了不到 2 万元。

3. 某污水处理厂压滤车间除臭处理

某污水处理厂位于我国南方亚热带地区，设计年处理污水能力 40 万吨，实际处理 50 多万吨，属超负荷运转。该污水处理厂的压滤车间承担全场沉积池的固液分离任务，每天处理泥水混合物（泥浆）700m³ 左右，生产污泥 100t 以上。

压滤车间散发出的恶臭，对周边环境产生了一定的影响，尤其是车间工作人员经常被恶臭气味熏得精神萎靡、头晕眼花，有人甚至病倒。

开始该车间使用植物提取液（实际是一种带香味的遮蔽剂）对车间进行喷雾除臭处理，结果是喷时有一种浓浓的香味，一会儿香味散去，臭气重来，工作人员在恶臭和香料的共同作用下更加难受，受污染症状没有任何改变。自 2007 年上半年开始，使用微生态制剂进行除臭处理，几天后，恶臭气味基本消除，车间常规监测的结果显示，车间 H_2S 等恶臭气体含量仅为处理前的 1/6～1/7。几个月来，没有一个工作人员再因恶臭而影响工作情绪和身体健康。

具体处理方法是：每天用 600～700kg 复合微生物菌剂稀释 5～10 倍，持续、均匀地投加到污泥（浆）收集池，并加以适当搅拌，使其和泥水充分混匀。

4. 某水质净化厂浓缩池生物除臭

该水质净化厂占地面积 350 亩，日处理污水能力 260 万吨以上，是目前国内处理污水能力最大的水质净化厂。自 2002 年建成投产运行以来，对净化市区环境、解决工农业用水问题，起到非常重大的作用。污水处理过程中所产生的恶臭气味，对环境造成一定的影响，本厂也采取了相应的臭气控制治理措施，如安装了相应的除臭设备，但是浓缩池区域没有采取除臭处理，臭气扩散也影响厂区员工及周边居民。

浓缩池生物除臭项目是根据该水质净化厂的具体情况，喷洒方法是按污泥浓缩池现存量的千分之一取复合微生物菌剂，稀释 10 倍后，调整好喷头流量，采用高压喷雾设备，连续不断地向浓缩池区域及中心分配井进行喷洒。经测试除臭效果明显，结果达到 GB 14554—93《恶臭污染物排放标准》的二级排放标准（新扩改）。

二、污水处理厂污泥过程减量的研究

污水处理厂在污水处理过程中产生的污泥，带来的环境污染问题日益突出，已造成极大的安全隐患、环境压力和经济负担。据统计，我国约 80% 的城市污水处理厂采用活性污泥法，其污泥产量年均 1500 万吨，每年大约以 10% 的速度在增长。污泥中含有大量的重金属、病原菌等有害物质，没有得到安全、环保处理的污泥对环境的危害极大。同时，由于污泥处理过程复杂，需要大量的建设投资和较高的运行费用。

污泥问题的解决途径一般有两个：一是提高污泥的处理水平，实现污泥的无害化、资源化；二是改进污水处理工艺，降低污泥的产率，从源头减少污泥的产生。也就是说，在活性污泥法为主的污水处理系统的基础上，采用微生物增强技术，在保证污水处理达到排放标准的前提下，尽量减少污泥的产生和排放，从源头控制，最大程度地减少污泥产生量，才是可持续且环境友好型的发展方向。据报道，美国一家公司开发出一种酶制剂，可以减少污泥产量的 50%，但是成本太高，实际运营不可行；法国一家公司采用微生物技术可使污泥减少 30% 左右；

瑞士一家公司利用微生物方法来减少污泥，污泥减量率可达16%。国内某污水处理厂采用由光合菌、乳酸菌、放线菌和酵母菌等组成的微生物菌群进行污水处理过程中的减量试验，干污泥减量率达38.79%。

2011年我们在深圳某污水处理厂进行的污泥过程减量试验，结果分析如下：

该污水处理厂分两期工程建设：一期工程始建于2007年，2009年建成通水，设计处理能力18万吨/天，采用A^2/O处理工艺；二期工程于1997年通水运行，采用AB（B段为氧化沟）工艺，设计处理能力为12万吨/天。深度处理采用微絮凝过滤，总处理能力30万吨。在有关部门的支持下，采用复合微生物菌剂在该污水处理厂开展了污泥减量试验，取得了明显的污泥减量效果。

首次实验时间为2011年12月15日至2012年1月15日，持续时间1个月，目的是检测所添加的神微微生态制剂，对原有污水处理系统的微生物区系及出水水质有无影响，菌剂投加点为污水处理厂二期工程氧化沟西沟配水井，以东沟为对照。

第二次实验时间为2012年4月5日至2012年7月5日，持续时间为3个月，目的是进一步研究复合微生物制剂投加到污水处理系统后对原处理系统的微生物区系和出水水质有无不利的影响，同时初步探索复合微生物菌剂对于污泥减量的作用效果及作用机理。菌剂投加点为氧化沟巴氏计量槽出口处，即整个氧化沟系统的污水源头。

微生态制剂的投加方式为24小时不间断均匀投加。投加期间污水处理厂处理工艺正常运行，一切运行参数不作改变。两次试验的结果表明：一是试验期间污水处理厂的各项出水指标满足国家《城镇污水处理厂污染物排放标准》的一级A排放标准，和不投菌相比，出水水质不仅没有变差，有些指标还有所提高，说明神微微生态制剂的投加不仅没有影响原处理系统中微生物的功能作用，而且在一定程度上提高了系统的出水水质和效率，通过了业主单位的评审，同意进行污泥过程减量正式生产性试验；二是通过氧化沟进行的污泥过程减量试验测定，取得了氧化沟的污泥减量率为32.8%，而半厂实验，对全厂的污泥减量率为14.8%的初步结果。

第三次全厂生产应用试验，是在前两次预备试验的基础上进行的，试验时间为2013年6月13日至2013年8月12日。

微生物投加量一般视污水的浓度和污水中有害微生物的含量而定，从理论上来讲，要使有益（有效）的功能菌在一定时间和范围内成为优势菌群，添加量越多越好，但同时要考虑成本。根据我国城市生活污水的具体情况，平均按万分之一到十万分之一比较合适。根据厂方提供的有关数据和我们现场考查收集的情况，主要是2次预备试验的初步结果，共同商定了本项目污泥减量微生物制剂投加的比例为：

初期（第一天）投加：日处理水量的 0.003％，即每天 4.2t。

驯化培养期（第二至第五天）每天投加：日处理水量的 0.002％，即每天 2.8t。

正常运行期每天投加：日处理水量的 0.001％，即每天 1.4t。

综合实验结果表明，采用神微微生态制剂投加到污水处理系统后，取得明显的效果，如下：

微生物菌剂投加 5～7 天后，污水处理厂的恶臭气味明显减轻，20 天以后，活性污泥的生物相变化明显：活性污泥结构明显，边缘清晰，有大量呈球状的菌胶团出现，原生动物数量增多，促进污泥中污染物进一步降解，污泥产生量明显减少；正常运行作用期污泥有机物含量下降 7.53％～9.01％；污泥含水率下降 2.60％～3.12％；总湿泥减量率约为 21.87％～28.2％。

具有很好的除臭功能：从第一期到第三期试验都无一例外地表明了其除臭效果显著，试验期间场界外 50m，臭气浓度保持在 GB 14554—93《恶臭污染物排放标准》的二级排放标准（新扩改）。周边居民不再受恶臭气味的影响。

不用增加污水处理厂的处理设备：不用改变污水处理厂的处理工艺；不会影响污水处理厂的出水水质。

微物增强剂的投加量少：投加量小于日处理水量的 5/100000，如长期投加，仅为日处理水量的 1/100000。

对工作人员和周边居民不产生任何有害影响，对周边环境也不产生二次污染。

经济效益分析：该污水处理厂在处理前平均每天污泥外运量为 264t，每年外运总量约为 96360t。若以实验期间污泥平均减量率 25.84％计算，该厂每年减少污泥 24899t。根据当时该污水处理场每吨污泥处理费用（包括计量、处理、养护、填埋等）为 248 元，深度干化费用为 300 元，其他费用 244 元，合计综合处理费用为 792 元。而减少 1t 污泥的菌剂费平均为 298 元。全年污泥减量可节约支出（或产生效益）约 1230 万元。经济效益十分可观。

三、近海滩涂除臭研究

我国海岸线总长度约 3.2 万公里，其中岛屿海岸线约 1.4 万公里，大陆海岸线北起中朝边境的鸭绿江口，到中越边境的北仑河口，全长 18000 多公里。有人估计，全国可利用的沿海滩涂面积 3500 多万亩。近些年来由于陆地污染物向海洋排泄、近海养殖业的无序发展，导致近海海域受到严重污染，赤潮经常发生，造成红树林的消退和死亡，尤其是有些受到严重污染的海岸线周边恶臭气味难闻、海鸟鱼类死亡，直接影响人们的身心健康，必须加以重视和解决。

近年来我们先后在浙江、广东和海南一些沿海地区，应用复合微生物技术，在滩涂环境治理和改造方面做了一些试验和研究。现以第 26 届世界大学生夏季运动会（深圳）主会场周边——深圳湾海滩除臭为例，介绍如下：

深圳大沙河流经深圳市区，在深圳湾入海。入海口淤泥形成的浅海滩涂，总面积约 26000m²。入海处咸淡水交汇，营养丰富，海滩动植物以及微型生物、微生物大量繁衍生息在此，同时该海滩还是红树林保护区。但是，在海水退潮期间完全裸露的海滩，淤泥常散发出阵阵恶臭，对周围环境造成影响。26 届世界大学生夏季运动会开幕式主会场建在深圳湾岸边，对深圳湾海滩必须进行除臭处理。采用什么方法处理，出现了不同意见，有著名研究和学术单位提出用物理（悬耕型悬耕）和化学方法（双氧水或次氯酸钠灭菌除臭），也有提出用生石灰处理的，但这两种方法对海滩生态环境会带来破坏甚至灾难，而且治理费用要 2000 万元以上。后经市环保局组织有关专家进行论证，确定了采用微生物除臭方案。

本方案的特点是：根据当地的具体条件，决定采用全自动喷洒雾化除臭系统进行除臭。该系统是在多年垃圾填埋场、中转站和垃圾焚烧发电厂的微生物除臭实践的基础上总结出一套微生物技术、工程技术和程序控制技术相结合的智能化微生物除臭配套工程技术体系，具有自动化水平高、雾化程度好、除臭效果显著、适应性强、投资少等特点。在 1 个月的时间里在污泥滩涂上铺设了近千米的管道，数百个喷头，海水退潮时喷洒依次开始，涨潮时依次关闭。

采用微生态工程技术进行深圳湾除臭，深圳湾边界外 50m 处，臭气浓度达到 GB 14554—93《恶臭污染物排放标准》的二级排放标准，不仅保证了大运会的顺利进行，深圳湾生态系统也没有受到任何干扰和破坏，而且促进了生物种群的发展和繁荣。全部处理费用仅为物理-化学方法的 30％左右。

四、黑臭水体的治理

前文已经说过，城市黑臭水体是指城市建成区内，呈现令人不悦的颜色和（或）散发令人不适气味水体的统称。黑臭水体不仅给群众带来了极差的感官刺激，也是直接影响群众生产生活的突出水环境问题，国务院颁布的《水污染防治行动计划》提出"到 2020 年，地级及以上城市建成区均控制在 10％以内，到 2030 年，城市建成区黑臭水体总体得到消除"的控制目标。

由于城市水体黑臭产生的原因比较复杂，影响因素多，整治任务十分艰巨，黑臭水体治理技术也多种多样。主要有以下几个方面：首先是截流控污（截污纳管）包括面源污染的控制，或者截断污染物的来源，是黑臭水体治理的根本措施，也是采取其他治理措施的前提；其次是清除水体中的内源污染物；再次是采用微生物添加技术，向黑臭水体中添加微生态制剂，去除水体恶臭气味，"吃掉"污泥，净化水质；最后利用水生动植物（包括养鱼、人工湿地、生态浮岛等）进行生态修复，彻底还原水体的自然生态功能，真正做到河清水净。

近年来，我们采用复合微生物菌剂和先进的工程技术相结合，在黑臭水体治理上，也进行了一些尝试，取得了很有意义的成果。

1. 某污水调节（中转）池除臭试验工程

某污水中转池库容量为 24000m³，每天抽排污水 8000m³ 左右，平均现存水量 16000m³，是典型的黑臭水体。由于生活污水中污染物复杂、浓度高，又处在亚热带地区，气候高温多湿，在周转期内，留在池中的污水腐败发臭，加上池底多年积淀产生的有害气体，给周边居民和紧靠它的市场带来较大污染。尤其是湿热季节，恶臭使居民和行人恶心难受，经常有人投诉，要求尽快解决这个问题。

根据污水池的形状和周边情况，设计了喷洒系统来定时喷洒一定浓度的微生态制剂稀释液。喷洒系统由两条不锈钢水管组成，水管总长 500m，正好围绕水池一圈，每根水管上装 1 台加压泵，26 个喷头。

按设计要求：每天 9～23 时，每小时喷雾微生态制剂稀释液 1 次，2～8 时，每 3h 喷雾 1 次，全天共喷雾 18 次，每次喷雾 50s。

为了检查处理前后除臭和改善水质的效果，由当地环境保护监测站分别于处理前的 2006 年 8 月 22～24 日和处理后期的 9 月 5～7 日，对污水调节池周边大气质量和池水水质进行了检测。

除臭和改善水质效果明显。

表 2-3 是对该污水调节池除臭处理前后大气环境质量的监测。从表中可见，除臭试验处理后，大气质量明显提高，恶臭基本消除，各项检测指标下降明显。上午 10 时 H_2S、NH_3 和臭气浓度分别平均下降了 16.7%、66.1% 和 37.3%；晚上 20 时在污水池周边人员相对较多、臭气相对较浓的时段，经处理后，H_2S、NH_3 和臭气浓度分别平均下降了 76.8%、63.1% 和 51.2%。各项具体指标如 H_2S、NH_3 和臭气浓度等治理后均达到了 GB 14554—93《恶臭污染物排放标准》的二级标准（新扩改）。有的时段甚至达到一级标准。

表 2-3　污水调节池除臭试验工程大气环境质量监测统计分析表

检测日期	采样时段	采样点	H_2S/(mg/m³)			NH_3/(mg/m³)			臭气浓度（无量纲）			备注
			试验前	试验后	增减/%	试验前	试验后	增减/%	试验前	试验后	增减/%	
试验前：8 月 22～24 日（3 天）	10:00	1	0.040	0.045	+12.5	0.692	0.096	−86.1	40.3	26.3	−34.7	其中处理后有 2 天臭气浓度<10
		2	0.014	0.010	−28.6	0.215	0.277	+28.8	21.3	13.3	−37.6	
		3	0.027	0.028	+3.7	0.318	0.103	−67.6	32.0	22.3	−30.3	
		4	0.1054	0.056	−46.7	0.582	0.182	−68.7	36.7	22.0	−40.1	
		5	0.024	0.038	+58.3	0.463	0.110	−76.2	31.3	17.0	−45.7	
		平均	0.042	0.035	−16.7	0.454	0.154	−66.1	32.3	20.2	−37.3	

续表

检测日期	采样时段	采样点	H$_2$S/(mg/m³)			NH$_3$/(mg/m³)			臭气浓度(无量纲)			备注
			试验前	试验后	增减/%	试验前	试验后	增减/%	试验前	试验后	增减/%	
试验后：9月5~7日(3天)	20:00	1	0.055	0.015	−72.7	0.406	0.229	−43.6	53.3	31.7	−40.5	其中处理后有1天臭气浓度<10
		2	0.022	0.005	−77.3	0.375	0.207	−44.8	39.3	10.7	−72.8	
		3	0.051	0.022	−56.9	0.619	0.162	−73.8	45.0	24.7	−45.1	
		4	0.081	0.008	−90.1	0.583	0.162	−72.2	49.3	22.7	−54.0	
		5	0.073	0.014	−80.8	0.400	0.122	−69.5	53.7	22.7	−57.7	
		平均	0.056	0.031	−76.8	0.477	0.176	−63.1	46.1	22.5	−51.2	

此外，水质分析表明（表2-4），除臭处理后，除COD前后表现不太稳定外，BOD$_5$、SS和NH$_4^+$-H均明显降低，平均降低幅度分别是：BOD$_5$为26.4%~48.5%；SS为9.1%~36.8%；NH$_4^+$-N为41.6%~55.9%，可见水质有明显改善。又黑又臭的水体基本消失了，受到了广大居民的普遍好评。

表2-4　污水调节池除臭试验工程水质监测统计分析表　单位：mg/kg

检测日期	采样地段	采样编号	COD(化学需氧量)			BOD$_5$(五日生化需氧量)			SS(悬浮物)			NH$_4^+$-N(氨氮)		
			试验前	试验后	增减/%	试验前	试验后	增减/%	试验前	试验后	增减/%	试验前	试验后	增减/%
试验前：8月22~24日(3天)	进水口处	1	154.0	139.5	−9.4	66.5	41.5	−37.6	66.0	60.0	−9.1	24.5	10.8	−55.9
		2	147.5	138.5	−6.1	65.0	33.5	−48.5	60.0	46.0	−23.3	28.5	14.6	−48.8
		3	124.5	159.5	+28.1	54.0	36.0	−33.3	52.0	39.0	−25.0	26.3	14.8	−43.7
		平均	142.0	145.8	+2.7	61.8	37.0	−40.1	59.3	48.3	−18.5	26.4	13.4	−49.2
试验后：9月5~7日(3天)	出水口处	1	113.0	140.0	+23.9	55.0	40.0	−26.4	53.0	45.0	−15.1	22.9	12.5	−45.4
		2	134.5	145.0	+7.8	61.5	34.0	−44.7	56.0	36.0	−35.7	26.7	15.6	−41.6
		3	135.5	156.5	+15.5	54.5	33.5	−38.5	57.0	36.0	−36.8	26.8	13.3	−50.4
		平均	127.7	147.2	+15.3	57.0	36.0	−36.8	55.3	39.0	−29.5	25.5	13.8	−45.9

在处理过程中和处理后，先后对调节池周边的居民、商户等进行了广泛的调查，一致反映："臭味闻不见了，政府早就该这样处理了。"

2. 成都市某公园景观水池的除臭净化处理

该公园景观水渠总长度为数千米，取下游进入公园景区污染最严重的500m进行治理。水渠呈倒梯形，上宽约8m，底宽约3.5m，平均水深60（平常季节）~80（雨季）cm。

由于该渠道的水源主要是雨水和周边居民的生活废水，加上周边花卉、树木和草坪等的枯枝落叶的大量落入，长期暴露在大气中腐烂分解，产生恶臭气味，对公园及其周边环境造成一定影响，居民意见很大，在城镇黑臭水体中有一定的代表性，对其进行治理有示范意义。

2011年10月，首先对周边的污染源进行清理堵截，再用筛网将渠内污染物进行打捞，在此基础上采用神微微生态制剂进行人工喷洒治理。前三天，每天喷洒2次，喷洒浓度为水体现存量的万分之一左右，以后每天喷洒一次。20天以后，不仅恶臭气味没有了，渠水清澈了，甚至还养起了金鱼，深受周边居民的好评。

3. 北京某高尔夫庄园景观水系（喜庆塘、示范塘）**微生态工程技术净化处理**

（1）基本情况　喜庆塘和示范塘是该庄园景观水系中两个具有代表性的水塘。

喜庆塘污染比较严重。污染症状为水体黑褐、发臭，藻类水华每年必发。污染来源为庄园西门附近办公区域厕所产生的生活污水，以及喜庆堂举办活动时产生的餐厨废水。水质较差，主要水质指标在Ⅴ类或Ⅴ类以下水平。曾采用过投加硫酸铜等化学药剂，使用过吸藻机，采取过疏浚清淤工程进行水质治理，但均因不可持续，效果不佳。

示范塘污染较轻，但蓝藻发育较重，水呈蓝绿色，能见度差。

（2）处理方案　根据现场考察和实际检测数据提出以下处理方案：

自2015年5月采用神微微生态制剂，配合低速涡流增氧机进行处理。

喜庆塘（面积1320m²、水深约2m）：开始时每三天喷洒一次，每次用神微微生态制剂30kg，稀释10倍后均匀喷洒水面，连续喷洒3次后，根据水质变化情况减少到每10天喷洒一次，方法同上。

示范塘（面积3163m²、水深约2m）：开始时每三天喷洒一次，每次用神微微生态制剂60kg，稀释10倍后均匀喷洒水面，连续喷洒三次后，根据水质变化情况减少到每10～15天喷洒一次，方法同上。

（3）结果分析　喜庆塘经低速涡流增氧机结合喷洒神微微生态制剂进行处理后，效果非常明显（表2-5）。塘水水质基本达到GB 3838—2002《地表水环境质量标准》Ⅲ类水质指标。

表2-5　2014年11月25日水样检测结果　　单位：mg/L

项　　目	（标准值）Ⅲ类	治理前	治理后
pH值	6～9	10.5	8.5
化学需氧量（COD）	≤20	58.6	18
总磷（以P计）	≤0.2	0.45	0.10
总氮（以N计）	≤1.0	6.3	0.7

4. 天津滨海新区污水沟治理

项目背景：雨水排污渠，静态水体，已打隔断。水源为雨水，少量居民直排水。水量约 13000m³，分为两条渠：一条为深水渠，600m×20m×1.2m，水体存量约为 11000m³；一条为浅水渠，600m×10m×0.4m，水体存量约为 2000m³。

河底已经局部清淤，底质为黑色泥底，河道中心黑泥淤积约为 60cm，水体发黄，轻微臭味，无水生动植物，局部水面漂浮黑色苔状异物。

浅水渠可见底，深水渠透明度约 15～20cm。水体属于轻度黑臭水体，地表水劣 V 类水体。

2017 年 5 月中旬开始采用喷洒神微微生态制剂进行治理，仅仅用了 13 天，水体臭味完全消失，透明度从 20cm 提升到 107cm，基本达到了黑臭污水的治理标准。

5. 北京某高档宾馆富营养化水的治理

某高档宾馆位于北京西部阜成门外，玉渊潭东侧，宾馆园区南北长约 1km，东西宽约 0.5km，总面积 42 万平方米，湖水面积 5 万平方米。外界补给水水源来自玉渊潭。治理项目水体分为 3 部分，分别为人工瀑布区、缓流区和湖区，水体总面积约为 1500m²，平均水深约为 1.5m，总体水量约 1700m³；水体设有内部循环系统，循环水经水泵输送到人工瀑布，水流经自然落差流过缓流区进入湖区。

大气降尘、水体的护岸栽植的园林植物，包括花草和落叶乔木，不可避免有大量植物落叶沉入水底，湖中还有许多水禽、鸟类等动物，动物的代谢物质等进入水体，腐烂产生大量有机污染物破坏水体。其补充水源为玉渊潭公园水系，亦容易受到公园水体影响，已形成富营养化，透明度下降，色泽为黄绿色，出现蓝绿藻大量生长的现象，偶有异味产生，必须进行治理。

考虑到该单位的特殊性和影响力，要求采用微生物技术为主的生态修复技术来进行治理。要求做到：治理速度要快，工期要短，能够快速改善水体质量；强化水体和水环境的自净能力，增加水体和水环境的耐冲击性和稳定性；施工期间不允许产生任何噪声和气味的影响。

据此，我们一方面通过定时定量投加神微微生态制剂来对水体进行治理和修复，另一方面采用了相应的工程技术来预防水华（蓝绿藻类）的突然爆发或死亡，预防水体突发状况，消除异常，保持水体稳定，以确保项目的安全实施，提高水体处理的整体效果。

此项目治理过程中，总施工期 15 天，菌剂共使用 4 次，设备使用 3 天。经过治理，水体透明度从 50cm 提高至 110cm，氨氮消解 80%，总磷消解 28%，COD 保持稳定，达到项目预期目标。水质变化见图 2-7。

几点说明：

① 采用微生态制剂治理景观水体和养殖水体的富营养化，应在春、夏之交

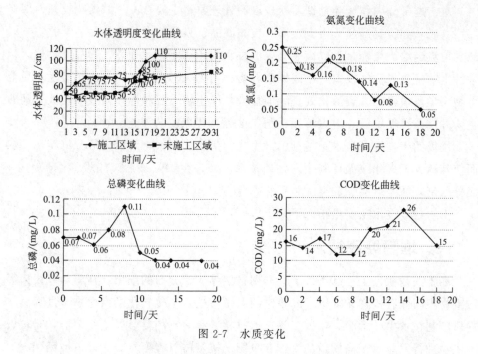

图 2-7 水质变化

（北京地区）水温上升较快、水体藻类形成初期进行，这时投加微生态制剂，既可以减缓水体富营养化速度，改善水质，抑制藻类的生长繁殖，提高水体自净能力，又可以促进水生动植物的生长。

② 投加微生态制剂后，处理水体需要功率足够的曝气或搅动装置，以便增加水体流动性，使菌剂均匀分布，增强处理效果。

③ 应尽量减少水体污染物的来源：截污纳管，杜绝污水及污染物来源，岸边草坪的养护尽量不用或少用化肥和化学营养液，而合理使用有机肥和生物肥；防止岸边的污染物和枯枝落叶落入水体；鱼饵料投放要适量，不能多投；可适当放养部分草食性鱼类。

第三节　城市生活垃圾的微生物处理技术

生活垃圾处理有时被称作固体废弃物处理，但实际上固体废弃物包括许多方面，如粗矿物开采和矿物洗选过程中的矿物固体废弃物；来自工业生产（冶金、煤炭、化工、食品、轻工、石油等）和加工过程中的固体废弃物；来自核工业的放射性废弃物等。而我们这里所指的生活垃圾是指来自城镇（市）居民生活、市政建设和维护、商业活动的城市垃圾，是固体废弃物的一个组成部分。

对于这部分固体废弃物即生活垃圾的处理原则主要是：①减量化处理，即对可用物质（如塑料制品、废弃金属、玻璃制品、家居制品等）进行分类收集，以减少垃圾运输、填埋量，提高废弃资源再利用；②无害化处理，即采用物理、化学、生物（主要）的技术，使固体废弃物达到无臭、无蝇、无二次污染及满足卫生细菌学要求等；③资源化处理，即垃圾制作生物堆肥和生产沼气。垃圾处理的主要方式有垃圾堆放、卫生填埋、制作堆肥、焚烧发电等。

垃圾的生物处理技术是指利用微生物的代谢作用来将垃圾进行分解转化，从而使其达到无害化或循环利用的处理技术。经过生物处理后，垃圾的体积减小，成分稳定，便于运输、贮存、利用和处置。

生物处理技术主要是指以下几个方面：

一、堆肥处理技术

堆肥法是在人工控制条件下，利用自然界广泛分布的细菌、真菌和放线菌等微生物将固体有机物质降解，向稳定的腐殖质进行生化转化的微生物学过程。在现代堆肥技术中，常常是用人工筛选的有益（有效）的复合微生物菌群，对垃圾有机物进行发酵生产高质量的生物有机肥。按其需氧程度可分为好氧堆肥和厌氧堆肥。现代化的堆肥工艺基本都是好氧堆肥。好氧发酵过程分中温和高温两个阶段，中温为 15～45℃，高温为 45～80℃。参与堆肥过程分解有机物的嗜热真菌有：嗜热脂肪芽孢杆菌、高温单胞菌、嗜热放线菌、热纤梭菌等。这些微生物在高温下能分解纤维素、半纤维素、果胶、木质素、淀粉、脂肪、蛋白质，有些甚至可分解塑料，从而使垃圾减量化和净化。

垃圾堆肥化是很好的生物处理法，在国内外有着广阔的发展前景。从国外发展趋势看，堆肥化处理被认为是解决城市垃圾和脱水污泥的重要途径，例如，在荷兰和法国，堆肥化处理的城市废物占总垃圾量（质量）的 20%，比利时占 9%，美国占 5%，德国占 3%。从我国农业发展的情况看，更需要大量有机肥料作为土壤改良剂，因而需要生产出优质堆肥。我国每年有近亿吨的生活垃圾产生，如果能将其中的有机垃圾用于生产堆肥，将会在我国农田培肥、作物增产、调整我国化肥工业氮、磷、钾严重失调方面发挥巨大作用。堆肥是垃圾处理的"最切合实际的生物处理方法"。

但是堆肥化处理必须在垃圾分选的基础上才能进行。由于我国城市生活垃圾成分复杂，工业、建筑、生活等固体废物混为一体，分选极差，因此实际堆肥化相当困难。而垃圾筛出的有机物和污泥中常含有重金属超过农用标准，也是限制垃圾污泥堆肥化的又一个困难。只是在部分农村地区由农户把生活垃圾单独堆放，结合畜禽粪便进行堆肥化处理，其量很小。

二、沼气发酵

利用有机垃圾、植物秸秆、人畜粪便、污泥等制取沼气，是对固体废弃物无害化处理和资源化利用相结合的典型技术和方法之一。除了能使有机污染物的降解达到稳定外，还具有许多其他特点，如工艺简单、成本低廉。严格密封的沼气池还能提高原料的肥效和杀灭寄生虫卵等，可改善环境卫生，为农村提供了干净的沼气能源。

在 20 世纪 80 年代，沼气池在我国农村已得到推广，尤其是在南方的广大地区。常见的是在房前屋后建一座 $6 \sim 8m^3$ 的沼气池，并与猪圈、厕所连通，所产生的沼气可满足五口之家的烧饭、照明之用。

在那个年代，沼气的发展不仅可解决农民的烧柴困难，还为农业机械化、农村电气化提供了新能源。同时还增加了有机肥料，改善了土壤，为处理有机垃圾、粪便找到了有利途径，对保护环境亦起到了重大作用。但是，随着我国能源状况的改善，农村劳动力数量的减少和质量下降，沼气池这种需要一定技术和体力的项目逐渐被废弃。

随着沼气收集技术和浓缩工艺水平的提高，在我国已经有相当数量的垃圾填埋场将原先铺设的排气防爆管线，经过适当改造后用于垃圾沼气的收集，并通过适宜的装置对沼气进行净化提纯处理，不仅可以作为垃圾场的生活能源，而且还可以用来发电和作为垃圾运输车的燃料，成为废弃生物能源利用的一个新亮点。此外，在许多地方，利用垃圾渗滤液、养殖业废水等大型的沼气生产和利用项目越来越受到重视。在资源利用、循环经济和生态安全方面发挥了积极作用。

三、卫生填埋法

卫生填埋法是在堆肥法的基础上发展起来的，始于 20 世纪 60 年代，其原理与厌氧堆肥相同，都是利用好氧微生物、兼性厌氧微生物和专性厌氧微生物对有机物质进行分解转化，使之最终达到稳定化。

随着人口高度密集和城市化迅速发展，世界各国的城市垃圾以快于经济增长 3 倍的速度增长，全世界垃圾年平均增长速度达 8.2%，我国城市垃圾的年平均增长速度达 10%，超过世界平均增长速度。我国于 20 世纪 80 年代开始重视垃圾的处理工作，1983 年召开的第二次全国环境工作会议上，对垃圾的处理提出了具体要求。我国于 1995 年 6 月 30 日颁布了《中华人民共和国固体废弃物污染环境防治法》，1996 年 4 月 1 日正式实施。2004 年 12 月 29 日又重新修订通过《中华人民共和国固体废物污染环境防治法》，并于 2005 年 4 月 1 日起施行。

据统计，城市人均垃圾 1.2kg/天，截至 2015 年末，全国设市城市 656 个，城市市区人口 7.33 亿人，暂住人口 1.01 亿人。《中国城市建设统计年鉴 2015》对全国城市生活垃圾清运量进行了统计，年鉴由住房和城乡建设部编制，统计全国到 2002 年底范围覆盖除港、澳、台外的所有省、直辖市和自治区设市城市建成区范围，但不含县、乡镇以及农村地区。2002 年底，全国各类生活垃圾无害化处理场（厂）651 座，年处理能力 7688 万吨，其中，填埋场 528 座，焚烧厂 45 个，堆肥厂 78 个。2015 年全国城市生活垃圾清运量为 19142.17 万吨（约 1.91 亿吨），处理量为 18750.64 万吨（约 1.88 亿吨），城市生活垃圾处理率 97.95％。截至 2015 年，共建设生活垃圾无害化处理厂（场）890 座，其中填埋场 640 座，焚烧厂 220 座，堆肥及其他类型处理厂（场）30 座。无论是垃圾量还是垃圾处理厂（场）都成倍增长。但是卫生填埋场是主要的处理手段和方法。

有机固体废弃物需分层填埋并压实，每层厚度一般为 2.5～3m，层与层之间需覆土 20～30cm。填埋场底部要铺设水泥层，以防渗滤液渗漏造成地下水污染。为防止渗滤液造成二次污染，还需在填埋场底部铺设渗滤液收集管，以便排放和处理。垃圾填埋后，由于微生物的厌氧发酵，会产生 CH_4、CO_2、NH_3、CO、H_2、H_2S 及 N_2 等气体，因此，在填埋场内还需按一定路径铺设排气管道，以收集厌氧分解过程中产生的甲烷等气体。

填埋的废弃物分解速度较为缓慢，一般需 5 年的发酵产气。填埋坑中微生物的活动过程一般可分为以下几个阶段：①好氧分解阶段，是垃圾填埋后初始阶段，由于大量空气的存在，各种好氧微生物比较活跃，垃圾只是好氧分解，此阶段时间的长短取决于分解速度，可以由几天到几个月，好氧分解将填埋层中氧耗尽后进入第二阶段；②厌氧分解，不产甲烷，在此阶段，微生物利用 NO_3^- 和 SO_4^{2-} 作为电子受体，产生硫化物、N_2 和 CO_2，硫酸盐还原菌和反硝化细菌的繁殖速度大于产甲烷细菌，随着氧化还原电位的不断降低和高分子有机物的不断分解，产甲烷菌逐渐活跃，甲烷的产量逐渐增加，随后便进入稳定产气阶段；③稳定产气阶段，此阶段稳定地产生二氧化碳和甲烷等气体。填埋场气体一般含有 40％～50％的 CO_2 和 30％～40％的 CH_4 以及其他气体。所以，填埋场的气体经过处理后可以作为能源加以回收利用。

四、焚烧处理技术

垃圾焚烧处理是垃圾减量化最彻底的处理技术。将垃圾从中转站收集到垃圾仓中，经过自然沥干后，再进入焚烧炉焚烧，渗滤液则另外进行净化处理。垃圾焚烧的优点是减量化，比较彻底，占地面积小，还可适当利用垃圾中的能源。但是，其缺点是设备投资大，如一个 100t 的焚烧炉仅设备投资就要 1300 多万元，运行期间能量消耗费用高，而且产生二噁英，导致二次污染，因此目前在国际上许多国家都在逐步减少甚至淘汰这种垃圾处理方式。而在我国由于人口多，随着人民生活水平的不断提高，垃圾量迅速增加，垃圾占地已成为很多地方的问题，因此，垃圾焚烧厂有不断发展之趋势。

第四节　微生物增强剂在垃圾处理上的应用

从以上分析我们知道，城镇生活垃圾处理是环境治理和保护领域的一大难题。虽然提出了许多处理方法，但这些方法都还有待进一步完善改进。尤其是到目前为止，不论采取何种技术进行处理，垃圾在收集、运输、堆放、填埋过程中所散发的臭味，始终没能得到很好的解决。尤其是高温多雨季节，我国各地垃圾处理场、垃圾中转（运）站及周边地区的环境更加恶化，以致常常引起民事纠纷，投诉上访不断，有的甚至爆发群体事件。如上海浦东垃圾场附近地区空气中的氮氧化物、二氧化硫、氨氮、硫化氢等气体含量都比远离垃圾场空气中的污染大得多，堆场中产生了大量的甲烷、沼气，1.5km 范围内的居民区空气明显恶臭，招来并滋生了许多苍蝇，传染病发病率提高了许多。

自 1997 年开始直至现在，我们和有关单位合作，先后在北京、江苏、浙江、广东等省市，应用生物增强技术和微生物增强剂对几十个垃圾堆放场、垃圾卫生填埋场和焚烧厂，成百上个垃圾中转站进行除臭抑蝇处理试验、示范和推广，均取得满意效果。

近年来，我们利用复合微生态工程技术在旧垃圾场改造和生态修复方面也进行了一些研究和探索，取得了一定的成功。因此，可以肯定地说，微生态制剂的正确利用，为解决垃圾场的环境问题提供了很好的技术和方法。

其优点如下：

① 不论采取何种方式对垃圾进行处理，只要使用微生物增强剂后，都可以有效消除垃圾处理过程中的恶臭气味，场（厂）界的臭气浓度一般均可以达到国标 GB 14554—93《恶臭污染物排放标准》二级（新扩改）标准；蝇类密度明显降低。

② 在旧垃圾场的改造和生态修复过程中，可以有效减轻旧垃圾场开挖时恶臭气味的污染，提高原垃圾堆放地的生态修复质量和速度。

③ 使用方法简便，设备简易，操作技术易于掌握，运行费用相对较低。

④ 微生物增强剂是由人工筛选的有益菌所组成，对人、动植物不产生任何危害，不会造成二次污染。

一、垃圾处理（填埋、焚烧）场除臭

（一）上庄垃圾处理场微生物增强剂处理效果评价

上庄垃圾处理场位于北京海淀区和昌平区交界处，占地260亩，其中堆放区占地150亩。该场于1995年建成并投入使用，每天处理垃圾1000t左右。主要处理方式为垃圾进场后，堆放一年以上，发酵腐熟后进行筛分，筛下物作为堆肥，筛上物送去填埋或焚烧。由于垃圾腐败的恶臭气味对周围环境造成了很大的影响，周边居民意见很大，围堵垃圾车的事件屡屡发生。为了解决恶臭扰民问题，我们在上庄垃圾处理场于1997年7月份应用微生态制剂对垃圾及渗滤液进行了除臭、抑蝇处理。处理前后由中国农业大学资源环境学院环境工程系和海淀区环卫科学研究所对臭气浓度、氨、硫化氢和蝇类密度进行了监测，并根据国家有关标准对结果进行了评价。

1. 相关标准

GB/T 14675—93《空气质量　恶臭的测定　三点式比较臭袋法》

GB/T 14679—93《空气质量　氨的测定　次氯酸钠-水杨酸分光光度法》

GB 11742—89《居住区大气中硫化氢卫生检验标准方法　亚甲蓝分光光度法》

2. 评价依据

GB 14554—93《恶臭污染物排放标准》

CJ/T 3037—1995《生活垃圾填埋场环境监测技术标准》

3. 监测时间

1998年6月28日（处理前）

1998年8月21日（处理后）

4. 取样点位设置

臭气浓度、氨、硫化氢在上风向西南处设1点，下风向东北处设3点。

蝇类密度在垃圾填埋堆表面设3点，渗滤液处理区和生活区各设1点。捕蝇笼直径30cm，高36cm。诱饵为鱼头加红糖。

5. 监测结果

见表2-6～表2-9。

表2-6　处理前大气浓度监测表

	采样日期	采样时间	采样位置（场界）	结果(无量纲)			
				臭源上风向	臭源下风向	下风向最高值	场界标准值
恶臭浓度	1998.6.29	9:30	西南	15		62	20
		9:30	东北		37		
		10:40	东北		16		
		10:40	东北		62		

续表

氨、硫化氢	采样日期	采样时间	采样位置（场界）	结果/(mg/m³)			
				氨		硫化氢	
				上风向	下风向	上风向	下风向
	1998.6.29	9:30	西南	0.08		0.01	
		9:30	东北		5.55		0.03
		10:40	东北		4.89		0.03
		10:40	东北		5.24		0.03
	场界标准值			1.5		0.06	

表 2-7　处理后大气浓度监测表

恶臭浓度	采样日期	采样时间	采样位置（场界）	结果（无量纲）			
				臭源上风向	臭源下风向	下风向最高值	场界标准值
	1998.8.12	9:30	西南	<10		<10	20
		9:30	东北		<10		
		10:40	东北		<10		
		10:40	东北		<10		

氨、硫化氢	采样日期	采样时间	采样位置（场界）	结果/(mg/m³)			
				氨		硫化氢	
				上风向	下风向	上风向	下风向
	1998.8.12	9:30	西南	0.11		0.001	
		9:30	东北		0.35		0.0029
		10:40	东北		0.39		0.0018
		10:40	东北		0.12		0.0029
	场界标准值			1.5		0.06	

表 2-8　处理前蝇类密度监测表　　　　单位：只

时间	监测点	蝇类总数	大头金蝇	丝光绿蝇	家蝇
1998.7.3 7～19 时	1	1269	219	394	656
	2	1538	246	321	971
	3	1096	198	245	653
	4	926	184	190	552
	5	571	47	69	455
合　计		5400	894	1219	3287

表 2-9　处理后蝇类密度监测表　　　　　单位：只

时　间	监测点	蝇类总数	大头金蝇	丝光绿蝇	家蝇
1998.9.5 7～19时	1	18	2	5	11
	2	16	4	3	9
	3	10	1	3	6
	4	21	2	2	17
	5	54	5	8	41
合　　计		119	14	21	84

6. 效果评价

上庄垃圾处理场及周边的空气质量属二类区域，其恶臭污染物的排放应执行 GB 14554—93《恶臭污染物排放标准》中的二级（新扩改）标准。经监测表明，处理前（见表 2-6）臭源下风向的臭气浓度均高于标准规定的 20，最高达 62；氨含量超标准 4.05mg/m³；硫化氢含量较低。处理后结果表明（见表 2-7），臭源下风向的臭气浓度低于 10，达一级排放要求；氨和硫化氢的最高浓度分别为 0.39mg/m³ 和 0.0029mg/m³，远低于二级排放限值，且低于一级排放限值 [一级排放限值为：恶臭浓度 10（无量纲），氨浓度 1.0mg/m³，硫化氢浓度 0.03mg/m³]，达到 GB 14554—93《恶臭污染物排放标准》中的一级排放标准。

处理场的蝇类密度参照 CJ/T 3037—1995《生活垃圾填埋场环境监测技术标准》执行。监测结果表明，处理前（表 2-8）的 5 个捕蝇笼，12h 共诱惑蝇数 5400 只，平均每笼 90 只/h。处理后（表 2-9）的 5 个捕蝇笼，12h 共诱惑蝇数 119 只，平均每笼 2 只/h，达到 CJ/T 3037—1995《生活垃圾填埋场环境监测技术标准》11.3.37（5）规定的小于或等于 2 只/h 的要求。

结果表明，应用微生态制剂对上庄垃圾处理场进行处理后，臭气浓度降低了 60%，氨浓度降低了 92.97%，硫化氢浓度降低了 90.33%，蝇类密度降低了 97.79%，处理效果十分显著，有效地解决了垃圾场的恶臭和苍蝇问题，改善了环境，确保了周边群众和环卫职工的身心健康。

此项研究开创了我国应用微生态制剂进行垃圾除臭、抑蝇的先河，填补了微生态制剂在环境治理领域的一项空白。研究结果在《环境卫生工程》杂志发表后，于 2002 年 1 月经由清华大学、同济大学、南开大学专家教授组成的评审组，评选为该杂志 1999 年及 2000 年度优秀论文一等奖。论文题目为《利用微生态工程技术处理城市垃圾的研究》。

（二）水桶岙垃圾填埋场恶臭监测评价报告

水桶岙垃圾填埋场，位于浙江省象山县丹城镇的一个海滨山坳里，用于处理丹城和石浦镇两个镇的城乡垃圾。每天处理生活垃圾 600t 左右。垃圾场占地面积 44000m²，主要有填埋场及 4000m³ 配套渗滤池。由于鱼、虾、蚌类等废弃物较多，又处在高温高湿地区，垃圾及渗滤液在腐败发酵过程中产生的腥臭味对周围环境造成了污染。针对垃圾恶臭、蚊蝇滋生及渗滤液发黑、发臭扰民的环境问题，我们和江苏碧成环保设备有限公司合作，配合象山县有关部门，应用微生态制剂进行治理，取得了显著效果。

经环境监测站于 2006 年 6 月 4 日对水桶岙垃圾填埋场进行恶臭浓度和苍蝇密度监测，其结果如下：

1. 相关标准

监测方法：GB/T 14675—93《空气质量　恶臭的测定　三点式比较臭袋法》

评价依据：GB 14554—93《恶臭污染物排放标准》

　　　　　CJ/T 3037—1995《生活垃圾填埋场环境监测技术标准》

2. 监测点位设置

气象条件：2006 年 6 月 4 日为多云天气，两次真空采样时段风向为东南到东北风，气温 29～31℃，气压 1005～1010hPa（百帕）。

点位图：水桶岙地形较为复杂，垃圾场东南面向海涂，东、西、北三面环山，北侧紧靠丹城通往石浦的公路。

结合上述气象条件，按污染源、下风向场界、敏感居民点三功能块，实布 6 点，采样两次。

3. 监测结果与评价

（1）臭气浓度降低明显　现场空气采样用 1.25L 真空采样瓶，真空度－1.0×10⁵Pa。实测数据计 6 点 11 项次，详见表 2-10。

表 2-10　水桶岙臭气浓度测试数据汇总表

时间	气温/℃	气压/hPa	风向	风速/(m/s)	天气	采样点	臭气浓度(无量纲)
2006 年 6 月 4 日 上午 9:20	29.0	1010	静风		晴	1#	<10
			东北东	1.8		2#	23
			东	1.8		3#	28
			东南东	1.6		4#	<10
						5#	<10
2006 年 6 月 4 日 上午 10:20	31.0	1005	南	0.8	晴	1#	<10
			东北东	0.4		2#	27
			东北东	1.6		3#	29
			东	1.2		4#	32
			东	0.8		5#	<10
			东	2.0		6#	12

水桶岙垃圾填埋场周边属空气质量二类区域，其环境空气中臭气浓度排放标准参照 GB 14554—93《恶臭污染物排放标准》厂界二级标准（新扩改），标准值为 20。监测结果表明，按 GB 14554—93《恶臭污染物排放标准》评价，水桶岙垃圾填埋厂界（6#点，距垃圾堆 50m）臭气浓度达到二级标准。

垃圾填埋场作为一种特殊的环保处理设施，有其特定的环境监测与评价标准。按 CJ/T 3037—1995《生活垃圾填埋场环境监测技术标准》评价，5#点（距填埋场约 500m）臭气强度为 1 级，1#点（渗滤池上方）臭气强度为 2 级，6#点（距垃圾堆 50m）臭气强度为 2.5 级，2#、3#、4#三点位于垃圾填埋场区内，臭气强度为 3 级。

（2）苍蝇密度下降显著　按照 CJ/T 3037—1995《生活垃圾填埋场环境监测技术标准》，在场内设置 5 个样点，采用苍蝇捕蝇笼诱捕，诱饵为鱼类饵料。捕蝇笼直径 30cm，高 36cm，放置位置的高度为 1.0m，测定时间 5:00～17:00。

测定结果：5 个样点，12h，共诱获蝇类 55 只，属 2 科 3 种，平均每点 0.92 只/(h·笼)，详见表 2-11。

表 2-11　水桶岙垃圾填埋场苍蝇密度测定结果

测定点	总数/只	大头金蝇/只	丝光绿蝇/只	家蝇/只
1	3	3	0	0
2	4	1	2	1
3	8	2	0	6
4	6	3	0	3
5	34	26	3	5
合计	55	35	5	15

从现场测定结果来看，符合 CJ/T 3037—1995《生活垃圾填埋场环境监测技术标准》11.8.3.7（5）之标准。

垃圾恶臭和苍蝇聚集等问题一直是垃圾处理中的关键难题，采用微生物技术与工程技术相结合的微生态工程技术为我国城市生活垃圾的无害化处理提供了新的技术和方法。微生态工程技术被认为是当今世界上正在兴起的治理环境污染最有效的高新科技成果。现已在世界上多个国家的农业、环保、医疗卫生等多个领域大面积推广应用，取得了良好的效果，创造了巨大的社会效益和环境效益。

经微生态制剂处理后，恶臭气体中阈值较低的组分比例大幅下降，余臭只是一些阈值较高的气体物质，臭气浓度的稀释衰减效应十分明显，有利于保护周边环境，该技术比较适合垃圾处理场及养殖业脱臭治理。

4. 深圳市某固体废弃物填埋场除臭、抑蝇效果分析

（1）概况　该固体废弃物填埋场建于 1995 年，占地面积约 150 万平方米，设计垃圾总库存量约 4700 万吨（4693 万吨）。

垃圾场垃圾现存量为 600 万吨，日均处理垃圾 3000t 左右，垃圾用 0.3mm HDP 薄膜和泥土定期覆盖，垃圾裸露面积平均在 3000m² 左右。

垃圾渗滤液每天产生 600t 左右，最高可达 800t，渗滤液收集后经厌氧生化池 SBR 和氨吹脱等工艺处理后排放。

由于垃圾填埋场地处亚热带地区，气温高，湿度大，垃圾腐烂快，在收集、运输和填埋过程中产生并散发了大量有害有毒废气，尤其是在炎热季节，恶臭和苍蝇给周围环境带来了极大的烦恼，影响了垃圾场周边小区居民、学校学生的正常生活和工作，经常有人投诉。

自 2005 年 7 月 26 日起，遵循微生态工程理论，采用先进的微生物除臭技术，进行除臭处理。

（2）除臭效果　根据处理方案的要求，为了比较生物除臭的效果，于试验处理前后各选取两天，在垃圾场填埋中心、填埋场办公楼（填埋场中心以东南 1km）、居民区（填埋场中心以北 1km）共设了三个监测点，分别于 9 时、15 时、21 时，由深圳市环境保护监测站对大气质量进行检测，监测项目包括 H_2S、NH_3 和臭气浓度，现将检测结果整理于表 2-12。

表 2-12　深圳市某固体废弃物填埋场环境检测数据分析表

检测位置	日均 H_2S 浓度 /(mg/m³)			21时 H_2S 浓度 /(mg/m³)			日均 NH_3 浓度 /(mg/m³)			21时 NH_3 浓度 /(mg/m³)			日均臭气浓度 （无量纲）			21时臭气浓度 （无量纲）		
	处理前	处理后	比较/%	处理前	处理后	比较/%	处理前	处理后	比较/%	处理前	处理后	比较/%	处理前	处理后	比较/%	处理前	处理后	比较/%
填埋中心	0.009	0.004	−55.6	0.008	0.003	−62.5	0.249	0.272	9.2	0.265	0.221	−16.6	72.5	55.3	−23.7	72.0	56.5	−21.5
办公楼	0.005	0.002	−60.0	0.004	0.002	−50.0	0.146	0.272	86.3	0.204	0.211	3.43	32.7	25.0	−23.5	33.0	28.5	−13.6
居民区	0.009	0.003	−66.7	0.003	0.003	0	0.149	0.278	86.6	0.256	0.330	28.9	<10	<10	0	<10	<10	0

① 各监测点 H_2S（硫化氢）浓度处理后比处理前明显降低，平均降低幅度为 55.6%（填埋中心）～66.7%（居民区）；每日 21 时（居民反映较强烈的时段）的浓度降低 50%～62.5%。

② 各监测点的臭气浓度下降趋势比较明显：中心点由原来的 72.5（三级，恶臭排放标准 GB 14554—93，下同）下降到 55.3（二级），下降了 23.7%；办公楼由原来的 32.7（大于二级）下降到 25.0（二级）。21 时的臭气浓度，中心点由 72.0 下降到 56.5，下降了 21.5%；办公楼由 33.0 下降到 28.5，下降了 13.6%；而紧挨垃圾场附近的居民区几次监测臭气浓度均小于 10。

③ 各监测点 NH_3（氨）浓度很不稳定，变幅较大，日均 NH_3 浓度呈上升

趋势，上升幅度为 9.2％（填埋中心）～86.6％（居民区）；21 时的 NH_3 浓度除填埋中心下降了 16.6％外，其余两点均有不同程度的上升，幅度为 3.43％～28.9％（据检测部门意见：由于氨的来源较多，变动性大，这些不固定因素的作用较大，检测结果会受到影响）。

综合分析可以得出，经过一个多月除臭抑蝇处理试验后，H_2S 和臭气浓度明显下降，垃圾场界（办公楼、居民区）达到了《恶臭污染物排放标准》（GB 14554—93）的二级甚至一级臭气排放标准，氨气浓度的平均值也低于国家二级标准。

5. 某垃圾焚烧厂除臭处理结果

某垃圾焚烧厂是我国最早的一座垃圾焚烧试验场，日焚烧垃圾 500t 左右，垃圾转运到垃圾贮存仓经过 2～3 天堆放沥水后进行焚烧。垃圾未经处理进入垃圾仓贮存腐烂发酵后，臭气浓度较高。该垃圾焚烧厂原本建设在城市郊区，后来随着城市的迅速发展，很快就为居民区所包围，臭气扰民的问题就不得不解决。

该厂为解决恶臭问题，专门请有关单位设计了自动喷雾系统，采用"植物提取液"（实质是香精）进行除臭处理，但是效果不理想。一是处理费用较高，每年 200 多万元；二是所谓植物提取液其实就是化学香料，是一种遮蔽剂，不可能去除恶臭，实际上形成了臭气香风双重污染。

后来我们在基本不改变原设计的基础上，采用微生态制剂进行除臭处理后，除臭效果十分理想（见表 2-13）。垃圾贮存大厅内的 NH_3、臭气浓度分别比处理前降低了 87.8％、52.5％。H_2S 浓度虽有所提高，但浓度含量却远低于相应的排放标准。处理费用只相当于原来的 1/4～1/3。

表 2-13　焚烧厂废气检测结果

采样点位	检测项目	浓度测定值	
		使用前	使用后
垃圾车间内（1#）	氨气/（mg/m³）	0.313	0.044
	硫化氢/（mg/m³）	0.003	0.008
	臭气浓度（无量纲）	68	36
垃圾车间内（2#）	氨气/（mg/m³）	0.357	0.037
	硫化氢/（mg/m³）	0.003	0.006
	臭气浓度（无量纲）	75	32

二、垃圾中转（运）站的除臭

垃圾中转（运）站一般都位于城区范围内，数量多，分布广，大多周边居民密集，臭气扰民现象严重又普遍，在有些地方甚至发生居民联合起来拒绝在周边建站事件。为了解决这一关系到千家万户生活环境和居民身心健康的大问题，我们自 20 世纪 90 年代末，和有关单位合作，先后在浙江、福建、江苏、深圳、东莞等地对数百个垃圾中转站进行了除臭抑蝇处理，都取得了很好的效果。这些中转站在垃圾收运方式上有很大的差异，有简单堆放式、普通压缩地埋式、先进封闭压缩式；规模有大有小，小的日处理量只有 10～20t，也有几十吨的，大的有一二百吨的。

根据垃圾中转站的具体情况进行除臭方案的设计：开始用人工喷洒时每天喷洒 2～3 次，对垃圾喷洒 10～20 倍菌剂稀释液，对地面和垃圾车道喷洒 50～100 倍菌剂稀释液，喷洒量为垃圾平均每吨 1.0～2.0kg 稀释菌液，地面平均每平方米 0.2～0.5kg 菌剂稀释液。

进入 21 世纪以来，采用自动喷洒（雾）设备，根据垃圾中转站的具体情况布置好喷洒设备，计算好喷洒时间和喷洒量，采用智能化管理进行全天候定时定量喷洒，彻底解决了中转站臭气和苍蝇扰民的问题。

以象山县某垃圾中转站除臭处理结果为例：

该垃圾站所在镇是我国华东地区重要渔港之一，全镇近 10 万人口的生活垃圾、鲜鱼交易市场的垃圾废物，全都集中在这里再运到垃圾填埋场。每天垃圾收集量 10～20t，多时达 30～40t。由于地处南温带，气温较高，垃圾成分复杂，尤其是鲜鱼交易市场的垃圾腥臭难闻。垃圾场发出的臭气以及成群的苍蝇严重干扰了周边居民正常的生活，行人路过也要掩鼻。

经过用微生态制剂进行处理后，恶臭气味基本消除，苍蝇明显减少，垃圾中转站内的两个窨井不再散发恶臭。经检测，中转站边界臭气浓度大多数情况下均低于国标 GB 14554—93《恶臭污染物排放标准》厂界二级（新扩改）标准。

三、旧垃圾场的治理改造和生态修复

在改革开放初期甚至中后期，由于经济的迅速发展，人们生活水平的不断提高，垃圾产生量更是成倍增长，由于当时经济条件差，环境意识弱，大量使用简易的垃圾填埋场，没有经过任何安全处理，垃圾体和渗滤液长期污染着周边的水、土、气，尤其是对地下水的污染有可能长达百年，留下了严重的环境隐患。

调查表明，这种简易垃圾场到处都有，尤其是在改革开放早的经济发达地区更为严重：如南方某市的一个镇就有这样的垃圾场 34 个，全市有几百个；又如海南某地级市，经济并不发达，这样的垃圾场也有 20 多个。这些垃圾场犹如一个个"定时炸弹"，时刻污染着城市环境，影响着人们的身心健康，已经引起了国家的重视，一定要尽可能解决这个问题。

旧的简易垃圾处理场无害化处理方式一般有两种，即原位再生修复和原位再生填埋等。

1. 原位再生修复

（1）矿化垃圾原位再生修复工程的必要性 随着城市的发展，城市可用土地资源的紧缺以及简易垃圾处理场对环境污染的长远影响，为实现经济、环境和社会可持续发展的需要，以及对矿化垃圾（陈腐垃圾）应用研究和土壤生态修复研究的深入，有必要对已封场或废弃不用的卫生垃圾填埋场或堆场进行二次开采和资源化利用，实现"资源—废物—二次资源"循环开发利用，同时对开采后的垃圾处理场进行原位生态修复，最终实现土地资源的再生利用、消除安全隐患、变废为宝。这也是破解存量垃圾围城和新建处理场选址困难问题的有效途径。

（2）简易垃圾处理场陈腐垃圾原位再生处置工艺流程 简易垃圾处理场陈腐垃圾原位再生处置工艺主要包括：开挖及前处理、垃圾分选、生物有机肥生产、RDF 的生产、垃圾场生态修复、微生物消毒除臭、渗析液处理等，如图 2-8。

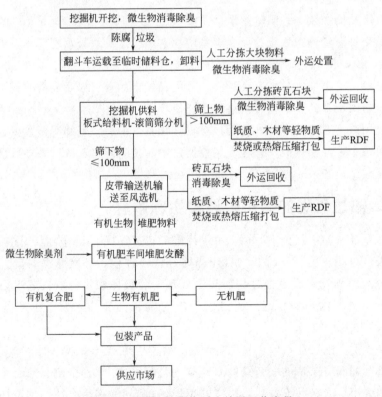

图 2-8 旧场垃圾原位再生处置工艺流程

（3）旧垃圾场开挖的前处理 旧垃圾场开挖时，用挖掘机先去除垃圾场表面覆土后，采用神微微生态制剂进行喷洒，去除臭味，灭菌消毒，再进行垃圾开挖。此过程中采取的微生物除臭消毒措施，不仅为施工人员提供了安全的工作环境，也防止对周边地区造成大气污染。

（4）垃圾分选　采用机械分选（包括一次滚筒筛分和二次风选筛分过程）和人工辅选相结合，将砖石瓦块、陶瓷、玻璃以及金属废弃物分选出来后，用神微微生态制剂进行除臭消毒处理，砖石瓦块、陶瓷玻璃等可用于修建道路、塘坝等建筑材料；金属废弃物可出售；分选出的有机堆肥物料进入后续的制有机肥车间。

（5）生产 RDF　将城市生活垃圾转变为可燃性垃圾固体，即垃圾衍生燃料（RDF），是国外发达国家较成熟的垃圾处理方式，日本、韩国等国家已普遍应用 RDF 发电或供热。生产 RDF 生产工艺是将垃圾中的废塑料、废纸屑、木屑、纤维等可燃性废弃物分离出来，经筛选、压碎、干燥、研磨、成型，形成的无害颗粒状燃料，可广泛应用于垃圾发电厂、水泥厂、各种工业锅炉等。

如果可燃性有机成分量不大，热值又较低，也可送到附近的垃圾焚烧厂焚烧处理。

（6）生物有机肥生产　整个堆肥工艺在封闭场地内运行，同时采用微生物降解技术并借助自动雾化喷淋系统使微生物除臭剂均匀喷洒在物料上和在空气中，一方面促进垃圾的发酵腐熟，同时通过吸附、吸收和降解方式抑制了 H_2S、SO_2、NH_3 等大部分挥发性有机异味物质的产生和释放，以到达消毒和去除恶臭气味的目的。堆肥发酵采用微生物发酵技术，生产出高质量的生物有机肥；还可以根据需要生产出多功能的作物专用肥，以适应肥料市场的要求。

（7）渗析液处理　将垃圾渗析液进行收集，建立渗滤液处理系统进行处理，也可以采用三级沉淀净化处理达到城市管网排放标准，用罐车输送到城市管网排放。

（8）垃圾场地的生态修复　对垃圾原来的堆放地，在垃圾彻底挖除之后，要多次大剂量地喷洒微生物增强剂（神微微生态制剂），对开挖面进行消毒净化处理，有效去除有害微生物和有毒化合物，提高土壤肥力，可就地种植草本和木本植物，对旧垃圾场场地进行生态修复，使宝贵的土地资源实现再开发利用。

（9）垃圾再生与场地生态修复的效益分析（图 2-9）

① 生态环境效益　促进了生态环境保护，节省了有限的土地资源，避免了城市垃圾对环境污染产生的危害。

② 经济效益　垃圾资源的再生利用在促进生态环境保护的同时也带来直接或间接的良好经济效益。如橡胶、塑料、纸张等回收制成垃圾固体燃料（RDF 燃料条），供给垃圾焚烧发电厂等将产生诱人的经济效益，垃圾筛下物可作为有

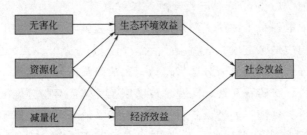

图 2-9 生活垃圾"三化"目标与社会、经济、生态环境效益之间存在着正相关关系

机生物堆肥的物料，不仅改良了土壤性质，也为持久性农业生产带来巨大的经济效益。

③ 社会效益 为社会可持续发展提供了良好的基础，促进了环保事业的发展，改善了城乡居民的生活环境，城市垃圾处理场的污染得到有效的控制和治理，垃圾处理场的垃圾进一步得到了减量化、无害化、稳定化处理。

2. 原位再生填埋

相对于垃圾原位再生修复，原位再生填埋的工艺相对比较简单。

首先要在旧垃圾场附近找到一块足够大的空地，以便堆放开挖出的旧垃圾。

垃圾开挖过程中要用神微微生态制剂进行严格的除臭净化处理，避免对周边环境和工作人员造成污染和危害。

旧垃圾场底部进行消毒和生态修复后，按标准修建垃圾卫生填埋场。

旧垃圾回填。

和垃圾原位再生修复相比，原位再生填埋工艺相对简单，可以原位再生一个标准垃圾填埋场。但垃圾减量少，资源得不到合理有效利用，尤其是在城市近郊区，对宝贵土地资源不能合理地开发利用。因此，此方式一般用于远郊区或浅山丘陵地区旧垃圾场的再生利用。

第五节 环境微生态制剂的作用机理、使用原则和方法

一、作用机理初步分析

微生态制剂除臭抑蝇作用的机理比较复杂，据初步研究分析，大体有以下几个方面：

1. 优势种群原理

优势种群学说：在一个生态系统中，生长着多个生物种群，其中必有一个或几个少数种或类群，它们个体数量多、生产量大，从而对系统中的能流、物流或

其他种类的环境要素有强烈的影响或起主导作用，这个种群被称为优势种群。由于它的存在而决定了系统的性质和发展方向。我们在向垃圾或污水处理系统中投加微生态制剂时必须使投入的有益菌成为系统的优势菌。它们一方面可以诱导、强化系统中固有有益菌的生物活性和作用功能，提高垃圾和污水处理净化的效率；另一方面，又可以与有害菌争夺养分、空间生态位，从而有效抑制有害菌（腐败菌和病原菌）的生长繁殖，中断腐败过程的进行或减轻腐败程度，减少臭气产生。

2. 分解转化原理

微生物增强剂添加到垃圾和污水系统后，它们在抑制腐败分解的同时，使有机物向发酵分解方向发展，减少或不产生臭源物质，如乳酸菌和酵母菌成为优势菌后能有效地抑制大肠杆菌等有害菌的生长，减少大肠杆菌分解氨基酸而产生的 NH_3，减少氨气的挥发。

同样，如芽孢杆菌和光合细菌等还可以将 H_2S 转化为自己的体质硫和 H_2O，甚至对吲哚类的化合物也有很好的吸收转化作用，变废为宝，变害为利，使垃圾和污水中的臭源物质大大减少，氨气、硫化氢、臭气浓度显著降低。

3. 吸附作用

吸附作用包括物理吸附、化学吸收和生物吸附，通过吸附可以将某些物质固定甚至转化，微生物增强剂中的微生物在生长繁殖过程中可产生大量的乳酸、醋酸等有机酸，使环境中的 pH 值降低，因而使某些臭气被吸收固定。如前文提到的氨的释放与 pH 值有直接的关系：当 pH<7 时，NH_3 很少挥发；当 pH>8 时，NH_3 释放速度明显加快。

4. 抑蝇原理的初步分析

微生物增强剂为什么能减少垃圾或污水处理系统中的苍蝇，对这个问题的研究还有待于进一步深入和提高，从现有资料和我们的实践来看，不外乎以下原因：

（1）苍蝇是一种嗅觉非常灵敏的昆虫，据研究，6km 以外恶臭的臭源，苍蝇都可以循臭而趋之。由于微生态制剂的使用，大大减轻了垃圾和污水处理过程中的恶臭，从而减少了外来苍蝇的聚集。

（2）苍蝇是很典型的变态昆虫，它的繁殖一般分卵、幼虫、蛹、成虫（苍蝇）四个阶段。研究表明，微生态制剂尤其是复合微生态制剂能够很好地促进苍蝇成虫的生长，但对其卵和幼虫（蛆）却有非常强的抑制（醇、酸、酶）作用，因而中断了它的变态过程，减少了苍蝇繁殖，有人戏称为"迷惑当代、断其子孙"。

（3）我们曾在某大学养鸡场用微生态制剂喷洒满是蛆虫的禽粪堆放场和养鸡

场，处理 7 天后，原来高度密集的白色蛆虫突然消失了，技术员、饲养员都感到奇怪，就把带有蛆虫的粪便取来放在一个密闭的容器中，几天后翻开粪便检查，蛆虫都不见了，初步分析，可能已被制剂中的菌类分解。

5. 污泥和垃圾减量作用原理

污泥垃圾减量，主要是由于高浓度投加的微生物增强剂中的微生物强烈发酵分解作用，消耗了垃圾中大量的有机物，使它们变成水、二氧化碳、甲烷等。我们曾多次用神微微生态制剂进行畜禽饲料发酵制作微生物饲料，或对秸秆、粪便、垃圾筛下物进行发酵制作生物有机肥。发酵得率一般在 85％～80％，损耗为 15％～20％。从而也说明了，在垃圾发酵过程中，由于有机物的大量消耗，垃圾减量是明显的。污泥过程减量的另一个原因就是能使污泥絮凝体紧密，含水率降低。

二、微生物增强剂在环保上使用的基本原则

① 首先所选择的微生物投加到垃圾或污水中后要保持有较高活性，必要时，可采取驯化的方法，使其能较快适应所投加的环境，迅速在污水中繁殖并可快速降解目标污染物，除臭和促进污水净化的效果好。同时，这些微生物对人与动植物不产生任何危害，即使对微生物也只是抑制和消灭有害种群的生长繁殖，而在大多数情况下，对有益种群的生长有促进作用。

② 微生物菌剂在使用的垃圾和污水处理系统中必须占优势。一般来说微生态制剂对垃圾和污水的作用不只是针对某一种污染物，而是在特定环境下，依照一定顺序作用于多种物质。如果所投加的微生物菌剂不占据优势地位，那它们就会同系统中所存在的一般微生物一样，起不到它应起的作用。因此，无论是对什么样的处理对象，在投加微生态制剂时一定要根据其污染物的特点、组成成分和浓度，系统内一般微生物存在的水平等投入足够量的菌种，使其在系统中成为优势菌，对系统中的有害菌形成压倒优势，这样才能去除恶臭，提高水质，否则原先系统中存在的能产生 NH_3、H_2S 等恶臭气体的菌种仍然会继续作用，产生恶臭。

③ 微生态制剂要有计划地连续添加。污水处理系统添加微生态制剂时应根据处理对象的污水流量多少、污染物浓度大小和污染成分不同，以及对垃圾处理系统要根据垃圾量、垃圾裸露面积、渗滤液量等的不同，有计划添加。对于复合微生物菌剂，一般要根据污水的浓度和流量按万分之一（10^{-4}）或十万分之一（10^{-5}）的比例添加。为了使有益微生物能及时、充分地发挥其功能作用，应尽可能使其和污水均匀混合，并保持一定的作用时间。

另外，加入到系统中的菌体随着污水的流动而流失，因此，必须添加新的微生态制剂才能保持其在系统中的优势地位，发挥其特定的功能。

④ 微生态制剂的保存及使用条件。微生态制剂的保存，一般要在 5~40℃ 温度条件下，置于密闭的容器中保存，避免阳光直射。微生态制剂的使用温度要求在 15~40℃，最佳使用温度在 25~40℃。

⑤ 微生态制剂使用前的预处理。固体微生态制剂在使用前，先用 15~35℃ 温水浸泡 1~12h，成为絮状物后添加到系统中去。生物制剂与温水的比例一般为 1:(5~10)。也可以根据生产厂家的要求而定。

对于液体微生态制剂产品，则可以稀释 5~10 倍直接投加；也可以在稀释的同时添加与微生态制剂等量的糖质培养基进行激活后使用，但激活后的发酵液必须在 3 天内用完，其效果会有明显的提高。

三、微生态制剂在环保上应用的基本方法

1. 在污水除臭上的使用

（1）在相对静止或流速相对缓慢的富营养化沟渠、河段、池塘和小型湖泊的处理　一般根据水体污染（发臭）程度，用水体总量万分之一或十万分之一的微生态制剂稀释 10 倍的活化，然后进行水面喷洒，力求喷洒均匀。

处理前期每隔 2~3 天喷洒 1 次，连续喷洒 3 次以后，水质应有明显的改善，喷洒间隔时间可增加到 15~20 天，每次微生态制剂的用量也可适当减少，或根据污水流入量的万分之一或十万分之一添加。

对于流动性较大、周转量较多的污水收集池、中转池或城市中的小型流水河沟等，可根据实际情况，设计自动喷洒装置，定时定量进行自动喷洒，既能很好地消除水体臭味的产生，又可作为一个城市的喷雾景观。

（2）在工厂、生活区、小型污水处理系统中的使用　首先是对车间、生活区的臭源如下水道、厕所等进行除臭处理，一般用 100 倍微生态制剂稀释进行喷洒，每天 2 次，每次每平方米面积喷洒稀释菌液 0.3~0.5kg。

其次是在污水进入预混池（初沉池）的源头，根据污水浓度、污染物种类、酸碱度等，按污水量的万分之一到十万分之一的比例投入微生态制剂。为了投加均匀，应将微生态制剂稀释 10~15 倍后，调整好流量随污水流入。

（3）在中、大型污水处理系统中使用　中、大型污水处理厂，污水量大，一般日处理量达几万甚至几十万吨以上，如果从初沉池进水口处添加，即使按十万分之一的添加比例，用量也是相当可观的，污水处理成本会大大增加，一般不容易被接受，可以采取两个方法来解决：

① 在专业技术人员的指导下，将微生态制剂在现场进行 10~100 倍的活化，然后再按上述比例添加。这样做虽然在客观上给用户带来了一定的麻烦，但成本会大大降低。不过应该特别注意，这种活化培养一定要在专业技术人员的指导下进行，而且活化的菌液必须在 72h（3 天）内使用完。

② 在污水处理厂最容易产生恶臭的压滤车间（固液分离）进行重点除臭处理，一般按万分之一的比例加入微生态制剂，为混合均匀将微生态制剂稀释10～15倍后，通过泥水混合物进口加入收集池中。

（4）厕所、下水道等的除臭　每天用100～200mL微生态制剂稀释10倍后倒入抽水马桶或下水道中，2～3天加入1次，臭味基本消除。

2. 在垃圾除臭上的使用

（1）垃圾中转站　每10t垃圾用0.5～1.0kg微生态制剂，稀释10～20倍后，通过手动喷洒、自动喷洒等方法，均匀喷洒到垃圾中，垃圾随进随喷，力求喷洒均匀。每天上、下午用稀释液将中转站地面、垃圾车通道各喷洒1次，均匀喷到为止。

（2）垃圾堆放场、卫生填埋场　一般用50～100倍的微生态制剂稀释液对垃圾裸露面、渗滤液流淌地、垃圾运输车道及渗滤液池进行喷洒，喷洒量为垃圾裸露面、流淌地、车道等0.5kg/m²稀释菌液，渗滤液池为每立方米渗滤液0.5～1.0kg稀释液。

喷洒次数：亚热带地区及南温带湿热季节，每天喷洒2次，分别在上午10:00～11:00、下午16:00～17:00，必要时可在晚上20:00～21:00加喷1次。

北温带地区：开始处理时，每天喷1～2次，连续喷洒3天，以后根据情况每3～5天喷洒1次，冬季（11月至次年2月）可以不用。

（3）垃圾焚烧厂　重点是垃圾仓的处理，开始处理时，按垃圾现存量的万分之一投加微生态制剂，以后按每天进入的新鲜垃圾的万分之一添加微生态制剂，为喷洒均匀，将微生态制剂稀释10倍后使用。

在处理垃圾仓的同时，每天将周边的地面、垃圾运输车道喷洒1～2次。

四、需要注意的几个问题

1. 详细现场考察，做好处理方案

我国垃圾堆放、填埋、焚烧厂的建设水平、样式、规模千差万别，水平参差不齐，有的极不规范，在进行除臭处理前应到现场进行详细考察，包括垃圾处理方式、垃圾现存量、日处理量、裸露面积、渗滤液处理方式、散布面积、渗滤液池大小、现存量及日产量等，同时还要了解当地气候方面的条件，包括降雨、气温、风向和风力等。

在充分调查了解的基础上，提出除臭实施方案，并和垃圾场的领导和技术人员共同对方案的技术可行性和经济可行性进行论证，力求方案更加科学、可行。

2. 在试用基础上进一步改进和完善方案

处理方案初步形成后，一般要依照方案进行20～30天的试用，并请权威检测部门对使用前后的大气质量进行检测，各项监测指标尤其是臭气浓度这一综合性指标，必须达到国标 GB 14554—93《恶臭污染物排放标准》的二级标准（新扩改），此后才可进行正式的常规处理。

3. 对垃圾场必要的整理，提高处理质量，减少处理成本

垃圾场必要的整理，包括垃圾堆放、填埋要按规范要求进行，垃圾裸露面越小越好。尤其是渗滤液的收集要相对集中，开挖沟渠，不让其到处流淌。这一点非常重要，否则不仅会严重影响除臭处理效果，而且处理成本会加大，造成不必要的浪费。

4. 妥善保存微生态制剂，以充分发挥它的功能作用

微生态制剂是活菌制剂，有效活菌含量的多少是其除臭效果好坏的关键。因此，应严格按照要求对其进行运输和保存。在稀释时，要用干净的自然水，尽量不要用带有消毒剂的自来水。普通自来水最好曝气 24h 后使用。

微生态制剂一般可以和杀虫剂同时使用，但不能和抗生素、杀菌剂同时使用。

5. 对人畜无害，无二次污染

由我们研制生产的神微微生态制剂是多种有益菌复合培养而成的纯微生物制品，不含任何化学添加剂。其具有的酸甜气味，是微生物在发酵过程中产生的，吸入人体不会产生任何有害影响，这一点和某些以香味来对臭味进行掩盖的制剂有着本质的区别。

第三章　微生态制剂在生态种植业上的应用

第一节　生态种植业目前存在的主要问题

一、人口增长与农业资源有限的矛盾

由于各个国家和地区所处的地理位置、生态区域不同，所拥有的农业自然资源和生态环境都是有限的，而在一个国家内的各个地区之间这种有限性还表现出明显的差异。由于人口急剧增加，对农业自然资源的利用方式不当，全球性的自然资源危机正日益呈现在人类面前。

首先是耕地。耕地提供了人类生命活动 80％以上的热量和 75％以上的蛋白质，人类 88％的食物来自耕地。我国是世界上人口最多的国家，而耕地面积却很少，只有约 21 亿亩（国家保护的基本农田是 18 亿亩）。人均耕地面积 1949 年是 2.7 亩左右，到 2004 年减少到 1.41 亩，2012 年，全国人均耕地仅 1.35 亩，不及世界平均水平（4.8 亩）的 30％。我国耕地面积在全世界 190 多个国家中排名第 4，人均耕地面积排名在 126 位以后。目前，我们国家已经有 664 个县的人均耕地在联合国确定的人均耕地 0.8 亩的警戒线以下。据测算，到 2030 年，我国人口达到 16 亿，人均耕地将下降到 0.8 亩，2050 年以后人口达 17 亿左右，人均耕地将下降到 0.6 亩，人地矛盾将更加尖锐。

其次是水资源，我国是水资源严重缺乏的国家，淡水资源总量为 28000 亿立方米，占全球水资源的 6％，次于巴西、俄罗斯和加拿大，居世界第四位，但人均只有 2200m³，仅为世界平均水平的 1/4，在世界上排第 121 位，是全球 13 个人均水资源最贫乏的国家之一。

二、土壤污染状况日趋严重

1. 土壤重金属污染

从 2014 年环保部和国土资源部联合公布的《全国土壤污染状况调查公报》可以看出，我国土壤污染形势已十分严峻，土壤重金属污染的主要原因，既有工业生产造成的点源污染，也有农业投入品滥用造成的面源污染，但首先是工业"三废"。公报中土壤镉、汞、砷、铜、铅、铬、锌、镍 8 种无机污染物点位超标率分别为 7.0%、1.6%、2.7%、2.1%、1.5%、1.1%、0.9%、4.8%，无机污染物超标点位数占全部超标点位的 82.8%。

根据有关调查统计，我国 1/5 的耕地受到重金属污染，西南、中南地区土壤重金属超标范围较大。其中受到镉污染的广东省珠三角地区多地蔬菜重金属超标率达 10%～20%；湖南是全国闻名的有色金属之乡，有色金属开采已经有数百年的历史，被重金属污染的耕地占全省耕地面积的 25%。再加上工矿企业的废渣随意堆放，工业企业的污水直排，重金属企业密集地区，许多耕地早已不适合耕种了。

农业生产中污水灌溉、化肥的不合理使用、畜禽养殖等造成或加剧了这些地区耕地重金属污染，

2. 土壤酸化

土壤酸化是指土壤中盐基离子被淋失而氢离子增加，导致土壤酸度提高（pH 值降低的过程）。土壤酸化的原因因区域的不同而有所差别，主要有以下几个方面：

① 降水量大而集中，淋溶作用强烈，钙、镁、钾等碱性盐基大量流失，是造成土壤酸化的主要原因之一。我国南方土壤之所以大多呈酸性，就是这个原因。

② 长期大量不合理地施用化肥，作物吸收后，剩下的酸根和土壤中氢离子结合生成酸，会导致土壤板结，酸性增强，土壤结构遭到破坏。这是目前土壤酸化的重要原因之一。尤其在高产地区、化肥施用量大的地区，表现更为突出。

③ 酸雨以及盲目购买应用强酸性肥料，如味精厂的下脚料生产的有机肥等，也可能导致局部地区的土壤酸化。

④ 有些传统的农业措施，如施石灰、烧火粪、施草木灰以及施有机肥等，不能很好地加以应用，使土壤养分失衡，促进了土壤酸化的发生和发展。

土壤酸化后，导致土壤理化生物性质变劣。土壤板结不利于作物根系的发育，土壤中重金属的有效性增加而土壤养分的有效性降低，土壤的生物活性差，严重影响了土壤的质量，影响了农作物的生长，甚至造成绝收。

3. 水土流失，耕地沙漠化

水土流失、耕地沙漠化更是制约农业可持续发展的最重要限制因素。仅从以下几个数据不难看出情况已经发展到了刻不容缓的地步。

如，全国已有"三化"（退化、沙化、碱化）草地的土地面积达 1.35 亿公顷，并且还以每年 200 万公顷的速度增加；全国水土流失面积为 367 万公顷，约占国土面积的 38％，每年新增水土流失面积 1 万公顷。

我国林业部先后于 1994～1996 年、1999 年、2003～2005 年进行过三次土地荒漠化、沙化普查，结果显示，截至 2004 年，我国荒漠化土地总面积为 263.62 万平方千米，占国土面积的 27.46％；沙化土地 173.97 万平方千米，占国土面积的 18.12％。

这使得我国本来人均耕地不多的形势变得更加严峻。

三、化肥使用不当造成的若干问题

化肥是农业生产中的基本投入之一，施用化肥是最快、最有效、最重要的增产措施。有人认为，假如按向农田投入的物质要素对形成农业综合能力的贡献排序的话，依次是灌溉—化肥—良种—农机—役畜—农药—农膜，可见化肥的增产作用仅次于水，处在十分重要的地位。据国外测算，现代农业产量至少有 1/4 是靠化肥获得的，在发达国家这一数字甚至可高达 50％～60％。据联合国粮农组织（FAO）的统计资料表明，在发展中国家化肥可能使作物单产提高 35％～57％，其贡献率占 40％～60％。1978 年世界肥料会议认为，发展中国家过去 20 年粮食的增产约有 30％是由于化肥的作用，而禾谷类的增加约有 50％是由于化肥的使用。

1949 年后，我国才开始使用化肥，并且用量迅速增加。表 3-1 所列为我国使用化肥的部分数据。

表 3-1　我国化肥用量 单位：万吨

年　　份	用　　量	年　　份	用　　量
1949	0.6	2005	4766
1978	440	2010	5561.7
1998	4085	2013	5912
2000	4900	2015	7627

随着化肥用量的增加，粮食的产量从新中国成立初期的 1000 亿千克增至现在的 5000 亿千克左右。据全国化肥实验网的大量试验结果显示，施用化肥可使水稻、小麦、玉米、棉花、油菜等作物单产提高 40％～60％，平均每千克养分可增产 8～10kg。可见，化肥的推广和应用为农业生产的发展、粮棉产量的提高、人民生活的改善尤其是解决温饱问题发挥了巨大的作用，贡献显著，功不可

没。我国是化肥生产和使用大国。据国家统计局数据，2013 年化肥生产量 7037 万吨（折纯），农用化肥施用量 5912 万吨。

当前我国化肥施用存在四个方面问题：一是亩均施用量偏高，我国农作物亩均化肥用量 21.9kg，远高于世界平均水平（每亩 8kg），是美国的 2.6 倍，欧盟的 2.5 倍；二是施肥不均衡现象突出，东部经济发达地区、长江下游地区和城市郊区施肥量偏高，蔬菜、果树等附加值较高的经济园艺作物过量施肥比较普遍；三是有机肥资源利用率低，目前，我国有机肥资源总养分 7000 多万吨，实际利用不足 40％，其中畜禽粪便养分还田率为 50％左右，农作物秸秆养分还田率为 35％左右；四是施肥结构不平衡，重化肥、轻有机肥，重大量元素肥料、轻中微量元素肥料，重氮肥、轻磷钾肥的"三重三轻"问题突出。传统人工施肥方式仍然占主导地位，化肥撒施、表施现象比较普遍，机械施肥仅占主要农作物种植面积的 30％左右。

长期以来，由于大量的不科学使用化肥，也带来许多严重的问题（甚至灾难）：

1. 肥料搭配不合理，土壤理化、生物性质恶化

（1）有机质下降 在长期的化肥使用过程中，氮、磷、钾及微量元素搭配不合理，造成了土壤有机质提高不快，甚至有下降趋势，某些不良性状改善缓慢。7 年的定位试验结果表明，无机肥连施，特别是偏施，只能促进有机质的矿化和耗竭，使土壤有机质含量逐年下降，游离态有机质的分解速度显著高于重组有机质。胡敏酸比试前土壤减少 11.33％～31.03％，且老化得快，活性低，不利于土壤养分有效性能转化；富里酸增加 5.61％～15.09％，胡/富比由 0.71 降为 0.51～0.55，土壤腐殖质品质变劣。

（2）土壤物理结构变差 单施氮肥，团粒结构变差，土粒变细，土壤比表面积比对照增加了 4.33％，1～0.25mm 粒径的团聚体含量比对照降低了 1.42％～53.38％，这说明，单施氮肥导致土壤结构和孔隙度恶化。有实验表明，施化肥处理的土壤容重增加了 0.09～0.981g/cm³，总孔隙度减少 1.4％～2.9％，同时，水稳性团聚体和微团聚体略有下降。因此，连续施化肥有使土壤板结、蓄水保墒能力差、耕性差的趋势。江西红壤丘陵试验，氯化铵和硫酸铵分别以 60kg/hm² 的量施用，两年后表土 pH 值从 5.0 分别下降到 4.3 和 4.7，使土壤进一步酸化。

（3）土壤有效磷及微量元素降低 长期施用化肥情况下，发现某些土壤有效态的微量元素有下降趋势。如在仅施氮肥和氮、钾的情况下，土壤磷损失加剧，比不施亏损量增加了 16％～18％，而且有效 Fe 的含量下降；单施氮肥还降低 Zn、Mn 等微量元素的有效含量；在中性或石灰性土壤上长期施用钾肥，土壤中 Ca^{2+} 会逐渐减少，使土壤板结。

（4）土壤生物性状变差 不科学使用化肥严重影响了土壤动物、微生物的生长繁殖。农田中的蚯蚓、有益螨虫等明显减少，甚至绝迹，土壤微生物区系少、数量小。

在英国有个历史悠久、世界著名的洛桑农业实验站，曾经做了一个多年的肥料试验，结果发现向旱地连年施用化肥，土壤中的微生物数量产生了显著差异。施用化肥的土壤有机质含量低，微生物和原生动物数量增加慢（见表3-2）。实验还表明，长期施用化肥的农田土壤螨的种类和数量明显减少，土壤微生物养分竞争激烈，土壤生物群落稳定性降低。

表 3-2　化肥对土壤有机质含量及土壤生物数量的影响

处理	C/%	N/%	细菌总数	真菌菌丝长度/cm	原生动物数量
无肥区	0.84	0.099	1.6×10^9	38	1.7×10^4
化肥区	1.00	0.115	1.6×10^9	41	4.8×10^4
厩肥区	2.59	0.251	2.9×10^9	47	7.2×10^4

2. 肥料利用率低，既污染了环境，又增加了农业生产成本

近年来，我国农田的化肥施用量增长迅速，但是化肥利用率却不高，当季肥的利用率一直只有30%左右，而发达国家却高达50%～60%，是我国的近2倍。据有关报道，我国化肥的当季利用率：氮肥约30%～35%，磷肥约10%～25%，钾肥约35%～50%。

化肥施入土壤后，一部分被植物吸收利用，一部分被土壤吸附固定，其他进入环境，即通过NH_3等形式向大气释放，或通过淋溶等进入地下水和耕层以外的土壤。其中N损失最严重，旱地损失为25%～35%，水田可高达50%。有人曾经进行计算，我国在1985～1996年的12年间，仅氮肥的损失折合成人民币就达1980亿元。

施入农田中的氮主要以淋溶、径流和气态三种途径损失，因而化肥对环境造成很大危害，主要表现在：

（1）施入土壤中的化学氮肥约有1/3进入大气圈，其中N_2O破坏臭氧层，是产生温室效应的气体之一。据国外学者研究，1990年大气中的N_2O增加速度比25年前提高了3倍，这与几十年来氮肥施用量的增加趋势基本一致，对全球变暖的贡献是5%。

（2）农业上长期施用高量氮肥是造成地下水、饮用水硝酸盐污染的重要原因之一，也是造成地表水污染的重要原因。我国苏南太湖流域，农业面源氮素对地表水的污染负荷最高可达2.55万吨/年，占氮素施用量的16.8%。这是2007年夏季太湖蓝藻成灾导致无锡市生活用水困难的重要原因之一。我国五大淡水湖之一的巢湖，自20世纪60～80年代，由于湖水的富营养化，导致湖内100多种水藻大量繁殖。巢湖沿湖四周均是农田，是安徽省重要产粮区。近年来，农民施用化肥量平均每公顷1200kg，比10年前增加了8倍，因肥料结构和施肥方法不当造成化肥大量流失，成为巢湖水质总氮、总磷超标的重要原因。在我国北方地区，早在 1995 年 14 个县市的 69 个点位的调查结果，就已经有 37 个点位的地下水 $NO_3^- \text{-} N$ 含量已达 50mg/L。越来越多的研究表明，水体 NO_3^-、NO_2^- 浓度的提高，不仅对水产养殖会产生不利影响，而且对人类的健康也会造成直接的危害。食品和饮用水中 NO_2^- 的浓度过高是造成人类癌症增加的重要原因之一。

不仅氮肥过量造成污染，过量磷肥的施用对环境也是非常有害的。据估计，全世界大约有 300 万～400 万吨 P_2O_5 从土壤转移到水体中。重庆涪陵地区农田磷流失量为每年 $1.17kg/hm^2$，陕西黄土高原侵蚀严重地区府谷县、米脂县农田中磷流失量分别为每年 $9.9kg/hm^2$ 和 $8.7kg/hm^2$。

（3）化肥的大量投入和浪费，增加了农业生产的成本，减少了农民的收入，影响了农村经济的发展。从世界范围农业化肥的投入和作物产量分析，谷物的产量仅以算术级数增长，而化肥却几乎以几何级数增长。1950～1985 年的 35 年内，我国的化肥用量增加了 8.29 倍，而此间谷物产量增加了 1.68 倍。1985～1995 年的 10 年内，我国化肥使用量从 1700 万吨上升到 3300 万吨，翻了近一番，而粮食只增产了 10%。根据实验，连续 12 年每公顷施入 N 12kg、P 120kg、K 90kg 处理区，前 6 年，粮食的平均每公顷产量比对照提高了 1470kg，提高 24.5%；随后肥效急剧下降，平均每公顷只增产 320kg，提高 5.2%。据 1986 年全国土壤肥力普查统计，化肥的增产效应从 20 世纪 50 年代每千克标准氮增产 3～4kg 下降到 1980 年的 1～2kg。肥效降低，农民为获得高产增加化肥的高投入，造成了增产不增收的现象。

3. 作物病虫害发生率提高

施肥不当，特别是施用氮肥不当，可使土壤农业化学性质恶化，从而使作物病虫害发生率提高。如硝态氮的增多可诱发棉花黄萎病的发展；使用单一氮肥可削弱初生根和次生根的生长，又可以使土壤中病原菌数目增多和生活力增强。冬小麦单施氮肥会使植株受麦茎蜂的危害显著加重，害虫繁殖能力和活力提高。在大量氮肥的处理中，小麦籽实受害和品质变劣现象明显增多。

近年来，对我国著名的金丝小枣产地河北省沧州地区进行的调查结果表明，在品种未变、气候正常的情况下，导致红枣腐烂严重的主要原因是不适当地使用化学氮肥和某些激素造成果肉含水率高、果皮薄、易爆裂、易感染，导致腐烂，最高腐烂率可达 70% 以上。此外，在我国陕西大红枣产区，广东砂糖橘产区，也因为化肥和激素（促生素、催长素）的不适当使用，造成病虫危害、果品腐烂严重。

4. 过量偏施氮肥影响农产品的品质

大量研究和生产实践已经清楚地证明，过多偏施氮肥虽然提高了产量，但却降低了产品品质。

（1）农产品的营养成分如蛋白质、糖分、维生素等含量明显降低。如实验表明，随氮肥水平提高，小白菜中蛋白质、维生素 C 的含量直线下降，可溶性糖也呈下降趋势。

（2）随着 N 素施用量的增加产品中硝酸盐等有害物质含量提高。据丹麦科学家赫·汉森研究，施氮量超过 $100kg/hm^2$，蔬菜中蛋白质下降，而硝酸盐从 0.11％～0.19％急增至 0.78％～1.43％，增加近 10 倍。人体摄入的硝酸盐 80％来自所吃的蔬菜。过量的硝酸盐导致高铁血蛋白症，婴幼儿对其尤为敏感。硝酸盐在人体中也可还原为亚硝酸盐，形成致癌物质亚硝胺等。氮肥能显著提高小白菜、菠菜、油菜整株的硝态氮含量，3 种蔬菜硝态氮的含量与化学氮肥的施用呈显著正相关，最多可提高 80～126 倍左右。

（3）氮肥施用过量产品的水分含量高，固体物少，口感差，易腐烂，货架寿命短。

（4）过量施用化学氮肥有害，过量施用化学磷肥也会对蔬菜、水果中的有机酸、维生素 C 等成分的含量以及果实的大小、着色、性状、香味等带来一系列影响，同时磷肥中的副产品还可能给农产品带来污染。

四、化学农药的不适当使用造成的环境和农产品污染

1. 种植业的污染来源

（1）外源性污染　是指由于工矿企业、城市居民等所产生的废水、废气和废渣对水源、土壤和大气的污染。这些污染物不仅使得我国的江河湖海等主要水系受到了严重污染，对种植业生产带来了严重的威胁，而且直接威胁着人类的健康，污染事件不断发生，导致的农业生产损失也越来越严重。工业有害物质及其他化学物质如金属毒物、N-亚硝基化合物、多环芳香族化合物等，对农产品的污染造成的危害已越来越受到重视，一些慢性疾病，尤其是肿瘤、遗传性疾病和先天性疾病（如痴呆、畸形等）均与这些化学物质的污染有关。

（2）内源性污染　是指农业生产本身所带来的污染，包括化肥、农药、化学制剂和用品等。尤其是农药的大量和不科学使用，所带来的农产品污染更为明显。

2. 农药污染

农药能防治病、虫、草害，如果使用得当，可保证作物的增产，但它是一类危害性很大的土壤污染物，施用不当，会引起土壤污染。喷施于作物上的农药（粉剂、水剂、乳液等），除部分被植物体吸收或逸入大气外，约有一半左右散落于农田，这一部分农药与直接施用于田间的农药（如拌种消毒剂、地下害虫熏蒸剂和杀虫剂等）构成农田土壤中农药的基本来源。农作物从土壤中吸收农药，在根、茎、叶、果实和种子中积累，通过食物、饲料危害人体和牲畜的健康。此

外，农药在杀虫、防病的同时，也使有益于农业的微生物、昆虫、鸟类遭到伤害，破坏了生态系统，使农作物遭受间接损失。

（1）农药的种类　据统计，目前世界各国化学农药的品种约有 1400 多个，其中有 40 种左右是基本的，使用比较普遍。另据联合国的一份统计资料，我国每年有 74 亿美元的商品，由于农药残留超标而受到不良影响。

① 按其作用对象可分为杀虫剂、杀菌剂、除草剂、植物生长调节剂等。

② 按其化学组成成分来分，包括有机氯、有机磷、有机氟、有机氮、有机硫、有机砷、有机汞、氨基甲酸酯类等。农药除了可以引起人体的急性中毒外，绝大多数对人体产生慢性危害，大多是通过农产品进入人体，某些农药对人和动物的遗传和生殖还会造成影响，产生畸形、癌症等，造成本人及家庭的终生痛苦和灾难。

（2）农药对农产品的污染　据权威部门统计，现在我国蔬菜上农药残留量超过国家卫生标准的比例为 22.51%，部分地区蔬菜农药超标的比例达 80% 以上，我国的烟草、茶叶、粮食等的农药污染也较严重。

农药污染对人类危害一般有以下几个特点：

① 危害范围广、时间长、种类多。人们可以不吃肉、蛋、奶，但一天也离不开油、米、面，离不开瓜果蔬菜。如果农产品遭受农药污染，人们就要天天、月月、年年受到它的危害，生命不息、受害不止。

② 害在当代、危及子孙。除急毒性较强的农药常常引起急性中毒造成疾病甚至死亡外，有的残留期长的农药如滴滴涕等常常引起慢性中毒，而且在人体内不断积累，危害身体健康。

③ 粮食、瓜果蔬菜被农药污染在外观上往往很难辨别。常常为消费者所欢迎，因而危害更隐蔽、更严重。

各种生长调节剂的不恰当使用（如催长素、果实膨大剂、增色剂等），不仅对当季农产品带来污染甚至绝收，而且对农田土壤有可能带来长期危害。如江西南昌某地种出来的 400 亩甜瓜多为畸形瓜，经专家鉴定后认为是滥用催长素的结果。又如我们近些年来在河北、山东、陕西等地进行红枣裂腐病调查防治时，大家普遍认为一些地方的红枣裂腐病与过量使用果实膨大剂有关。再如，近几年在全国许多地方出现的"镉"大米、"镉"小麦说明土壤重金属污染已相当严重。

控制农药污染、减少危害的根本方法就是要加强生产、流通和使用等环节的控制，在这方面，我国明文规定，要严格按照农药的使用范围、使用药量、使用次数、使用方法和严格执行安全间隔期进行用药，防止对农产品造成污染，同时还规定剧毒、高毒农药不得用于粮油、糖茶、蔬菜、瓜果和中药材。国家还提倡绿色食品的生产和开发，对农药的使用有了更加严格的要求。2016 年。我国虽然实现了农药使用"零"增长，但农药平均使用量仍位于世界前列，还要继续努力。

此外，筛选抗病虫害能力强的高抗品种，尤其是加强生物防治病虫害技术方面的研究开发，贯彻以预防为主的综合治理方针，尽量减少农药的使用，也是防治农药污染的发展方向。而微生态制剂的研究和开发，是生物防治的一个重要方面，在病虫害防治上已经取得了许多重要成果，引起了世界上各先进国家和地区的重视。

第二节　微生态制剂在生态种植业上的应用研究概述

植物微生态制剂的研究和应用是以植物微生态学的理论为基础的，因此在讨论植物微生态制剂的作用和功能之前，对植物微生态学的概念有个基本的了解是必要的。

我们知道生态是指生物与环境之间相互依存、相互制约、相生相克的关系和状态，生态学就是研究这种相互关系的一门科学。生态学定义有多种不同的描述方法，但其核心就是研究生物群体与其生物群体环境相互之间的关系的学说，是研究生态系统的组成、结构、功能及发展演替的学说。

植物微生态学可以定义为研究植物体内及体表微生物与微生物、微生物与植物体之间相互关系的学说，也可以描述为研究植物体及其体内外微生物所组成的微生态系统的组成、结构、功能与发展演替的学说。

虽然关于植物微生态学原理实际应用的例子，早在 2000 多年前我国西汉时的《氾胜之书》中就有记载，但作为一门学科，它只是在近几十年才迅速发展起来的新兴事物。

微生物与植物的关系，在微生态学中是最典型、最原始、最明显的微生态关系。在植物微生态学中，同样存在着微生物与植物的典型的共生关系，在这些关系中，有的是有益的共生关系，有的是有害的拮抗关系。在共生关系中有共栖、互生、助生及中立等。在拮抗关系中有偏生、竞争和寄生等。

从空间组成来说，整个植株是一个微生态系统，高等植物还分根、茎、叶、花及果实。这些不同部位有着不同生境，生存着不完全相同的微生物，组成不同的微生态系统，并且随着植株的生长发育和外界环境的变化，其微生物组成和结构也发生着变化和演替，对植物的生长产生不同的影响。植物微生态系统从所处的区位来看，还可以分为地上微生态系统和地下微生态系统两大部分。尤其是地下部分的土壤微生态系统中含有大量的微生物，每克土壤可以多达几亿甚至几十亿个。这些微生物组成和结构的变化直接影响到植物对养分的吸收、病虫危害，进而影响产量和品质，对农业生产有着重要的意义。

植物微生态制剂是在植物微生态学原理的指导下，采用微生态工程技术，从植物体及其生长的环境中，筛选出那些能够改善植物生存环境、增强其免疫功能和抗病能力、提高其产品品质、增产增效且共生性好、综合功能性强的有益（效）微生物所组成的复合菌剂。

早期的微生态制剂，常常是由单一菌种或菌类所组成，其功能相对比较单一，使用范围较小。随着科学技术水平的不断提高，生产实践的更多需求，植物微生态制剂的菌种组成越来越复杂，功能作用越来越多样化，使用范围也越来越广泛。尤其是 20 世纪 80 年代以后，多功能复合微生物菌剂的出现，把植物微生态制剂的研究和应用推向了一个高潮。

在种植业上应用的微生态制剂大体上可分为三个主要类型：

第一类是生物防治用微生态制剂，也称之为微生物农药，在种植业的病虫害防治上使用较早。如大家熟知的苏云金杆菌就是很成功的微生态制剂，用于害虫防治很有效，且不污染环境，至今仍在不断研究开发。据有关报道，枯草芽孢杆菌用于防治番茄青枯病、根腐病、立枯病和黄瓜根腐病等，均具有很好的效果，作为农药开发很有前景。

第二类是土壤微生态制剂（或微生物菌肥），最早出现的是一种土壤活化剂，也叫微生物改良剂，它含有 5～6 种细菌、霉菌以及腐殖酸和蛋白氮。此后出现了多种土壤微生态制剂，据统计，在日本、美国等国家申报的土壤微生态制剂发明专利就有 20 多项。土壤微生态制剂可改善土壤物理、化学和生物特性，施入土壤后形成合理的微生物群落，而微生物活动可改善土壤的物理化学条件，提高土壤保肥供肥能力，可加速土壤有机质的降解，增加土壤总孔隙度和入渗率，从而更有利于土壤盐分的淋洗。微生态制剂施入土壤后可活化土壤营养成分，使土壤中营养物质及微量元素转化为可利用状态，解除植物生理性缺素症状，保证植物在盐碱地上正常出苗，促进其生长，改良盐碱地。

第三类是植物微生态制剂，典型的例子是中国农业大学陈延熙教授等开发研制的增产菌。增产菌是以芽孢杆菌为主的植物微生态制剂，根据陈延熙教授植物自然生态系原理和微生态学理论，认为植物体并非独立存在，而是与体表、体内生活的无数微生物共同组成的共生复合体，它们之间相互依存、相互制约，形成一个自然复合体（这种复合体就是微生态系统）。其中有些微生物对作物生长发育和增产、改善品质、提高抗逆性等有促进作用。使用增产菌后，效果明显，粮食作物一般增产 5％～10％，瓜果蔬菜可增产 10％～15％以上，一般经济作物油、棉、麻、糖增产 10％左右。在几年时间内，增产菌曾推广到 50 多种作物，使用面积达 10 亿亩之广，创造了可观的经济效益和生态效益。

土壤微生态制剂和植物微生态制剂有很多共同之处，只是两者的侧重面不同。土壤微生态制剂，主要从土壤环境的改善来作用于植物；植物微生态制剂主要作用于植物体本身的微生态区系。

复合微生态制剂的研制和应用，开创了国内微生物产品和微生态制剂的先河。它首次把看起来不能生长在一起、在自然界广泛存在的共生现象，通过严格种群组合、科学量比关系和适当的培养基，再现于人工制造的产品之中，是真正的现代微生物技术和微生态学理论与工程技术的完美结合，使植物微生态制剂的研究和利用挣脱了传统微生物学理论的制约，进入了微生态学理论的新时代。在这一思想的推动下，国内外微生态制剂的研究开发和应用推广的新的高潮正在兴起，新产品、新技术如雨后春笋般不断涌现。

20世纪90年代末，我们以植物微生态学理论为基础，吸取了国内外先进的植物微生态思想观念，分析了国内外有关植物微生态制剂的主要优缺点，先后研制成功了以乳杆菌、酵母菌、芽孢杆菌、放线菌和光合菌等为主的复合微生态制剂——VT菌肥、格林活力菌、益科乐活力菌和神微微生态制剂。

21世纪以后，我国以微生物菌肥和生物有机肥为代表的一类微生物肥料进入了飞速发展期，全国菌肥研究单位、生产企业如雨后春笋般展现在各地。

复合微生态制剂，可以兼具植物微生态制剂、土壤微生态制剂和生物防治用微生态制剂三者的功效，有的还具有消除土壤化学毒素、净化土壤环境的功能。

微生态制剂在种植业上使用的主要作用功能，概括起来，有以下几个方面：

(1) 促进生长　促进种子发芽和种苗生根，提高种子发芽率和种苗（扦插和移栽）成活率，缓苗轻或基本无缓苗现象，作物苗期生长健壮，有利于培育壮苗、壮秧。

(2) 改良土壤　促进土壤中有益微生物的生长繁殖，加速养分分解转化，改善土壤的理化性状，提高土壤的蓄水保墒、保肥供肥能力。尤其是能明显降低因农药化肥的大量使用导致的土壤毒性，为作物生长提供良好的土壤环境条件。

(3) 保护环境　提高作物的抗病能力，尤其对土传病、重茬障碍有明显的防治效果，减少农药化肥的使用，在小范围甚至可以做到不使用化肥和农药，可大大减轻农田环境污染。

(4) 增产效果明显　粮食作物（小麦、玉米、水稻等）增产 $10\%\sim30\%$；豆类作物增产 20% 以上；蔬菜增产 15%，最高达 50% 以上；食用菌增产 15% 以上，最高达 50% 以上。

(5) 提高产品品质　化肥、农药使用少，农产品基本没有药物残留，粮食产品、瓜果蔬菜的糖分、维生素、蛋白质等含量明显提高，营养丰富，口感好，色泽鲜艳，耐贮存，是生产绿色食品和有机食品的重要技术之一。

(6) 经济效益显著　在粮食作物上，应用微生态制剂的经济产投比一般在 $1.5\sim3$，即每应用1元钱的微生态制剂，可产生 $1.5\sim3$ 元的经济收入；在果树上使用的产投比一般在 $2\sim3$，而在蔬菜上的产投比一般在 $4\sim5$，最高可达10

以上。

应用微生态制剂可生产出绿色或有机食品，只要市场运行机制健全，其商品价格会有所提高，这样经济效益就会更明显。

第三节　复合微生物菌肥和生物有机肥的研究与应用

一、复合微生物菌肥

1. 微生物菌肥的概念

微生物菌肥指一类含有活微生物的特定制品，应用于农业生产中，能够获得特定的肥料效应。在这种效应的产生中，制品中活微生物起关键作用，符合上述定义的制品均应归入微生物菌肥。从这个定义中我们应该看到，微生物菌肥首先应该是由活的微生物所组成，具有特定的肥料效应，而这个特定效应的产生，微生物的作用是关键。

根据微生物菌肥的功能作用和组成一般可以分为两类：

（1）狭义微生物菌肥　通过微生物的生命活动，增加植物的营养供应，主要是肥料效应，提高产量。这类微生物菌肥的组成比较简单，一般是由单一微生物种群（或属）所组成，如根瘤菌肥料类、固氮菌肥料类、解磷微生物肥料类、硅酸盐细菌肥料类（生物钾肥）、光合细菌肥料类、芽孢杆菌制剂、微生物生长调节剂类等。举例来说，根瘤菌肥料可提高氮素营养，解磷、解钾菌肥料可提高土壤中磷、钾的有效性等。

（2）广义微生物菌肥　既能通过微生物的生命活动增加植物的营养供应，提高营养水平，起到肥料效应；又能通过微生物的生命活动，产生某些促进植物生长的刺激素（也叫促生素）；同时还能抑制病原微生物的生长繁殖，提高植物的抗病能力，减少病虫害的发生。这就是目前研究最多、使用效果最好的复合微生物菌肥。

复合微生物菌肥是由多种有益微生物组成的，主要包括光合细菌类、乳酸菌类、酵母菌类、芽孢杆菌类、发酵型丝状菌类等。

2. 复合微生物菌肥的组成和特点

（1）组成　复合微生物菌肥的菌种组成是在微生态理论的指导下，采用微生态工程技术，从自然界本来就存在的光合细菌类、乳酸菌类、酵母菌类、芽孢杆菌类、发酵型丝状菌类和放线菌类等菌群中筛选出来的，由多个有益（有效）的微生物菌种所组成。经特殊发酵工艺生产出的复合微生物菌剂，有时又叫复合微生态制剂。

（2）特点

① 复合微生物菌肥是由多个活的有益微生物种群所组成，经特殊发酵工艺生产而成的，无任何毒副作用。

② 微生物种群之间互不拮抗，协同共生，功能互补，组成了一个相对稳定的微生态系统，符合系统功能整合原理，具有多种特殊功能。

③ 微生物菌肥所采用的菌种，必须是来自国家菌种资源库或有其他合法身份，符合农业部、环保局等有关部门的规定要求，无毒、无害、无二次污染，并提供相应的法律证据。同时还要是非转基因产品；没有外来物种入侵之虑。

根据国家规定，复合微生物菌肥和生物有机肥必须符合国家标准并获得农业部的生产许可，要有相应的批准文号。

微生物菌肥（尤其是复合微生物菌肥）在我国出现较晚，开始并未为大多数人接受，甚至遭到一部分人的怀疑和反对。但是，经过十多年来的试验示范和推广，受到广大用户的一致好评。微生物菌肥的应用已经成为无公害种植业不可或缺的关键技术。

但是，目前市场上又出现了相当多的假冒伪劣产品，非常值得大家注意。

3. 复合微生物菌肥的使用技术和方法

（1）浸种和拌种　利用复合微生物菌剂浸种和拌种，可以促进种子发芽、种苗生根，尤其是对那些处于休眠状态或发芽势弱的种子，效果更加明显。浸种和拌种的方法因作物不同而异。

① 拌种。小麦和玉米。将微生态制剂原液稀释 500 倍进行拌种，晾干种子表面的明水后播种。可促进种子早出苗 2～3 天，基本苗数每亩增加 2 万～7.3 万，尤其是对晚播冬小麦的出苗率有较大的提高。

② 浸种。

a. 水稻。将微生态制剂原液制成 500～1000 倍的稀释液，将水稻种子浸泡 2～4h 后，再用浸水按正常浸（泡）种要求进行浸种、催芽，出芽快而整齐，也可以不经过催芽进行直播。

b. 马铃薯等块茎（根）作物。将微生态制剂原液制成 500～1000 倍的稀释液，将种子或种薯块放入稀释液中浸泡 30min 后，取出晾干明水后播种，可促进发芽和苗期生长；对预防马铃薯的环腐病、晚疫病等有显著的效果。

c. 果菜类（包括茄子、辣椒、番茄、草莓、西瓜、南瓜、豆类等）、叶菜类（大白菜、菠菜、韭菜、花椰菜等）。将微生态制剂原液制成 500～1000 倍的稀释液，将种子直接或装在小布袋内放入稀释液中浸泡 30～60min 后捞起沥干，直到种子表面无明水时即可播种。发芽比较困难或发芽率较低的种子，浸泡时间可适当延长至 2h。

③ 蘸根或浇定根水。为了提高扦插、移栽苗木的成活率，可用 500～1000

倍的微生态制剂稀释液蘸根或浇定根水。

应该提出的是，浸种和拌种，微生物菌肥稀释液浓度不能太高，即使是很难发芽的牧草种子拌种和浸种的浓度也不要超过 300 倍；浸泡时间不宜过长，否则会抑制种子发芽和作物苗期生长。

（2）喷洒 用一定浓度的微生物菌肥稀释液对作物进行喷洒，一方面可以为作物生长提供一定的无机（N、P_2O_5、K_2O）和有机（氨基酸等）营养物质，供茎叶吸收；另一方面，优势的有益菌群及其分泌的生理活性物质等又可以抑制病原菌的生长，提高作物的抗病虫害能力，同时刺激植物体生长发育，是微生物菌肥科学应用的重要一环。

① 喷洒浓度。粮食作物、经济作物、果树、蔬菜和食用菌栽培，微生物菌肥的喷洒浓度一般为 300～500 倍稀释液，叶菜或其他作物的幼苗期一般用 500 倍稀释液。浓度不是越高越好，浓度过高会发生抑制生长或灼苗（叶片上出现斑点）。

② 喷洒时间。种子出苗后即可以进行第一次喷洒，以后每 10～20 天喷洒一次。生长期短的叶菜类作物，可 7～10 天喷洒一次；生长期长的粮食、果树、瓜菜等可 15～20 天喷洒一次。而对果菜类如番茄、黄瓜、茄子、辣椒等，在收获季节每采摘一次即可喷洒一次，对促进早开花、早结果、多结果和提高果品品质有很大的好处。

应当注意的是，在果树开花授粉期，应避免喷洒，以免对传粉产生不良影响。

③ 喷洒量。对作物苗期或小株作物，每次每亩用 200～300mL 复合微生物菌肥，对大株作物，尤其是果树等，每次每亩用 300～400mL 复合微生物菌肥。

（3）微生物防虫液的制备和应用 为了充分发挥微生物菌肥防治病虫害的作用，可将微生物菌肥和酒、醋进行混合发酵，制成发酵液，按一定浓度和比例喷洒到作物上去，有良好的防病、驱虫作用。其制作和使用技术及方法介绍如下：

① 原料组成及比例：

粮食酿造的白酒（酒精含量30％） 7％

粮食或水果制作的食用醋 7％

糖蜜（蔗糖厂下脚料）或红糖 7％

微生物菌肥 7％

饮用水 72％

② 接种。先将糖蜜溶解于水，在将微生物菌肥加入混匀，然后依次将醋和酒加入上述溶液中充分混匀后装入可密封的塑料桶中进行发酵。

③ 发酵温度为 25～35℃，发酵时间为 7～10 天。

④ 搅拌和放气。在发酵过程中，每天早晚各一次对发酵塑料桶液进行搅拌，当有气体产生时即打开密封盖放气后再封上。

⑤ 发酵完成。在发酵过程中，产气量随时间的延长而增多，到一定程度后又会随时间而减少，当产气量很小时发酵基本完成。

⑥ 使用。防虫液主要是一种驱避剂，但也有一定的抑制有害微生物生长和害虫繁殖的作用，尤其是对害虫卵的孵化和幼虫的生长，有较明显的抑制甚至杀灭作用。在使用时以喷洒为主，喷洒浓度为 300～500 倍，喷洒用量每次每亩 200～400mL 防虫液。喷洒时间，每 10～15 天一次，在病虫害可能发生的季节要提前喷洒，时间可在 7～10 天一次。大量实践证明，把微生态制剂和微生态制剂防虫液交叉应用，效果更为理想。

二、生物有机肥

1. 生物有机肥的概念

生物有机肥是在传统有机肥的基础上，接种人为优化筛选的有益微生物菌剂，也叫微生物发酵剂，在特定条件下进行发酵而成的。它不仅具有传统有机肥的一切优点，而且在很大程度上避免了传统有机肥的缺点，是一种新型的肥料品种。

因此，有人认为生物有机肥是继化肥以来肥料工业的第二次革命，是生产绿色食品尤其是有机食品必不可少的优质肥料。将微生物菌肥和生物有机肥相结合就能够生产出符合国际标准的有机农产品。

2. 生物有机肥的定义

我国农业部给出的生物有机肥的定义及制定的技术指标：生物有机肥，指特定功能微生物与主要以动植物残体（如畜禽粪便、农作物秸秆等）为来源并经无害化处理、腐熟的有机物料复合而成的一类兼具微生物肥料和有机肥效应的肥料。

3. 生物有机肥的技术标准

根据我国农业部所颁布的农业行业标准 NY 884—2012，生物有机肥产品的各项技术指标应符合表 3-3 的要求。

表 3-3　生物有机肥产品技术要求

项目	粉剂	颗粒
有效活菌数/（×10^8CFU/g）	≥0.20	0.20
有机质（以干基计）/%	≥45.0	45.0
水分/%	≤30.0	15.0
pH 值	5.5～8.5	5.5～8.5
粪大肠菌群/（个/g）（或个/mL）	≤100	100
蛔虫卵死亡率/%	≥95	95
有效期/月	≥6	

生物有机肥产品 5 种重金属限量技术要求如下：

总砷（As）（以干基计）	≤15mg/kg
总镉（Cd）（以干基计）	≤3mg/kg
总铅（Pb）（以干基计）	≤50mg/kg
总铬（Cr）（以干基计）	≤150mg/kg
总汞（Hg）（以干基计）	≤2mg/kg

生物有机肥，不仅具有传统有机肥和化肥的主要优点，如肥效稳定、养分均衡、有利于土壤有机质和酶活性的提高、有利于农产品质量改善等，而且在很大程度上避免了它们的缺点（如养分浓度低、积制时间长、又脏又臭），同时还具备许多传统有机肥所不具备的优点，是一种新型的肥料品种，是生产无公害食品、绿色食品尤其是有机食品必不可缺少的优质肥料。生物有机肥的开发利用，能使农业生产过程中产生的废弃资源得到很好的利用，有利于农村环境的改善、农业生态系统质量的提高和农产品品质的改善，是资源节约型、生态友好型农业和循环经济发展的重要内容。

4. 生物有机肥的制作

（1）基本原料 包括：

鸡粪、鸭粪、鹅粪、猪粪、牛羊粪等。

秸秆类，尤以豆科作物的秸秆为最佳。

制糖工业的滤泥、蔗渣、甜菜渣等。

啤酒厂的啤酒泥、酒糟等。

各种饼粕：豆饼、棉仁饼、菜籽饼等。

草（泥）炭；食用菌渣（糠）。

（2）基本配方 有机物料 900～950kg；钙镁磷肥（过磷酸钙）50～100kg；复合微生物菌剂 2～4kg；红糖 1～2kg。

需要说明的几点是：其一，规模化生产一般用糖蜜（积水）来代替红糖，因为糖蜜的价格要低得多；其二，为了增加颗粒肥的紧实度，应适当添加黏合剂如红黏土等；其三，添加草炭和腐殖泥等含腐殖酸的原材料，既可以加深肥料的色度，又可以提供腐殖酸肥。

（3）原材料选配要注意的几个问题

① 氮、磷、钾总量控制及其比例。堆肥基料中氮、磷、钾含量是生物有机肥的养分基础，因此必须根据各类原材料的养分含量计算出堆肥的基础养分。对于直接堆制利用的农户来讲，对基础养分含量及其比例的掌握可以针对不同作物、不同土壤进行科学的调配，尤其是在测土施肥技术普遍推广以后，还可以与适当的无机肥相配合，达到巧施肥、多增产增收的目的。对于把生物有机肥作为商品的生产厂家来说，对原材料基础养分含量及其比例的掌握，一方面保障生产

出符合国家质量标准（或企业生产标准）的稳定的生物有机肥产品，另一方面也为指导用户合理使用生物有机肥提供依据。

②C/N 比。堆肥过程中，碳素是堆肥微生物的基本能量来源，也是微生物细胞构成的基本材料。在堆肥过程中，微生物每合成 1 份体质碳素，要利用 4 份碳素作能量。以细胞为例，其本身的 C/N 为（4~5）:1，即由 1 份氮素和 4~5 份碳素组成，那么合成这样的体质细胞要利用 16~20 份碳素来提供能量。因此，微生物在生长繁殖时最佳 C/N 应为（25~35）:1。微生物在分解含碳有机物的同时，利用部分氮素来构建自身细胞体。氮是构成细胞中蛋白质、核酸、氨基酸、酶、辅酶的重要成分。

一般情况下，C/N 过高，微生物生长繁殖所需的氮素来源受到限制，微生物繁殖速度低，有机物分解速度慢，发酵时间长（据资料介绍：当原材料的 C/N 为 20、30~50、78 时，其对应所需的发酵时间为 9~12 天、10~19 天、21 天，当 C/N 大于 80 时，发酵就难以进行）有机原料损失大，腐殖质化系数低；并且堆肥产品 C/N 高，施入土壤后容易造成土壤缺氧，进而使作物生长发育受限。C/N 过低，微生物生长繁殖所需的能量来源受到限制，发酵温度上升缓慢，氮过量并以氨气的形式释放，有机氮损失大，还会散发难闻的气味。合理调节堆肥原料中的碳氮比（C/N），是加速堆肥腐熟、提高腐殖化系数的有效途径。

常见的有机固体废弃物含碳量一般为 40%~55%，但氮的含量变化却很大，因此 C/N 的变幅也较大。一般禾本科植物的 C/N 较高，大约为 40~100；畜禽粪便、城市污泥 C/N 较低，大约为 10~30（表 3-4）。为达到理想的堆肥有机物分解速度，通常用 C/N 较高的秸秆粉、草炭、蘑菇渣等与 C/N 较低的畜禽粪便、城市污泥等进行混合调整。在堆肥化过程中，由于微生物的作用，有近 2/3 的碳素会以 CO_2 的形式释放出来，剩余部分与氮素一起合成细胞生物体，所以堆肥化过程是一个 C/N 逐渐下降并趋于稳定的过程，腐熟堆肥的 C/N 一般为 15 左右。

表 3-4 部分有机物的 C/N 比

种类	细菌	真菌	油饼	绿肥	腐殖质	人粪	堆肥	动物粪	鸡粪	猪粪	马/骡粪	牛粪	羊粪	树叶	稻草	作物残体	玉米秆	麦秆	锯末屑
C	4~5	9	6	11	11	12	15	15	9	16	21	26	25	30	60	65	90	100	250
N	1	1	1	1	1	1	1	1	1	1	1	1	1	1	1	1	1	1	1

（4）原材料的准备 原材料的选择必须因地制宜，尽可能利用当地较丰富的资源。在原材料选择好以后，要进行以下准备：

① 铡碎或粉碎。在发酵过程中，原材料的粗细程度和粒径大小，对微生物

分解速度和程度有着很大的影响，因为堆肥物料的分解主要发生在颗粒的表面或接近颗粒表面的地方。

在相同体积或质量的情况下，小颗粒要比大颗粒有更大的比表面积。所以如果供氧充足，小颗粒物料一般降解要快一些。实验证明，将堆肥物料加以粉碎后，可以使降解速度提高 2 倍以上。这里又分两种情况：对于农户来说在自制自用生物有机肥时，为了节省工时和费用，可以将秸秆等铡（粉）碎，长度在 3～5cm，饼粕等粉碎到 1.5～7.5cm；对于商品化生产的厂家来说，一般推荐的颗粒粒径为 1.3～7.6mm，这个区间的下限适用于通风或连续翻堆的堆肥系统，上限适用于静态堆垛或其他静态通风堆肥系统。粒径大小除影响发酵分解程度和速度外，对制粒也会有很大的影响。

② 水分调节。堆肥过程中有机物的分解和微生物的繁殖离不开水。堆肥中水分的主要作用在于：一方面溶解有机物，参与微生物的新陈代谢；另一方面在堆肥内移动调节温度。因此，堆制过程中保持适宜的水分含量，是生物有机肥制作成功的首要条件。由于微生物大都缺乏保水机制，对水分极为敏感，当含水量在 35%～40% 时，堆肥微生物降解速度会显著下降，堆肥时间延长。当含水量在 20% 以下时，降解过程会完全停止。若水分超过 50%，水分则会堵塞堆肥内的空隙，堆肥温度急剧降低，有机物分解速度慢，且不利于病菌和虫卵的杀灭，不利于无害化。因此，适宜发酵水分应控制在 40%～50%，对吸水性较强的基质来说也可以提高到 50%～55%。

最简便的测量堆肥基料含水量的方法是采用手握挤压法：手握成团，用力挤压没有水渗出手指缝，松开手轻叩即松散，此时的含水量一般在 45%～50%。

③ pH 值调节。pH 值是影响微生物生长繁殖的重要因素之一，是影响微生物存活的一个关键因子。虽然在不同的研究中得出的堆肥微生物适宜的 pH 值范围不完全相同，但其中大多数的研究结果表明，多数堆肥微生物适合在中性或偏碱性环境中繁殖与活动。细菌和放线菌最适合的生长条件为中性和微碱性，真菌嗜酸性。细菌和真菌消化有机物时会释放有机酸，有机酸通常在堆肥初期被累积而导致 pH 值下降，从而有利于真菌的生长以及木质素和纤维素的降解；随着有机酸进一步被降解，pH 值逐渐升高，细菌和放线菌的繁殖会逐渐加快。

然而，当堆肥体系变成厌氧状态时，有机酸的累积可以使 pH 值降低到 4.5 以下，这时会严重影响微生物的活动，通常可以通过通风（翻堆）增氧使堆肥 pH 值调节到正常范围。同样，当堆肥 pH>10.5 时，大多数细菌活性减弱，高于 11.5 时开始死亡。总之，过高和过低的 pH 值都会引起蛋白质变性，如氨基、羧基基团变异，可改变其物理结构，并使酶蛋白失活。

常见的堆肥原料如畜禽粪便、市政污泥、作物秸秆、草炭、蘑菇渣等一般不需要进行 pH 值调节，但当原料 pH 值偏离正常堆肥 pH 值（5～9）较大时，就必须对 pH 值进行调节。当原料偏酸性时（pH＜4），通常用石灰调节，有时为减少氮素损失，也用碱性磷肥调节酸碱度；当原料偏碱性时（pH＞9），可以通过添加氯化铁或明矾来调节，有时也用弱酸或堆肥返料进行调节。

在调节 pH 值时要注意的是，石灰的用量不宜过大，一般控制在 5% 以内，否则会延长堆肥过程的缓冲期，不利于堆肥化进程。

（5）接种 接种是生物有机堆肥制作的重要一环。有机肥被分解的速度快慢、堆制质量的好坏与菌种组成、接种数量和均匀程度有直接的关系。

① 菌种的选择。菌种选择是生物有机肥的重要环节，是影响生物有机肥质量的主要因素。神微微生态制剂，如前所述，是由光合细菌、乳酸菌、酵母菌、芽孢杆菌及放线菌等几大类菌种混合发酵而成的复合型微生态制剂。经过广泛的对比试验和研究，其在种养业上的重要作用功能已经赶上甚至在某些方面优于从日本引进的 EM 有效微生物，被称为中国的"EM"技术。利用其不仅可以生产出优质的生物有机肥，而且在生产过程中没有异味产生，不产生环境污染。

② 接种量。按每吨（或每立方米）基础物质加 1kg（或 1000mL）菌剂。

③ 接种。将发酵基料粉碎混合并充分混匀，用适量的水将菌种稀释（稀释用水量应在总水量中扣除）后，喷洒到基料中，充分搅拌均匀。为了提高发酵速度和质量，有条件的地方可同时加入和菌种分量相同的红糖或蔗糖厂的糖蜜。

（6）发酵

① 发酵工艺的选择

a. 田间地头发酵。将接种好的物料堆成圆锥形或长条形，踩实后用塑料薄膜、草泥或其他能遮蔽风雨的覆盖物覆盖好，堆体的大小由地形和堆肥量的多少来确定，一般堆宽 2～3m、高 0.8～1.2m。高温季节堆体可适当变小变薄。发酵过程中当堆体温度超过 55℃时应立即翻堆。

b. 工厂化发酵。工厂化堆肥工艺与传统堆肥工艺有着很大的区别。这些堆肥工艺克服了传统堆肥系统的缺点，具有机械化程度高、处理量大、堆肥速度快、无害化程度高等特点。

表 3-5 列出了自 20 世纪以来国内外开发出的历史上和目前沿用的主要的堆肥系统。

表 3-5　国内外主要堆肥系统分类

开放性	搅动/物料流动方向	干预方式	堆肥类型
开放	无搅动	不鼓风	传统堆肥
		鼓风	静态堆肥
	有搅动	不鼓风	条垛堆肥（自然通风）
		鼓风	条垛堆肥（强制通风）

开放性	搅动/物料流动方向	干预方式	堆肥类型
密闭	水平	静态	隧道式堆肥
		搅拌	搅拌槽式堆肥
		翻转	转鼓式（DANO）堆肥
	垂直	搅拌	塔式堆肥
		填充	筒仓式堆肥

　　根据堆肥技术的复杂程度以及使用情况，主要有条垛式、静态垛式和反应器系统三大类堆肥系统。其中条垛堆肥主要通过人工或机械的定期翻堆配合自然通风来维持堆体中的有氧状态；与条垛堆肥相比，静态堆肥在堆肥过程中不进行物料的翻堆，能更有效地确保堆体达到高温和病原菌灭活，堆肥周期缩短；反应器堆肥则在一个或几个容器中进行，通气和水分条件得到了更好的控制。表 3-6 对常见的条垛堆肥、静态堆肥和反应器堆肥的优缺点进行了比较。

表 3-6　各种堆肥系统的优缺点比较

项 目	条垛堆肥	静态堆肥	反应器堆肥
投资成本	低	低	高
运行和维护费用	较低	低	高
操作难度	低	较低	难
受气候条件影响大小	大	较大	小
臭味控制	差	良	优
占地面积	大	中	小
堆肥时间	长	中	短
堆肥产品质量	良	优	良

　　有意思的是，国内目前大量使用的槽式堆肥从严格意义上讲不属于上述的堆肥分类，实际上是一种介于条垛式堆肥与搅拌槽式堆肥间的特殊类型，它具备搅拌设备和通风设施，但又不属露天开放式堆肥，虽然通常建有顶棚遮盖设施，但又不具备严格的反应器控制系统。这种堆肥方式正在国内外得到广泛的推广普及。由于篇幅的关系，这里不做详细介绍。

　　② 发酵温度。一般在 50～55℃，非工厂化生产的发酵温度一旦超过 50℃，应及时人工翻倒。

　　③ 发酵时间。生物有机肥一般来说发酵时间短，但与温度高低有较强的相关关系，在露天堆制条件下，当环境温度较低时发酵时间较长约 20～30 天；环境温度较高时，发酵时间为 10～15 天。

工厂生产的发酵时间的长短则因所选择的发酵工艺系统不同而异。

④ 质量标准。堆肥的质量指标一般包括颗粒的大小，pH 值，有效养分，产品稳定性，以及杂草种子、害虫卵、重金属、植物毒素等有害组分及其他杂质的存在。

好的堆肥应表现为：颗粒直径小于 1.3mm，pH 值在 6.0～7.8，没有臭味，颜色深棕到黑色，有效养分比发酵前提高 30％左右，没有杂草种子及害虫卵，污染物浓度（如重金属等）低于国家标准，而且在一定时间内放置没有发热现象，比较稳定。符合农业部关于生物有机肥的质量要求。

野外堆制的自制生物有机堆肥的质量标准，在温度、时间相对严格控制的条件下，从颜色、气味和表面有无白色菌丝密布这几个直观的指标去判断。

三、生物有机无机复合肥的制作和应用

1. 生物有机无机复合肥的概念

生物有机无机复合肥是通过科学的配比关系和特定的发酵工艺，将微生物和有机物及无机化肥相结合制作出的一种新型的肥料产品，是继传统有机肥、化肥和生物有机肥之后，肥料生产的又一次新的尝试，很可能带来农业生产上的一场变革。

现代农业生产对多功能、综合性肥料的迫切要求，使生物有机无机复合肥的研究开发具有很大潜力，这在前面已进行了分析；化学肥料虽然能够提高产量，但若长期大量施用，不但增产效益明显下降，且会造成产品和环境的污染，给人体健康带来危害。而传统有机肥料不仅有效养分含量低，而且在制造、施用过程中消耗大量的人力和物力，又不卫生。生物肥料虽在农业生产、资源利用、改善土壤生态环境和提高产品品质等方面起到了不可忽视的作用，但它不能完全替代化学肥料或有机肥料，只能在一定程度上起到提高肥效、减少流失的辅助作用。只有在实际应用中，把三者有机地结合起来，扬长避短，开发新型肥料，才更具有广阔的应用前景。生物有机无机复合肥在常规微生物菌肥和无机化肥基础上，增加有机物前处理技术或在微生物加入条件下的特殊复配工艺中加大有机物的比重，突出微生物和有机质的作用。添加的有益活菌能够固定空气中的氮素，分解土壤中潜在的矿物养分，以及在繁殖代谢过程中产生生理活性物质，刺激和调控作物生长。另外，肥料施入土壤后，大量有益菌先入为主，抑制有害菌增殖，保持土壤微生态平衡，并可增强土壤生物活性和生化活性，改善作物根际环境，起到防病壮苗作用。添加的有机质直接为作物提供有机养料，为微生物提供有效载体，以及和微生物一起共同活化根际土壤，改善土壤理化性质，使复合体内无机养分稳定释放。无机养分针对不同土壤和不同作物提供合理的 N、P、K 三要素配比，调整复合体的 C/N，使之有利于微生物的繁殖生长和有益功能的发挥。

从目前农业生产实际需要、比价效应、施肥习惯、经济效益和环境保护等诸多因素考虑，把这三者综合起来是未来肥料发展的主要方向，会对农业生产产生巨大的推动作用。

同时又可利用微生物的特定功能，把肥料生产和有机废弃物的开发利用相结合，变废为宝，变害为利。生物有机无机复合肥的原料主要是大型养殖场的畜禽粪、城市生活垃圾和工业废料等，这些有机废弃物一方面占用土地、污染环境，另一方面它们又含有大量的养分。生物有机无机复合肥利用微生物的特定功能可以大大加快这些有机废弃物的分解，充分发挥其肥效，提高氮、磷、钾等养分的利用率，抑制病菌的活动，改善土壤结构和作物营养条件，提高产品品质和产量；同时也可减少这些有机废弃物对生态环境的污染，有效地提高生物资源的利用率，是农业可持续发展的有力措施。与此同时，还节省了成本，无论是生产者或使用者都将得到更好的经济效益。

国内外已有多种品牌的生物有机无机复合肥，但一般来说大多数添加的都是单一菌种，例如固氮芽孢杆菌 CN9506、固氮细菌、枯草杆菌、硅酸盐细菌等。由于这些肥料添加的菌种单一，所以在生产实践中就难以发挥出多种功能，有的偏重于固定氮素，有的偏重于增加磷钾养分，有的侧重于防治特定的病虫害。现在，生物有机无机复合肥发展的方向是由添加单一菌种向复合多功能菌种发展。多菌种组成一个复合系统，彼此互利共生在一起，有利于各自功能的发挥，表现出优于单一菌种的多项综合功能。多年的生产实践证明，利用多种有益微生物组成的微生态制剂处理农业有机废弃物生产生物有机肥，在改良土壤环境，防病壮苗，促进、调节作物生长，提高作物产量，改善产品品质方面取得了显著的效果。

2. 生物有机无机复合肥的增产效果及机理初步研究

通过在花椰菜和冬小麦上所进行的传统有机肥、化肥、生物有机肥、生物有机无机复合肥等不同肥料的比较研究，可以得出以下结论：

① 生物有机无机复合肥对土壤有一定的酸化作用，对于降低盐化潮褐土的高 pH 值并使其接近中性有积极作用。由于其具有较高的酸碱缓冲性能，所以不会造成土壤酸碱性的剧烈改变。

② 生物有机无机复合肥改土培肥的综合效果优于其他类型肥料。试验后土壤容重下降了 $0.036\sim0.042\text{g/cm}^3$，总孔隙度提高了 $1.21\%\sim1.59\%$，各生育期土壤含水量较高。土壤有机质比试验前提高 $0.069\%\sim0.01\%$，全氮和全磷分别比试验前提高 $0.017\%\sim0.0233\%$ 和 $0.0133\%\sim0.064\%$，全氮和全磷增加量高于其他处理。土壤供肥能力得到明显改善，各时期土壤速效养分含量高于其他处理，显示出了大量有益微生物促进养分释放的积极作用。

③ 生物有机无机复合肥中大量有机物质和有益微生物的共同作用，促进了

土壤微生物的增殖和土壤生物活性的提高，从而促进了土壤养分的分解转化和土壤结构的改善。与试验前土壤相比，细菌增加了 2 倍，真菌增加了 2.21 倍，放线菌增加了 1.27 倍，总量增加了 1.64 倍。蔗糖酶、脲酶和磷酸酶活性都有不同程度的提高，并且与植株生长协调性好。

④ 生物有机无机复合肥可以促进植株生长发育，增加植株对养分的吸收，调节植株各项生理活动，平衡碳氮代谢。

⑤ 生物有机无机复合肥可以大幅度提高作物产量，改善产品品质，增加经济收入，达到了增产增收的目的。与其他处理相比，花椰菜增产 8.46％～83.43％，硝酸盐含量降低 21.17％～25.42％，维生素 C 含量提高 2.94％～61.67％，每亩纯收入增加 322.7～2190.3 元；小麦增产 11.73％～105.80％，差异极显著。

以上结果表明，把有机肥、生物肥、无机化肥结合起来生产生物有机无机复合肥在理论上和实践中都是可行的。在生物有机肥中加入适量的无机氮肥和一定比例的无机磷钾肥不会对有益微生物产生显著的不良影响。大量有机物质和少量无机养分为微生物的繁殖提供了营养和能源，大量微生物的旺盛活动加速了有机物质的分解，释放出速效养分和其他可被植物吸收的有机化合物，同时这些有机化合物又可以和微生物分泌代谢产物一起促进土壤中难溶养分的释放，改变无机养分的形态，使作物易于吸收，提高了养分利用率，减少了无机养分对环境的污染。

生物有机无机复合肥的生产和使用，不仅大大降低了化肥的施用量，减少了化肥对农业生态系统和农产品的污染，降低了农业生态系统的内源性污染，还保护了生态环境，有利于人们的身体健康，具有一定的生态效益和社会效益。生物有机无机复合肥的生产使大量农业有机废弃物得到有效利用，减少了对生态环境的污染，使其中的营养成分得到回收，资源得到合理利用，符合生态学原理的多级利用原则，减少了农业生态系统中物质和能量的损失，使其处于良性循环。

3. 生物有机无机复合肥的生产与应用

生物肥料是一类活菌制品，其核心是制品中含有富足的有效微生物，必须保证这些微生物的生存环境需要，才能通过它们的生命活动发挥其特殊的功能。生物有机无机复合肥是一种新型的生物肥料，在其生产技术上，最为关键的问题就是添加无机化肥对微生物的生命活动有无影响及影响程度，这是决定产品质量高低和作用效果好坏的重要因素。一般来说，无机氮肥会对有益微生物的生长繁殖产生一定的抑制作用，且随着无机氮肥浓度的升高而加强，最终影响有机无机复合肥的质量。

据初步研究，在以鸡粪、稻糠为主要原材料，以微生态制剂为菌种的条件下，加入适量（不超过基质的 5％）磷钾肥对活菌菌数没有影响，与生物肥配合不会产生不良效果，而无机氮肥的添加量一般以不超过 3％为宜。

解决了无机肥的加入量后，其他原材料配比、生产工艺过程和产品的使用技术和方法均可参照生物有机肥，这里不再赘述。

第四节　微生态制剂在种植业上应用效果分析

一、促进种子发芽、种苗生根和苗期生长

组成微生态制剂的微生物在生命活动中能够产生抗生素类、有机酸类、吲哚类和泛酸等多种植物生长刺激素和细胞分裂素等生理调节物质，具有促进细胞分裂、提高酶活性和增强吸收矿物质营养及水分的能力，并激发植物内源激素的增加，从而促进种子萌发、种苗成活生根、根系发达，对植物苗期的生长能力有明显的促进作用。

1. 马铃薯

杜志斌等用种薯切块重量的 0.1％微生态制剂稀释液喷洒种薯切块〔即用微生态制剂 50mL，加水 1.25kg（约 25 倍稀释），喷拌种薯切块 50kg〕。喷洒均匀后吸收 2h，不见明显水迹后播种，并以等量清水喷洒种薯切块为对照。种薯切块重 30～32g，试验结果表明，微生态制剂对马铃薯的促生效果明显，与对照相比，种薯块出苗整齐，缺苗率比对照下降 5％，基本实现全苗，且苗壮、叶大、茎粗，尤其是在分枝前株高增加 3cm 左右，株冠直径增加 4cm 左右，分别比对照增加 20％左右。全株鲜重增加 29％，根系健壮发达。

2. 水稻

俞元达等研究表明，在水稻移栽时，仅用微生态制剂（每亩用微生态制剂 1.5kg）蘸根，秧苗成活率高，每亩有效穗 27.80 万，比 CK 的 23.0 万增加 20.9％，千粒重增大，亩产 339.8kg，比对照（CK）的 320.3kg 提高 6.1％左右。

3. 冬小麦

在北京市昌平区小汤山镇，用微生态制剂给冬小麦拌种，自 10 月上中旬到 11 月上中旬依次每间隔 10 天拌种一批，均以 30 万株基本苗播种量播种，示范播种面积 1 万亩。结果表明，试验区的平均出苗率比 CK 提高 6.7％～26.7％，基本苗数每亩增加 2 万～8 万株，且与播种期呈明显的负相关。即播种期越靠后，发芽率提高越明显，这对北方地区小麦适时晚播保证基本苗有非常积极的作用。

4. 水稻育秧

早稻育秧一般温度低而不稳，为了保证出苗率常常要经过催芽处理，温度低了发芽率低，高了又会"烧"苗，不太容易掌握。我们在我国水稻主产区的湖南某县进行的水稻育秧试验表明：

① 早稻用复合微生物菌剂直接浸种后直接播种，与常规用药剂浸种催芽后播种相比较，从发芽率和前期的长势来看微生物处理的比 CK 差异不明显（如表3-7、表 3-8 所示），但到后期长势和产量明显高于对照组，每亩实际增产53.1kg，增产率为 10%以上（表 3-9）。

表3-7　试验组和对照组发芽率及苗期生长比较

处理	播种日期	品种	育秧方式	总粒数	成秧数	百分比/%	叶片数	总根数	苗高/cm	苗假茎宽/cm	百株鲜重/g
试验	3月19日	中嘉早17	软盘育秧	98	65	66.7	3.8	8.6	14.1	0.19	10.3
对照(CK)	3月19日	中嘉早17	软盘育秧	106	70	65.7	4.04	11.1	15	0.22	12.6

表3-8　试验组和对照组有效分蘖数比较

调查日期	稻秧处理		对照	
	主茎数	分蘖数	主茎数	分蘖数
5月3日	4.3	7.5	4.9	7.8
5月8日	19.9		15.8	
5月13日	15.8		13.2	

表3-9　试验组与对照组产量比较

处理	有效穗/万	株高/cm	穗长/cm	每穗		结实率/%	千粒重/g	亩产/kg	
				总粒数	实粒数			实际产量	理论产量
处理	24.9	82.5	18.5	119.5	107.4	89.87	26	583.6	695.3
对照	24.4	78.8	17.5	111.8	98.8	88.37	26	530.5	626.7
增减	0.5	3.3	1	7.7	8.6	1.5		53.1	68.6

同时，早稻用复合微生物菌剂浸种后直接播种，与常规用药剂浸种催芽后播种相比较，其优点是：使用简单，降低风险，无须催芽，减少了"烧包""滑壳"等风险；操作方便，减少人工；浸种时间短，无须催芽，不用看顾，喷施秧苗劳动量小。

② 晚稻成秧试验，两种方式浸种时间相同，均是哑谷（未经催芽）播种，2016 年当地高温条件下育秧，软盘育秧方式成苗率较常规方式高 20.54%。湿润育秧方式成苗率较常规方式高 8.84%，差异显著。说明在不经催芽的情况下，复合微生物菌剂对促进发芽、保证成秧及秧苗素质都有较好的效果（表 3-10）。

表 3-10 晚稻育秧成秧率统计表

处理	软盘育秧			湿润育秧		
	种数	成秧数	成秧率/%	种数	成秧数	成秧率/%
处理	1412	792	56.09	600	444	74
对照	1142	502	35.55	600	391	65.16
增减			20.54			8.84

注：处理组为复合微生物浸种；对照为常规方式浸种。

5. 甘蔗

（1）有效提高甘蔗的出苗率　微生物分泌的促生长物质和生物活性物质能促进蔗种发芽，提高发芽率。据广西甘蔗研究所研究，用不同浓度的复合微生物菌剂喷洒种茎、浸种或用菌剂拌种肥，出苗率最高达 67.7%，最低为 60.4%，比 CK（不施菌剂）的出苗率（49.0%），高 11.4%～18.7%。

（2）显著提高甘蔗的产量　由于微生物菌肥能有效改善土壤的理化生物性状，提高土壤养分的有效性，促进甘蔗的生长，使茎长、茎粗，产量高。据广西意科乐生态科技有限公司研究，以 500 倍复合微生物菌剂稀释液浸种和浇种，每公顷产蔗量分别为 133.34t、129.74t，比 CK（常规方法播种）增产 17.49t/hm²、13.89t/hm²，增幅为 15.1%、12.0%。

（3）经济效益较好　经济分析结果表明：浸种处理每公顷可增收 3940.0 元，浇种处理每公顷可增收 2807.0 元，分别比对照增长 12.4% 和 8.8%。统计分析结果表明，微生物菌肥使用的经济产投比平均为 8～18。

（4）提高甘蔗的长势长相和品质　由于微生物菌肥能有效抑制病原微生物的生长，甘蔗的病害大大减轻，农药使用少，甘蔗的品质明显提高。同时甘蔗的含糖量可提高 0.5～1.0 度。

二、促进作物生长、提高作物产量

1. 对小麦-玉米的增产作用

自 20 世纪 90 年代开始，我们在中国农业大学河北曲周试验站改良后的盐碱地上，用生物有机肥和复合微生物菌肥相结合进行了长期定位肥效比较，结果表明，微生态制剂对小麦-玉米双季连作有显著的增产效果。

亩施 1000kg 生物有机肥结合喷洒微生物菌肥的处理，试验开始后的第 4 年，双季亩产就达到吨粮田 1118.5kg，虽然亩施 1000kg 传统有机肥的处理在第 5 年也接近吨粮田标准（1024.2kg），但产量绝对值仍低于等量生物有机肥处理；而和亩施 500kg 生物有机肥的 968.6kg 相接近。虽然以后各年度由于气候和品种原因，产量有所波动，但这三者之间的相对应关系并没有什么变化，比较稳定。而使用化肥的产量始终未能达到吨粮田（表 3-11）。

表 3-11　微生态制剂试验期间（1995～2003 年）产量统计　　单位：kg/亩

项　　目	处　　理					
	生物有机肥 1000kg/亩[①]	传统有机肥 1000kg/亩	生物有机肥 500kg/亩	传统有机肥 500kg/亩	化肥	不施肥（CK）
小麦累计产量	63223.5	58435.5	55335.0	51826.5	47709.0	27165.9
玉米累计产量	87794.3	79828.5	75423.8	70194.6	64356.8	48714.1
冬小麦年均产	468.3	432.9	409.9	383.9	353.4	201.2
夏玉米年均产	650.2	591.3	558.7	520.0	476.7	360.8
年均单产	1118.5	1024.2	968.6	903.9	830.1	562.0

① 1 亩＝667m²。

从冬小麦产量构成因素来看，由不同种类肥料处理的效果相比：生物有机肥＞传统有机肥＞化肥；同种肥料处理相比：施肥量高的处理优于施肥量低的处理。可见，长期使用生物有机肥，土壤肥力比施用传统有机肥或化肥高，充足的肥料供给为穗粒数和千粒重的提高奠定了基础（表 3-12）。

表 3-12　不同施肥处理的冬小麦产量构成因素和样点粒重

收获年份	处　　理	项　　目			
		穗数/（穗/株）	穗粒数/（粒/穗）	千粒重/g	样点粒重/g
2003 年	生物有机肥 1000kg/亩	1.7	30.9	46.52	190.7
	传统有机肥 1000kg/亩	1.6	29.9	45.22	180.7
	生物有机肥 500kg/亩	1.3	29.4	44.80	175.2
	传统有机肥 500kg/亩	1.3	28.1	44.41	170.8
	化肥	1.2	28.6	43.28	167.6
	不施肥（CK）	1.0	14.5	40.32	90.6

夏玉米产量构成因素（见表 3-13）分析表明，以 2003 年为例，施肥处理的穗粗、穗长、穗位高、株高、穗行数、行粒数、千粒重都有不同程度的提高，以生物有机肥处理提高最多，传统有机肥其次，化肥再次，且差异显著。

表 3-13　不同施肥处理的夏玉米产量构成因素

年份	处　　理	穗粗/cm	穗长/cm	穗位高/cm	株高/cm	穗行数/行	行粒数/粒	千粒重/g
2003 年	生物有机肥 1000kg/亩	17.1	19.7	118.2	282.0	17.9	37.6	328.7
	传统有机肥 1000kg/亩	16.7	18.4	117.0	264.5	17.2	36.6	311.4
	生物有机肥 500kg/亩	16.4	17.5	117.4	259.6	17.1	34.7	305.0
	传统有机肥 500kg/亩	16.0	17.0	116.5	256.5	16.6	32.6	297.9
	化肥	15.8	16.4	112.6	253.0	16.0	32.6	290.1
	不施肥（CK）	15.0	14.4	106.5	234.8	15.3	29.4	264.8

赵晓燕在小麦-玉米试验方面的结果表明：应用微生态制剂发酵制作的有机肥比传统有机肥有明显的增产效果。在小麦上使用两种不同微生态制剂制作的微

生物肥，分别比传统有机肥增产 22.2％ 和 18.10％；玉米产量分别比传统有机肥增产 48.2％ 和 41.1％。

2. 对水稻等作物的增产作用

中国科学院南京土壤研究所李振高等在常熟农业生态试验站连续 4 年 6 季进行稻麦轮作试验表明：随着稻麦轮作年限的延长和微生态制剂施入次数的增加，无论是小麦还是水稻，各处理组每年产量均有提高，而且各处理组间的产量差距有逐年缩小的趋势（见图 3-1）。因此，可以这样认为，在一定范围内，长期使用微生态制剂能达到少施或不施化肥的目的，既可减少化肥的使用，又有利于无污染或绿色食品的生产。

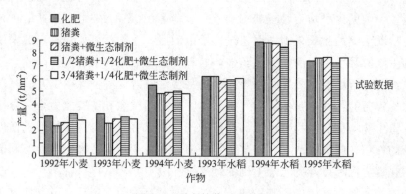

图 3-1　稻麦轮作试验数据

余凯等在油菜上的试验结果表明（见表 3-14），凡是用微生态制剂及其发酵物处理的，油菜籽的产量都比对照（处理 6）高，说明微生态制剂及其发酵物对油菜籽有比较稳定的增产作用。其中处理 3，即微生态制剂发酵物＋2％微生态制剂稀释液喷洒，亩产油菜籽 162.5kg，比对照（处理 6）的 129.2kg 增产 33.3kg，增产幅度为 25.8％，效果显著。

表 3-14　微生态制剂对油菜籽的增产效果

处理	每株角果数	每果粒数	千粒重/g	小区原产/kg	折干率/％	理论产量/(kg/亩)	实际产量/(kg/亩)	名次
1	701.8	18.2	4.1	2.4	85	161.1	156.9	3
2	680.0	19.8	4.0	2.5	83	165.7	156.9	2
3	597.0	21.6	4.1	2.4	88	166.6	162.5	1
4	619.7	19.6	4.0	2.2	79	149.5	133.7	5
5	531.0	25.6	3.9	2.3	82	160.5	145.1	4
6(CK)	550.0	19.0	4.2	2.1	80	135.0	129.2	6

注：处理 1—传统有机肥＋2％微生态制剂稀释液喷洒。

　　处理 2—微生态制剂有机肥。

　　处理 3—微生态制剂有机肥＋2％微生态制剂稀释液喷洒。

　　处理 4—微生态制剂发酵物有机肥。

　　处理 5—微生态制剂发酵物有机肥＋2％微生态制剂稀释液喷洒。

　　处理 6—传统有机肥（对照）。

3. 对蔬菜等作物的增产作用

白文杰等试验表明，在马铃薯种植上使用微生物菌肥，均有明显的增产作用。其中全生育期覆膜亩施 750kg 生物有机肥的亩产达到 2258kg，比同等条件下施用普通有机肥的 2000kg 增产 12.9%，比施化肥的（按当地农户一般施肥水平即每亩碳铵 25kg，磷酸氢二铵 8kg）1744kg 增产 29.5%。

三、提高作物抗病虫害的能力

作物抗逆性一般是指作物对病虫害、灾害性天气等自然环境变化的抗变能力和适应能力。任何生物对环境的变化都有一定的适应能力，这就是通常所说的生态适应性。但是这种适应性是有条件的。当环境变化的幅度在生物允许的范围内，生物就会继续生长繁殖，而超过这个范围后，生物就要死亡。一般来说，自然界的生物对环境的适应能力比较强，而人工栽培的作物则较差，因此，经常受到病虫害、灾害性天气的影响而导致减产甚至绝收。为了消除病虫害、高温、冷冻、水旱灾害对作物生长的影响，提高作物自身的抗逆和免疫能力是十分重要的举措。微生物菌肥和生物有机肥的合理使用，可以有效地提高作物的抗逆性，减少农药的使用，降低了成本，还节约了资源，避免了环境污染。微生态制剂的合理使用在这方面可以起到意想不到的结果。

和动物及医学微生态原理一样，当微生态制剂进入土壤后，一方面有益菌在根际大量繁殖，在植物根区形成优势种群，同时有益菌在生长繁殖过程中，还会分泌出多种有机酸和抗生素类物质，从而抑制病原菌等有害菌的繁殖；另一方面，有些有益菌群在作物根部形成了一道生物屏障，以阻止有害菌的入侵和定植。因此而形成的非特异性免疫功能，在一定程度上减轻和防止了作物病害的发生。

研究表明，具有促进植物生长作用的土壤细菌即植物促生根际细菌，可有效地用于防治小麦全蚀病、马铃薯软腐病、作物枯萎病、葫芦科作物苗期猝倒病等顽固性土壤传染病。复合微生物菌肥对大豆、花生等的线虫病有显著的防治效果。

防治效果举例：

（1）黄瓜流胶病　是黄瓜受到一些病害（主要有黄瓜黑心病、疫病、蔓枯病、枯萎病和炭疽病）的感染所引起的，连阴天和气温下降常常会引起该病的大发生。流出的胶体实际是黄瓜光合作用的产物，是一种营养物质的流失，对黄瓜生长产生很大的影响。尤其是苗期感染上这种病后，一般没什么好的办法防治，几乎是无药可治，绝大多数只能毁苗进行重栽，费工费时不说，还延误了农时，影响收益。采用复合微生物菌剂原液对黄瓜染病部位进行涂抹，同时实施根灌，第二天病情即可明显好转，再继续用复合微生物菌剂进行喷洒，大约 10 天，不仅染病黄瓜恢复了生长，整个大棚的黄瓜也生长健壮。

（2）小麦散黑穗病　在我国内蒙古化德、商都一带，小麦散黑穗病比较严重，历年都是通过变温浸种来防治，一般农药对其作用不大。由于当地温度较低，播种出苗时间长达 20～22 天，因此染病机会大，发病率高，一般可达 8%～10%，对小麦产量有较大影响。针对这个问题，可使用不同浓度的微生态制剂稀释液在孕穗期和拔节期对小麦进行喷施，试验结果表明：使用微生态制剂对小麦散黑穗病有显著的防治效果，在分蘖期分别用 0.2% 和 0.4% 微生态制剂稀释液喷洒，发病率为零。在孕穗期喷洒，发病率也比 CK（喷洒水）明显降低。

（3）马铃薯环腐病　在马铃薯上应用微生态制剂后，马铃薯地上部分的病株率比 CK 降低 33%，环腐病病情指数降低 82%；地下部分的病茎长度降低 63%，重病茎长度降低 87%，重病茎占总茎长的比率降低 76%，对马铃薯环腐病的防病效果极其显著。

（4）保花保果　微生态制剂有明显抵御自然灾害的能力，保花保果效果好。在柑橘上使用，在早春冻积温条件下，应用微生态制剂的相对着果率均比保果剂（赤霉素、FA、复合叶面肥）要高，说明其在气候异常条件下，有较好的保果效果。在荔枝上的应用表明，在大风雨灾害天气条件下，着果率可达 70% 以上，而一般管理条件下的着果率仅为 20%～30%。

（5）红枣裂腐病　是红枣产区普遍存在的一种病害，尤其是在夏秋之际阴雨绵绵的日子较为严重，常造成浆果开裂腐烂/提前脱落，不堪食用，经济损失惨重。据调查，红枣裂腐病产生的原因主要是化学氮肥施用过量，有机肥使用少或干脆不用，果实膨大剂不恰当使用等。造成雨季到来时果肉膨胀、果皮开裂，雨水浸灌后感染腐烂。据老果农讲，1954 年河北大水灾时，红枣漂浮在水面上，也很少开裂腐烂，可见，秋雨只能是裂腐病的诱因而非主要原因。近年来我们与陕西榆林地区老科协通力合作，采用复合微生物菌肥和生物有机肥相结合的方法，成功地防治了红枣的裂果腐烂和落果，取得了明显的生产和经济效益，榆林市老科协还获得了国家科委的嘉奖。其主要使用方法为：生物有机肥作底肥，枣树施秋肥时，每棵树施用 5～10kg 生物有机肥，施用方法同农家肥；灌根，4 月下旬枣树放叶后，每亩用 500 毫升复合微生物菌剂，稀释 500 倍，在每株枣树树盘挖 20cm 深的环状沟进行浇灌，每株浇灌 8～10kg 稀释菌剂，待菌液下渗后覆土；叶面喷施，从 7 月中旬（枣树坐果初期）至 9 月下旬，每亩每次用 250mL 菌剂和 125g 红糖混合液稀释为 300 倍稀释液进行叶面喷施，共喷 5 次，前 3 次每隔 20 天一次，后 2 次每隔 15 天一次。在陕西、河北枣树上的使用表明，微生态制剂对防治大枣因暴皮开裂而腐烂的效果非常明显。

四、对土传病和连作障碍有很好的防治效果

土传病害是指由土传病原物侵染引起的植物病害，属根病范畴。侵染病原包括真菌、细菌、放线菌、线虫等。其中真菌为主，分为非专性寄生与专性寄生两类。非专性寄生是外生的根侵染真菌，如腐霉菌引起苗腐病和猝倒病、丝核菌引起苗立枯病。专性寄生是植物微管束病原真菌，典型的如尖孢镰、黄萎轮枝孢等引起的萎蔫、枯死。根病的严重程度受根端分泌物成分和浓度的影响，因此，抑制根周系统病原物的活动就成为保护根系并进行土传病害防治的基础，但必须重视和考虑土壤理化因素对植物、土壤微生物和根部病原物三者之间相互关系的制约作用。

连作是土传病形成的主要人为因素，如茄科蔬菜连作，疫病、枯萎病等发生严重；西瓜连作，枯萎病发生严重；姜连作，可导致严重的姜瘟；草莓连作 2 年以上则死苗 30%～50%。主要原因是：一方面作物连作土壤地力消耗过大，尤其是对某些特需营养元素的供应短缺，影响作物的生长发育，也降低作物的抗病力；另一方面由于连续种植一类作物，使相应的某些病菌得以连年繁殖，在土壤中大量积累，形成病土。

微生态制剂对某些作物的连作障碍（重茬减产）有显著的防治效果。如在辣椒、茄子等果菜上使用，可以连续生产 6～7 年不倒茬不减产，而在地黄上使用效果更加明显。

1. 辣椒制种地重茬障碍的解决

辣椒多年连续在同一块地上种植，土壤中病原微生物大量繁殖，生理性病害增加，导致青枯病、立枯病、黄萎病严重发生，普遍发生死苗现象，造成严重的减产，经济收入显著降低。

辣椒育种专家李财成为了解决辣椒制种问题，每年要从农民手中租用几百亩土农田，经过 2～3 年的土壤改良才能用于制种，但由于重茬障碍的影响，制种地只能用 1～2 年就要更换，否则就病虫害大发生，产量降低，种子质量得不到保证，给制种工作带来很大的困难，造成了人力物力和财力的损失。为了解决这个问题，他经过大量的调查研究，也咨询许多大专院校和科研院所，经过多次实验，确定采用复合微生物技术来解决辣椒制种地的重茬障碍问题。用复合微生物菌剂加传统有机肥进行堆制发酵成生物有机肥作底肥，从苗期到收获期用 1/300～1/500 的菌剂稀释液喷洒 5～6 次，取得了可喜的进展，制种地可以连续使用 5 年以上不用更换。

2. 防西瓜重茬枯萎病

西瓜重茬，枯萎病会严重发生，甚至在苗期就有明显感染，造成严重减产甚至绝收，所以不宜重茬种植。另外，枯萎病是土壤带菌即土传病，在土壤中存活时间较长，一般在 5 年以上才能死亡，因此至少要间隔 5 年以上才能种植，这对

西瓜产地的瓜农来说是个老大难问题。为了解决这个问题，采用 1/200 的复合微生物菌剂稀释液拌种，苗期基本没有枯萎病发生。移栽前每窝施 3～5kg 生物有机肥作底肥，移栽后灌根或喷洒 5～7 次复合微生物菌剂稀释液（浓度：灌根200 倍，喷洒 300 倍），基本上可以获得较高的产量，而且西瓜大小均匀、果型好看，含糖量提高 1 度以上，很受消费者的欢迎。

3. 提高地黄产量

地黄（又称怀参）是我国河南等地盛产的名贵草药，是著名中成药"六味地黄丸"的主要原材料。但是地黄的种植对土壤条件要求非常苛刻，重茬减产严重，一般种一年后，要倒茬 8～10 年，严重影响了地黄的产量，尤其是名优产品主产区的产量。近年来在中药材地黄抗重茬研究方面也取得了明显的效果，我们用神微微生态制剂生产的生物有机肥作底肥，每亩施用 1000kg；用神微微生态制剂作追肥，每 10～15 天喷洒一次，每次用菌剂 1kg，稀释 300～500 倍喷洒，共喷洒 8 次。在地黄收获后，只种了一茬冬小麦的土地上，种出了亩产超千斤的地黄，和当年平茬地黄产量相当，受到了当地药农的高度重视和好评。

五、提高农产品品质

国内外大量研究和实验已充分证明了，微生物菌肥和生物有机肥的科学使用，不仅能够提高作物产量，减少生产成本，保护生态环境，而且能够明显提高农产品的品质，主要表现在以下几个方面：

1. 可以减少化肥和农药的使用

在一定范围内甚至可以做到不用化肥和农药，实现无化肥和无农药生产，所生产出的产品可达到绿色食品和有机食品的标准。

根据我们研究的结果，连续 3 年使用微生态制剂后，在冬小麦-夏玉米双季亩产超吨粮的高产条件下，可以基本不用化肥和农药，农产品的品质，经权威部门检测也达到了国家绿色食品标准（见表 3-15）。

表 3-15　微生态制剂生产冬小麦检测结果

检验项目	单位	现行标准	实测结果	是否合格
砷		≤0.7	0.003	合格
汞		≤0.02	0.005	合格
氟		≤1.0	0.1	合格
镉		≤0.1	0.002	合格
铬	mg/kg	≤1.0	0.01	合格
锌		≤50	21	合格
硒		≤0.3	0.01	合格
铜		≤10	0.05	合格
铅		≤0.4	0.01	合格
亚硝酸盐		≤3	1	合格

续表

检验项目	单位	现行标准	实测结果	是否合格
黄曲霉毒素 B_1	μg/kg	≤5	未检出（<1）	合格
磷化物		≤0.05	阴性	合格
氰化物		≤5	阴性	合格
氯化物		≤2	未检出（<0.05）	合格
二硫化碳		≤10	未检出（<0.20）	合格
七氯		≤0.02	未检出（<$1×10^{-4}$）	合格
艾氏剂		≤0.02	未检出（<$1×10^{-4}$）	合格
狄氏剂		≤0.02	未检出（<$1×10^{-4}$）	合格
甲拌磷	mg/kg	≤0.02	未检出（<$1×10^{-3}$）	合格
杀螟硫磷		≤5	未检出（<$1×10^{-3}$）	合格
倍硫磷		≤0.05	未检出（<$1×10^{-3}$）	合格
敌敌畏		≤0.1	未检出（<$1×10^{-3}$）	合格
乐果		≤0.05	未检出（<$1×10^{-3}$）	合格
马拉硫磷		≤3	未检出（<$1×10^{-3}$）	合格
对硫磷		≤0.1	未检出（<$1×10^{-3}$）	合格
六六六		≤0.3	未检出（<$1×10^{-5}$）	合格
滴滴涕		≤0.2	未检出（<$1×10^{-5}$）	合格

注：检测单位为中国农垦北方食品监测中心。

有人对绿色食品生产要求和微生态制剂的功能作用二者之间的相互关系进行了总结，见表3-16。

表3-16　绿色食品生产要求与微生态制剂功能作用的比较

项目	绿色食品	微生态制剂
对环境	保护环境	不污染环境、净化环境
肥料	无害的有机肥为主，少用或不用化肥	生物有机肥、微生物菌肥为主
农药	少用或不用	提高作物抗病性、减少农药使用
对天敌	保护	保护增殖
杂草	不用除草剂	科学使用可抑制杂草生长
农药残留	安全线以下	加快农残分解、降低土壤毒性

2. 产品营养价值高

由于微生态制剂的生理调节作用，作物对养分的吸收和利用均衡合理，干物质（碳水化合物和蛋白质等）积累较多，水分含量相对较少，农产品的营养价值高、口感好。

周莉华等研究表明，施用生物有机肥与喷洒微生物菌肥稀释液相结合，冬小麦籽粒的粗蛋白含量，比施传统有机肥和化肥的分别高5.2％和12.3％（亩施肥1000kg），3.6％和5.3％（亩施肥500kg）。夏玉米籽粒的粗蛋白含量，分别提高 3.9％和 10.1％，6.1％和 7.8％，且差异显著。赵晓燕对不同微生物菌肥对玉米粗蛋白含量影响的分析表明，各种微生物菌剂制作的生物有机肥处理的夏玉米籽粒粗蛋白含量分别比有机肥处理的高 7.26％、4.48％、6.21％、5.94％和 6.57％，差异达到极显著水平。其中以 EM 和神微微生态制剂提高最为明显，分别达到 7.26％和 6.57％。张辉试验研究表明，施用生物有机肥和生物有机无机复合肥，花椰菜花球中的硝酸盐含量（357.9mg/kg、389.4mg/kg）均低于国家对蔬菜硝酸盐含量的规定标准（432mg/kg），而维生素 C 的含量比单施化肥处理分别提高 52.69％和 48.55％。李维炯等研究表明，使用生物有机肥（两个水平的处理）的玉米粗蛋白和粗脂肪含量提高明显，分别比对照提高 11.73％、10.76％和 12.78％、10.85％；小麦粗蛋白和粗脂肪含量分别比对照提高 1.25％、10.61％和 2.17％、8.82％。

研究表明，施用菌肥处理比单施化肥的豆角，维生素含量增加 3.4mg/g，糖分增加 0.43％。施用菌肥可以使久保桃、岗山白桃的含糖量分别提高 15.7％和 18.25％。

3. 农产品（尤其是蔬菜、水果）**外观整齐、色泽鲜艳、卖相好、耐贮存、货架寿命长**

微生物肥和微生态制剂配合使用，能够有效改善土壤的理化、生物性状。土壤保水保肥能力提高，能长期均衡地给植物提供所需要的水分和养分，提高了作物的光合效率和水平，避免了大量使用化学氮肥引起的疯长，干物质积累，营养物质含量丰富，水分相对较少，外表、色泽好，口感好，卖相好，货架寿命长，产品质量达到绿色食品标准，见表 3-17。

表 3-17　微生态制剂生产的黄瓜检测结果

检验项目	单位	现行标准	实测结果	是否合格
砷		≤0.2	0.01	合格
镉		≤0.05	0.002	合格
锌		≤20	4	合格
硒		≤0.1	0.01	合格
铬		≤0.5	0.01	合格
铅		≤0.2	0.01	合格
铜	mg/kg	≤10	0.04	合格
汞		≤0.01	0.01	合格
氟		≤1.0	0.1	合格
六六六		≤0.2	未检出（$<1\times10^{-5}$）	合格
滴滴涕		≤0.1	未检出（$<1\times10^{-5}$）	合格
甲拌磷		不得检出	未检出（$<1\times10^{-3}$）	合格
杀螟硫磷		≤0.2	未检出（$<1\times10^{-3}$）	合格
倍硫磷		≤0.05	未检出（$<1\times10^{-3}$）	合格

检验项目	单位	现行标准	实测结果	是否合格
敌敌畏		≤0.1	未检出（$<1\times10^{-3}$）	合格
乐果		≤0.5	未检出（$<1\times10^{-3}$）	合格
马拉硫磷	mg/kg	不得检出	未检出（$<1\times10^{-3}$）	合格
对硫磷		不得检出	未检出（$<1\times10^{-3}$）	合格
亚硝酸盐		≤4	1	合格

注：检测单位为中国农垦北方食品监测中心。

在茶叶种植时使用微生物菌肥和喷洒复合微生物菌剂后，茶树的抗病、抗逆能力提高，发芽多且整齐，成品茶的质量提高，"条索紧卷、显毫、汤绿、味香"。

通过10多年来在全国20多个省（市、自治区）的多类试验、示范和应用表明，微生态制剂在番茄、黄瓜、茄子、豆角等瓜果蔬菜上应用，一般都可以使产品提前3～10天上市，保鲜期可延长3～5天，最高可达7～10天。而在生姜等上的应用，其栽培期可缩短20天左右。

4. 经济效益明显

多年的实践研究表明，微生物菌肥和生物有机肥虽然对小麦、玉米、水稻等大田粮食作物有明显的增产效果，但由于粮食价格偏低，劳动力价格高，经济效益不显著，农民一般不愿意使用，推广起来比较困难。

但在果树蔬菜上的合理使用，经济效益比粮食作物显著得多。

在中草药等高附加值作物如地黄上，科学使用生物有机肥和复合微生物菌肥相结合，亩经济效益可达数千元甚至万元以上。

在黄瓜上多年应用微生态制剂的结果表明，每亩用微生态制剂1kg的亩产黄瓜比对照增产11%左右，约400kg。微生态制剂投入20元，黄瓜平均按0.5元/kg计算，每亩多收入200元左右，微生态制剂的经济产投比为10.0，经济效益十分显著。

在马铃薯栽培上的试验表明，用微生态制剂拌种种薯块，亩增产值114.12元，产投比为22.8，扣除微生态制剂的成本5元，纯收益109.12元，纯收益高，经济效益显著。同时采用微生态制剂稀释液喷洒种薯块，简便易行，易于推广；再加上减少因防治病害用的农药，减少污染，因此有很高的社会效益和经济效益。

研究表明，用微生物菌肥稀释液喷洒莴笋可以提高产量16.67%，节约病虫防治费用68.75%，可以增加纯收入21.40%，微生态制剂的投入产出比为1∶6.73。在茄子上施用微生态制剂制作的生物有机肥和喷洒稀释菌液后，实验组亩销售收入6517.5元，比对照的4811.9元增加1705.6元，除去微生态制剂的费用 187.4 元，亩净增纯收入 1518.2 元，微生态制剂的投入产出比为 1：9.1。

在冬瓜上的应用效果表明，微生物菌肥 500 倍稀释液浇灌和喷洒共 5 次，实验组亩产达 3124kg，亩产值 4165 元，比对照（清水喷 5 次）的产量（2593kg）增加 20.47％，产值（3454 元）增加 20.58％。实验组植株生长健壮，叶色浓绿有光泽，基本上不发生病害。坐果好，瓜生长均匀，畸形瓜少，可提前 7 天左右采收。生姜的栽培试验结果表明，用微生态制剂栽培的生姜，出苗整齐，姜瘟病减轻，叶色浓绿，植株生长旺盛，后期基本无黄叶，栽培周期缩短 20 天以上，亩产 1474kg，比对照（常规技术和栽培）的 1283kg 增加 191kg，增产 14.89％，亩收入增加 1149 元，扣除微生态制剂的使用成本（菌剂＋人工费）86 元，每亩净增纯收入 1063 元，微生态制剂的投入产出比为 1：13.36。

在菜椒和番茄上使用微生物菌肥，结果表明，菜椒亩产量为 3456.6kg，产值 6661.5 元，分别比对照提高 33.99％和 34.01％；番茄亩产量为 3270.5kg，产值 4578.7 元，分别比对照提高 17.05％和 17.05％。

六、微生态制剂在食用菌上的应用效果和技术

食用菌以其独特的口感和丰富的营养，自古以来就被视为美味佳肴、保健珍品。大多数食用菌含有人体必需的 18 种氨基酸中的 6 种以上，而且维生素 D 的含量比一般植物性食品高，维生素 B_{12} 含量比一般肉类食品要高。

随着人们生活水平的提高，食用菌由于其营养丰富、均衡、味道鲜美，受到国内外人民的普遍欢迎，其市场需求和生产量越来越大。从世界食用菌的发展来看，20 世纪 50 年代的产量不足 10 万吨，90 年代就发展到 500 万吨，50 年间总产量增长了 50 多倍。

食用菌在我国有着悠久的栽培历史，尤其改革开放以来，我国食用菌的总产量由 1978 年的 5 万吨增加到 1999 年的 523 万吨，增长了近 105 倍，年平均增长 24.79％。总产值仅次于种植业中的粮、油、果菜，超过了茶叶和桑蚕。从人均消费水平来看，2000 年前后，年人均消费食用菌量美国为 2.0kg 以上，欧洲为 2.5kg 以上，而我国仅有 0.2kg；到 2014 年，我国年人均消费食用菌量达到约 25kg。可见，食用菌的消费市场前景广阔、潜力很大，食用菌产业是一项具有巨大开发潜力和生产活力的产业。

据统计，我国目前人工栽培的食、药用菌有 55 种，其中大量栽培的有近 40 种。我国科技工作者根据当地资源情况，因地制宜地利用秸秆等农业有机废弃物（如稻草、稻壳、玉米芯、棉籽壳、甘蔗渣、锯末等）和泥炭配制培养基，既节约了大量的木材，又获得了饲料和食用菌的双丰收。图 3-2 表示了利用秸秆等废料生产食用菌和饲料的多级循环利用示意图。

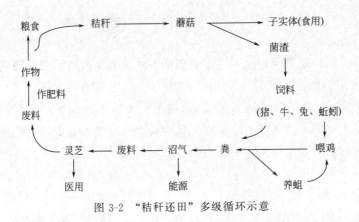

图 3-2 "秸秆还田"多级循环示意

由图 3-2 可见,食用菌生产在我国农村发展循环经济方面承担着重要的角色。

我国食用菌生产水平虽然有了很大提高,但与世界先进水平相比,还存在着较大的差距。尤其是进入 WTO 以后,过去的关贸壁垒被打破,随之而来的技术壁垒和绿色壁垒使得对我国食用菌产品的质量要求越来越严格,生产出优质无药残、富营养的食用菌既是我国人民食品安全的需要,也是出口创汇的需要。微生态制剂在食用菌生产上的应用,为实现这一目标提供了一种可靠的技术。

1. 微生态制剂在食用菌生产中的作用

(1) 促进生长,出菇快,增产作用显著 多年来,我们先后在平菇、凤尾菇、双孢菇、金针菇、滑子菇等食用菌生产上应用微生态制剂,出菇时间一般提前 2~3 天,转潮快(如滑子菇用微生态制剂转潮只需 5~6 天,而对照却需要10~15 天)。增产幅度一般为 12%~30%,最高(如双孢菇)增产 90% 以上(表 3-18)。

表 3-18　微生态制剂在双孢菇上的应用效果分析

处理	出菇时间(月-日)	采菇情况						产量合计/kg	单位产量/(kg/m²)	较对照增产/%
		采菇时间(月-日)	产量/kg	采菇时间(月-日)	产量/kg	采菇时间(月-日)	产量/kg			
A	2-19	2-24	2.3	2-25	1.85	2-26	0.6	4.75	2.375	97.92
B	2-23	2-28	1.92	3-1	1.45	3-2	0.38	3.75	1.875	56.25
C	2-24			3-1	1.38	3-5	1.02	2.4	1.2	
A′	2-19	2-24	2.15	2-25	1.95	2-26	0.55	4.65	2.325	90.57
B′	2-23	2-28	1.96	3-1	1.55	3-2	0.42	3.93	1.965	61.07
C′	2-24			3-1	1.45	3-5	0.99	2.44	1.22	

注:处理 A 为微生态制剂组,B 为某公司产"菇耳乐",C 为空白对照组;设一组重复(A′、B′、C′)。

（2）提高产品品质　使用微生态制剂能有效提高产品品质，在双孢菇上使用后，菇体白净、肥厚，柄粗，不易开伞，商品率高。在平菇和凤尾菇上使用，子实体表面干净、光滑、肉厚实、干物质含量高，保鲜效果好，一般为 7～10 天，最长达 15 天，货架寿命长。在滑子菇上使用，表现为菇体肥大、出菇多、色泽好。

（3）抗病　提高菇体的抗病能力，尤其对绿霉等有较好的防治作用。

（4）经济效益高　微生态制剂使用量一般较少，每亩菇床每次用微生态制剂 1kg，稀释 500 倍（菇体小时）到 250 倍（菇体大时），一般 2～3 次，即每亩菇床用 2～3kg 微生态制剂，需 40～60 元人民币，每平方米约 6～9 分钱，投资小、效益高，经济产投比在 10 以上。

2. 微生态制剂在食用菌生产上的使用技术

（1）培养基（菇床）处理

① 熟料接种　每吨培养基料加入 1kg 微生态制剂，搅拌均匀后进行厌氧发酵 3～5 天，再进行高温灭菌，后接种。

② 生料接种　每吨培养基料加 1kg 微生态制剂，搅拌均匀后进行厌氧发酵 5～7 天后，再接种（注意：要严格厌氧，不能感染霉菌）。

（2）喷洒

① 菇床　每次每平方米菇床用 1.5g 微生态制剂稀释 250～500 倍进行均匀喷洒（即 60g 菌剂兑 30～15kg 水，喷 40m² 菇床），每 15～20 天 1 次。

② 菇棒　用 250～500 倍微生态制剂稀释液进行喷雾，喷到为止，每 7～10 天喷 1 次。

（3）注射　如发现菇棒中有霉菌感染，可用微生态制剂原液对霉斑进行注射，让霉斑浸润在微生态制剂中，几天内霉斑即可消失。

第五节　微生态制剂在林果业上的应用效果和技术

一、林果生产目前存在的主要问题

（一）果园土壤酸化、肥料利用率低、土传病害发生严重

1. 果园土壤酸化对苹果生长的危害

土壤酸化是一种普遍的土壤发育过程，自然现象和人为活动均可以增加土壤酸度。前文已经说过，在我国农田生态系统中，酸雨频发和化肥的过量施用是加速土壤酸化的主要原因，其中氮肥的过量施用对土壤酸化的贡献最大。张福锁教

授曾经说过，近 30 年多来过量施用化肥是中国土壤酸化的罪魁祸首！据统计，过量施用化肥对土壤酸化的影响是酸雨的 25 倍。

苹果是喜低温干燥的温带果树，主要生长在我国北部，是我国重要的农业经济作物。近年来，北方苹果产区土壤酸化问题逐渐严重，导致果园营养元素淋失，造成果实产量和品质下降，已经严重影响了苹果的产业发展。酸化土壤的改良成为苹果产区田间管理的首要任务。

土壤酸化会导致土壤铝、锰毒害，降低土壤微生物和大量土壤酶活性，导致土壤养分有效性下降，引发果树营养障碍、生长发育不良以及果实产量、品质下降等问题。从营养角度来看，土壤酸化通过影响钾、铁、锰、铝、磷、硼、锌等土壤营养元素的存在状态和有效性，间接影响果树的生长发育。果园土壤酸化会增加土壤中有毒元素的溶解度，例如锰和铝，大量的活性铝离子和氧化铁可以固定土壤中的磷，降低磷的有效性。土壤酸化，进而会诱发土壤重金属离子活性的提高。土壤 pH 值每下降一个单位，重金属镉的活性就会提升 100 倍，增加骨痛病等疑难病症的患病风险。农业面源污染的最大特点是隐藏性、长期性和分散性，是农业生产各个环节、各个过程中自觉或不自觉产生的，处理起来比较麻烦。土壤酸化还可以加速土壤中盐基离子的淋失，降低土壤中钾、钙、镁等养分含量。土壤酸化导致果实苦痘病、痘斑病和水心病等果实生理病害的发生。另外，锰毒害会诱导并加重苹果粗心病的发生。通过调查发现，酸化土壤中的过量的可溶性铝毒害可能还会诱导果实品质下降。苹果最适宜的 pH 为 6.0～6.5。据山东农业大学姜远茂教授调查结果（2012 年），山东栖霞苹果园长期大量施用氮肥（亩用量 33～426kg）导致土壤酸化，pH 值为 5.5，土壤保肥力下降，如果氮肥利用率达到 25%，则氮肥的施用量可降到目前的用量的 1/4～1/5。

2. 肥料利用率低

早在 1994 年，我国化肥施用量已经居世界首位，成为全世界使用化肥最多的国家。但是我国的化肥利用率却不高，当季氮肥的利用率一直只有 30%～35%，磷肥为 10%～30%，钾肥为 40%～70%。发达国家氮肥利用率平均为 55%～70%，是我国的近 2 倍。化肥利用率低，造成了大量营养元素的浪费，生产成本增加，果品质量下降。土壤有机质含量低、保肥保水能力差、肥料不平衡施用、施肥次数少、化肥施用过浅、过量浇水等是造成肥料利用率低的主要原因，提高肥料的利用率对苹果树优质、丰产、高效和保持生态平衡都非常重要。据国家苹果产业技术体系在河北、山西、陕西和山东四大苹果产区的调研结果显示，我国苹果园氮肥的利用率 25.4%，磷肥的利用率只有 5.5%，钾肥的利用率 42.3%。中国社科院农村所研究员李国祥曾经表示："中国化肥、农药用量相当大，生产和使用量都是世界第一。但化肥、农药的利用率比发达国家低 15%～20%，降低使用量、提高利用率势在必行。"

3. 土传病害严重

近年来我国果园的病情发生了显著的变化，其重要特点之一是各类土传病害的发生日益猖獗，造成农林产品产量和品质大幅下降，甚至绝收。更为值得关注的是农民为防病而采取的不合理用药措施而引发的其他一系列问题。与别的病害不同，土传病害的发生、为害和防治有其自身特点：①土传病害多为积年流行病害，其接种体多可在土壤中长期存活，并可经年累月地累积到相当高的数量水平；②可经常和持续为害，不易受气象因子的影响而波动；③病因相对较为复杂。除常规的侵染方式外，由多种微生物共同引发的复合侵染、致害但无明显症状的微侵染以及潜伏侵染等现象亦非常普遍；④包括土壤质地、水分、通气、pH、微生物、养分状况等在内的各类土壤理化生物学性状对病情影响甚大；⑤防治困难。迄今，对多数（特别是由土壤习居菌引发的）土传病害而言并无或很难培育出可用的抗病品种；药剂防治因效果不佳、施用不便、成本较高或农药残留和环境问题也很难实施。

（二）果树病虫害发生"3R"

3R 是抗性（resistance）、再增猖獗（regeneration & rampant）和残留（residue）3 个英文单词的第 1 个字母。使用化学农药后，3R 问题已成为当前全世界公认的、亟待解决的难题，而且三者常常是相互关联、互为因果、互为一致的，所以，对 3R 问题就必须全盘考虑。我国 85％以上的苹果园病虫害是在农药的控制之中，果园用药后可使病虫危害所造成的损失由 65％下降到 10％以下。我国苹果主产区的果农年复一年地不分轻重缓急，不按防治指标，单一选择以化学防治为主的病虫害防治措施已成为当今果业生产中常见的现象。果园长期依赖化学防治害虫所产生的种种不良生态反应，如害虫产生抗性再猖獗、杀伤大量天敌、次要害虫暴发成灾、有益生物减少和用药不当引起人畜中毒等，已日益引起人们的注意。因高残留及积累毒性问题，我国在 20 世纪 70 年代初期停止生产和使用有机汞杀菌剂；80 年代停止使用六六六、滴滴涕、二溴氯丙烷和杀虫脒；2000 年底停止生产除草醚。1989 年我国国家标准 GB/T 10651—1989《鲜苹果》中，对六六六、DDT（滴滴涕）两种农药残留最高限量做了规定。以后陆续制定了《苹果中马拉硫磷等 23 种有机磷农药残留限量标准》《苹果中巴丹等 10 种氨基甲酸酯类农药残留限量标准》《苹果中粉锈宁等 14 种农药残留限量标准》和《苹果中甲氰菊酯等 6 种拟除虫菊酯类农药残留限量标准》等。1993 年国务院在关于发展两高一优农业的决定中特别强调要加强"绿色食品"的生产。2003 年，农业部停止批准新增甲胺磷、甲基对硫磷、对硫磷、久效磷、磷胺 5 种高毒有机磷农药的登记，撤销甲基对硫磷和对硫磷在果树上使用的登记。从源头上改变了农药品种结构，限制高毒农药品种的使用。目前我国的生物农药相对较少，几乎95％以上都是化学农药，受价格和传统观念等的限制，实际生产中，已经禁用的有机磷、有机氯等高毒高残留农药还占相当大比例。

（三） 林果农药、化肥残留严重

1. 农药残留对果树生产的影响

多年来，因农作物播种面积逐年扩大、病虫害防治难度不断加大，农药使用量总体呈上升趋势。据统计，2012～2014 年农作物病虫害防治农药年均使用量 31.1 万吨，比 2009～2011 年增长 9.2%。农药的过量使用，不仅造成生产成本增加，也影响农产品质量安全和生态环境安全。实现农药减量控害，十分必要。

农药的大量施用，尤其是滥用农药使农产品中农药残留量超标，不仅造成人员中毒伤亡，而且还影响到我国的国际信誉与进出口贸易。冯建国等在 2000 年对山东主产区的苹果测试结果表明，有害元素的检出率非常高，铅、镉和砷超过了 93%，铜、锌、氟、汞和铬均为 100%，汞、铅和铬等三种元素均有超标现象，超标率分别为 1.47%、11.29% 和 8.06%，最高超标倍数为 0.25 倍、2.3 倍和 1.3 倍。另在检测的 12 种农药中，有 6 种农药的检出率超过了 50%，其中溴氰菊酯和辛硫磷的检出率为 100%，DDT 和对硫磷的超标率分别为 10.81% 和 3.33%，最高超标倍数达到 2.9 倍和 2.5 倍。欧盟从 2004 年正式禁止 320 种农药在欧盟的销售，其中涉及我国的农药品种多达 60 余种。由于我国出口的农副产品中农药残留量超标，屡屡发生国外拒收、扣留、退货、索赔、撤销合同等事件，造成了巨大的经济损失，同时也严重影响了我国的外贸信誉。据联合国的一份资料预计，仅 2004 年因"绿色壁垒"就使我国 70 亿美元以上的出口商品受到不利影响。

2. 化肥对林果的影响

① 长期和大量不合理地施用化肥，常常引起果树疯长，导致"肥害"（如烧苗现象），苹果干物质含量低、水分含量过大、适口性差、不易保存。

② 氮肥施用过多，会使林果经济作物抗病虫能力减弱，易遭病虫侵染，继而增加消灭病虫害的农药用量，直接威胁了食品的安全性。

③ 土壤受到污染，土壤物理性质恶化。长期过量而单纯施用化学肥料，会使土壤酸化。土壤溶液中和土壤微团上有机、无机复合体的铵离子量增加，并代换 Ca^{2+}、Mg^{2+} 等，使土壤胶体分散，土壤结构破坏，土地板结，并直接影响农业生产成本和作物的产量和质量。

④ 大气中氮氧化物含量增加。施用于农田的氮肥，有相当数量直接从土壤表面挥发成气体，进入大气。还有相当一部分以有机或无机氮形态进入土壤，在土壤微生物作用下会从难溶态、吸附态和水溶态的氮化合物转化成氮和氮氧化物，进入大气。

二、微生态制剂在林果业上的应用效果

（一）微生态制剂在肥料利用率上的表现效果

1. 提高化肥利用率

根据大量施用化肥所带来的问题，各国科学家一直在努力探索提高化肥利用率并达到平衡施肥、合理施肥的途径。微生物肥料在解决这方面问题上有独到的作用。所以，根据我国作物种类和土壤条件，采用微生物肥料与化肥配合施用，既能保证增产，又减少了化肥使用量，降低成本，同时还能改善土壤及作物品质，减少污染。林果等经济作物对化学肥料的利用率仅仅在30%左右，约70%的化学肥料沉积固定在土壤中或随雨水流失于江河中而不被农作物吸收和利用，这造成了土壤板结，环境污染，江河和地下水富营养化日趋严重，土壤有机质含量降低，肥力下降，土壤中有益微生物的生存空间变小，数量减少，这些经济作物的抗病、抗寒、抗旱能力减弱，病虫害的发生越来越严重，导致农林副产品品质下降、产量降低。

微生态制剂和复合微生物肥料在农作物上推广应用，不仅可以提高化学肥料的有效利用率，肥料利用率可以提高10%～30%。

应用试验表明，用侧孢芽孢杆菌生产的复合微生物肥料连续使用2年以上，土壤中有益放线菌数量增加8.4倍，固氮菌增加39倍，从而起到活化、疏松土壤，提高土壤肥力的作用。有益微生物的大量繁殖，可以把多年沉积固定在土壤中的化学肥料活化后再一次供农作物吸收利用。

2. 改善果园土壤理化生物性状

微生态制剂和复合微生物肥料施入土壤后，微生物在有机质、无机营养元素、水分、温度的协助下大量繁殖，减少了有害微生物群体的生存空间，从而增加了土壤有益微生物的数量，微生物产生大量的有机酸可以把多年沉积在土壤中的磷、钾元素部分溶解释放出来，供作物再次吸收利用，长期使用后土壤将会变得越来越疏松和肥沃。微生物肥料中有益微生物能产生糖类物质，占土壤有机质0.1%，与植物黏液、矿物胚体和有机胶体结合在一起，可以改善土壤团粒结构，增强土壤的物理性能和减少土壤颗粒的损失，在一定条件下，还能参与腐殖质形成。所以施用微生物肥料能改善土壤物理性状，有利于提高土壤肥力。

微生态制剂和复合微生物肥料内含的多种功能性微生物进入土壤后，在其生长繁殖过程中产生大量的次生代谢物，这些代谢物能够促进土壤团粒结构的形成。团粒结构的形成使土壤变得疏松、绵软，保水保肥性能增强，水、气、热更加协调，减少土壤板结，有利于保水、保肥、通气和促进根系健壮生长，为作物提供舒适的生长环境。土壤理化性状的改善，加强了土壤微生物的活动，从而最大限度地促使有机物分解转化，产生多种营养物质和刺激性物质，反过来又刺激

微生物的生长发育，促进作物生长，最终达到增产增收的目的。另外，功能性微生物在作物根系周围形成优势种群，抑制或拮抗有害病原菌的生长繁殖，减轻了作物发生病害的程度，进而达到增加产量、改善品质的目的。

3. 改善土壤养分供应状况

微生态制剂和复合微生物肥料主要通过各种菌剂促进土壤中难溶性养分的溶解和释放。目前市场上的微生物肥料以解磷和解钾为代表。磷细菌剂，一方面通过磷酸酯酶分解土壤中有机磷化物；另一方面通过微生物代谢产生的无机酸和有机酸溶解无机磷化物。钾细菌剂主要通过钾细菌代谢过程中产生酸性物质，促使含钾矿物质分解，从而释放钾离子。同时，由于菌剂的代谢过程中释放出大量的无机有机酸性物质，促进土壤中微量元素硅、铝、铁、镁、钼等的释放及整合，改善了土壤中养分的供应状况。

4. 促进作物生长

微生态制剂和复合微生物肥料的使用，促进了激素即植物生长调节剂的产生，调节、促进作物的生长发育。加速土壤中有机质的降解，不仅为农作物生长提供更多有机营养物质，提高农作物的抗逆性，同时还可以减少土壤中一些病原菌的生存空间。硅酸盐菌剂的使用，可以促进赤霉素、生长素和其他活性物质的产生；固氮菌剂分泌B族维生素和吲哚乙酸等生长素，对于作物的生长发育有一定的调节和促进作用。同时，微生物在土壤中繁殖后，产生大量的植物激素和有机酸，刺激根系生长发育，增强农作物的光合作用强度，作物生长根深叶茂，可有效提高作物果实的糖度，降低作物产品中硝酸盐及其他有害物质的含量，提高品质，使农作物增产10%～30%。

5. 增强果树抗病抗逆能力

微生物在微生态制剂和复合微生物肥料中处于休眠状态，进入土壤萌发繁殖后，分泌大量的几丁质酶、胞外酶和抗生素等物质，可以有效裂解有害真菌的孢子壁、线虫卵壁和抑制有害菌的生长，有效地控制土传性病虫害的发生，起到防病防虫和抗重茬的功效。通过有益菌的大量繁殖，大量有益菌在植物的根系周围形成了优势种群，抑制了其他有害菌的生命活动。同时微生物肥料中部分菌种具有分泌抗生素的功能，抑制或杀死致病真菌和细菌。同时大量的田间试验也证明，微生物肥料的应用可以降低病虫害发生率及增强作物的抗逆性能。如土壤中侧孢芽孢杆菌数量的增加，对土传真菌性病害以及根结线虫能进行有效生物防治，其防治率可高达70%～80%，与化学农药防效相当。从而减少化学农药的使用量，提高农作物的品质和产量以及抗重茬的能力。"5406"对水稻的烂秧、棉花和小麦烂种等有较明显的防治效果，同时能够减轻小麦锈病、水稻纹枯病等的危害。硅酸盐菌剂对玉米斑病、棉花黄枯萎病、稻瘟病、小麦的白粉病、茎腐病等有一定的防治和抑制的作用。同时它也有明显的抗旱、耐寒、抗倒伏的效果。

6. 为绿色和有机果品生产提供了技术支持

随着人民生活水平的不断提高，国内外都在积极发展绿色农业（生态有机农业），生产安全、无公害的绿色食品。生产绿色食品过程中要求不用或尽量少用（或限量使用）化学肥料、化学农药和其他化学物质。要求肥料必须首先保护和促进施用对象生长和提高品质；其次不造成施用对象产生和积累有害物质；并且对生态环境无不良影响。微生物肥料基本符合以上三原则。近年来，我国已用具有特殊功能的菌种制成多种微生物肥料，不但能缓解或减少农产品污染，而且能够改善农产品的品质。微生物通过矿化作用、共代谢作用分解和降解某些农药，同时一些特定的微生物还对土壤中的有害重金属汞、砷、镉和硒（过量则有害）有一定的转化作用，从而降低了农副产品中的残留。

（二） 微生态制剂在土传病害上的防治效果

1. 引起土传病的原因

① 连作。连作是病土形成的主要人为因素，主要原因是由于连续种植一类作物，使相应的某些病菌得以连年繁殖，在土壤中大量积累，形成病土，年年发病。如：茄科蔬菜连作，疫病、枯萎病等发生严重；西瓜连作，枯萎病发生严重；姜连作，可导致严重的姜瘟；草莓连作 2 年以上则死苗 30%～50%。

② 施肥不当。大量施用化肥尤其氮肥可刺激土传病菌中的镰刀菌、轮枝菌和丝核菌生长，从而加重了土传病害的发生。自 1993 年我国棉花黄萎病大爆发以来，几乎连年大发生，与棉田大量使用化肥，土壤中有机物质大量减少有很大关系。

③ 线虫侵害。土壤线虫与病害有密切关系。土壤线虫可造成植物根系的伤口，有利于病菌侵染而使病害加重。往往线虫与真菌病害同时发生，如棉花枯萎病与土壤线虫密不可分，在美国将棉花枯萎病称为枯萎-线虫复合病害。

土传病害历来被植物界认定为最难防治的病害之一。土壤是一个复杂的、动态的有机整体，其中的有害和有益微生物是互相拮抗的，它们无时无刻不在进行着"王者之争"。有害菌一旦占据统治地位，土壤内在的平衡便被打破，很快沦为各种作物的死亡之地。在一般情况下，土壤病菌能产生大量菌体，只要条件对病菌生长发育有利而寄主又是感病的，病菌就可以大量繁殖并能侵染寄主，并随着作物的连作而大量繁殖扩散。作物的根及种子的渗出物如单糖、氨基酸和有机酸等对病原菌的休眠体萌发有刺激作用，所以根际间病原菌的密度相对较大。土传病菌在土壤中能存活下来与其具有腐生竞争能力是分不开的。如腐烂病、青枯病等的病原细菌和镰刀菌、轮枝菌等致病真菌在土壤中有很强的营腐生能力，这也是土传病害难治理的一个主要原因。土传病害的发生受温度、湿度等气候变化的影响，更易受耕作措施的影响。多数病原菌的致死温度为 50～60℃，但一些含黑色素的病菌及厚垣孢子能耐高温。在干燥土壤中，丝核菌和镰刀菌会大量发生，而湿润的土壤有利于细菌生长并能限制病原真菌的生长。土壤低氧有利于厌氧微生物生长，对好氧的病原真菌不利，所以土壤淹水可抑制土传真菌病害。大量施用化肥会加重土传病害的发生。

2. 防治土传病害的策略

针对土传病害日益严重的问题可以采取两种策略：一是继续加强化学或物理的杀灭措施，尽可能给作物创造一种无菌的条件。这是比较难的，因为土壤的结构和理化特性比较复杂，有许多因素影响灭菌效果。即便暂时能够做到，但一旦有新的病菌进入，由于缺乏自然抑制能力，就会迅速成灾。另一种策略是增加农田土壤微生物种类和数量，创造一个合理、平衡、稳定的微生物区系并依靠它们之间的竞争、占位、重寄生等关系，抑制病菌的滋长。实践证明，这是持续防治病害的合理策略。

微生物菌肥和生物有机肥的合理使用，既增加了土壤有机质，对土壤进行生态修复，提高了土壤的肥力水平，又为有益微生物和土壤动物的生长繁殖提供了有利条件，有益微生物种群成为优势种抑制了病原微生物的生长。使土壤微生态系统逐渐趋于良性平衡。实现生态平衡，抑制土传病害，一方面需要不断增加土壤有机质，包括农家肥（厩肥、堆肥等）、工厂化生产的有机肥、秸秆还田和种植草苜蓿等绿肥作物。有机质不仅蕴含丰富的营养物质，使土壤形成团粒结构，还是培养各种微生物的基质；另一方面要增加有益微生物的种类和数量，也就是施用一定数量的菌肥。菌肥也称生物肥料、细菌肥料。确切地说，它们是菌而不是肥，主要成分不是营养元素，而是大量的微生物。其功效在于通过微生物的活动，改善作物的营养条件并分解土壤中的有机质，使它们变成能够被植物吸收的营养，这就如同人吃的饭菜必须经过消化才能被吸收一样。秸秆还田后如果没有微生物的帮助，不仅不能被植物利用，还可能助长病菌的滋生。再好、再多的菌肥撒在贫瘠的土壤中也不可能凭空转换出营养元素，有益微生物也会"饿死"，只有当有机物与有益微生物同时存在时，才能起到增肥防病的作用。

土壤是一个非常复杂的生态环境，它含有很多病菌和大量有益微生物，这些有益微生物和病菌在不同的生态环境条件下相互竞争、相互联系、相互制约。在一定的环境条件下，有益微生物可以打败并镇压有害病菌，使病害得已不发生。

一种按适当比例在大量有机物质中植入有益微生物的新型多效有机肥，其微生物包括能够增加或转化营养的固氮菌、硝酸菌、溶磷菌、光合菌；能够分解有机质的酵母菌；能够分泌植物生长刺激素和抑制病菌的哈刺木霉、绿黏帚霉、放线菌以及一些芽孢杆菌和假单胞菌。该肥种具有长效、速效、增产防病的优点，值得推广。

（三）　微生态制剂在果树病虫害方面的表现效果

微生态制剂通过三种途径减轻林果经济作物病害：一是复合微生物菌肥和生物有机肥中的功能性微生物生长繁殖，在作物根际土壤微生态系统内形成优势种群，抑制其他有害微生物的生长繁殖，甚至对部分有害病原菌产生拮抗作用，减少了有害微生物的危害机会；二是复合微生物菌肥和生物有机肥中的功能性微生物在生长繁殖过程中向作物根际土壤微生态系统内分泌各种代谢产物，这些代谢产物能够刺激作物生长，提高作物在不良环境条件下的抗逆能力；三是复合微生物菌肥和生物有机肥中的营养元素全面，作物植株生长健壮，具有良好的株型和合理的群体，增强作物的抗病性，减少病害的发生。

1. 复合微生物活性菌泥对苹果腐烂病的防治效果

苹果树腐烂病俗称"烂皮病"，是对苹果生产威胁最大的毁灭性病害，近几年，中国各苹果主产区腐烂病有逐年加重的趋势，特别是 20 世纪 90 年代初苹果大发展时期栽培的苹果树发病十分普遍，部分重病园几乎到了毁园的程度。由于多数果农习惯长期使用有机砷等化学制剂防治腐烂病，已对当地土壤、水质等环境和食物安全造成了污染。多年来，用微生物技术防治苹果树腐烂病方面的报道很少。微生态制剂是活菌制剂，选择适合的载体防止微生物失活，才能较好地发挥其功效。从这一思路出发，我们于 2006 年 3 月至 2007 年 4 月进行了活性菌泥防治苹果树腐烂病试验研究，结果如下：

活性菌泥涂抹、活性菌液涂抹、40％福美胂可湿性粉剂 50 倍液涂抹和对照（只刮除腐烂病疤，不涂药）4 个处理，3 次重复，进行了苹果树腐烂病的防治研究。结果表明，活性菌泥在防治效果、病疤复发率和促进病疤愈合效果方面均优于其他处理，其当年和第二年 4 月的防治效果分别为 92.7％、93.5％，病疤复发率分别为 1.8％、2.8％，促进病疤愈合效果也最好（50.4％）。因此，作者提出，将活性菌融入黏泥载体中制成菌泥，涂抹在腐烂病疤上，以菌治菌，是防治苹果树腐烂病的新途径。

（1）材料和方法

① 试验地点与材料。试验在宝鸡市眉县横渠镇孙家原村苹果园进行，供试果园面积 7.5 亩，品种为红富士，树龄 12 年，果园管理粗放，园貌基本整齐，腐烂病发生较严重。

供试药剂：复合微生物活菌剂原液，40％福美胂可湿性粉剂（市售）。

复合微生物活化液及活性菌泥制作的方法：用活菌剂原液及红糖各 1 份，加清水 10 份混匀后装入密闭塑料桶中，在室温下密闭发酵 5~7 天，制成发酵液，又称活化液。

在使用时，将活化液加水 50 倍稀释，即配成活性菌稀释液。用活性菌稀释液加适量黏土，调制成稀泥糊状，即制成活性菌泥。

② 试验方法。试验设 4 个处理：活性菌泥涂抹法、活性菌稀释液涂抹法、40％福美胂可湿性粉剂 50 倍液刮涂法及空白对照，重复 3 次。2006 年 3 月 27 日至 3 月 30 日按实验设计处理腐烂病疤，每处理病疤数不少于 30 个。各处理方法如下：

a. 活性菌泥涂抹法（处理Ⅰ）。在腐烂病疤上直接涂抹 2cm 左右厚的 EM 活性菌泥，涂抹范围超出健皮 2cm 以上。然后用宽约 10cm 的塑料条紧密包扎，以防水分蒸发和菌泥脱落。

b. 活性菌稀释液涂抹法（处理Ⅱ）。用利刀在病斑上纵横划斜道，深达木质部，划至病疤边缘，然后用毛刷在腐烂病疤上直接涂抹活性菌液，涂抹范围超出病疤边缘 2cm 以上。

c. 40％福美胂可湿性粉剂 50 倍液刮涂法（处理Ⅲ）。用刮刀将病疤坏死组织刮削干净深至完好组织，并将病疤外围完好韧皮部约 0.5cm 也刮去，然后用毛刷将 40％福美胂可湿性粉剂 50 倍液直接涂抹于其上，涂抹范围超出病疤边缘 2cm 以上。

d. 对照（CK）。只刮除腐烂病疤，不涂药。刮除方法同处理Ⅲ。

③ 调查统计方法。试验调查分别在当年 11 月上旬和第二年 4 月中旬进行。处理当年 11 月将塑料膜和抹泥去除，调查统计各处理病疤复发数量，计算病疤复发率（％）和防治效果（％），并测量每处理前 5 块治愈病疤两侧最宽部分的愈伤宽度（mm），计算出各处理治愈病疤单侧平均愈合宽度（mm）和促进病疤愈合效果（％）。第二年 4 月，再次统计各处理病疤复发数量，计算各处理病疤复发率（％）和防治效果（％）。计算公式如下：

$$病疤复发率（\%）=\frac{复发病疤块数}{调查病疤块数}\times 100\%$$

$$防治效果（\%）=\frac{对照病疤复发率-处理病疤复发率}{对照病疤复发率}\times 100\%$$

$$病疤平均愈合宽度（mm）=\sum\left(\frac{每块病疤平均愈合宽度（mm）}{测量病疤块数}\right)$$

$$病疤愈合效果（\%）=\frac{处理病疤平均愈合宽度-对照病疤平均愈合宽度}{对照病疤平均愈合宽度}\times 100\%$$

（2）结果与分析

① 防治效果。从调查统计表（表 3-19）可以看出，活性菌泥、活性菌稀释液及 40％福美胂可湿性粉剂 50 倍液防治苹果树腐烂病，相对于对照都有良好的效果。活性菌泥涂抹法当年的防治效果为 92.7％，第二年 4 月的防治效果为 93.5％；活性菌稀释液涂抹法和 40％福美胂可湿性粉剂 50 倍液刮涂法当年的防治效果分别为 70.2％和 87.5％，第二年 4 月的防治效果分别为 77.9％和 76.3％。活性菌泥当年和第二年 4 月的防治效果比活性菌稀释液分别高出

表 3-19　防治效果调查统计表

处理	处理病疤块数	调查时间	防治效果			病疤愈合效果	
			病疤复发率/%	防治效果/%	测量病疤数	病疤平均愈合宽度/mm	促进病疤愈合效果/%
Ⅰ	109	2006-11-9	1.8	92.7	15	19.7	50.4
		2007-4-11	2.8	93.5	—	—	
Ⅱ	94	2006-11-9	7.4	70.2	15	14.1	9.9
		2007-4-11	9.6	77.9			
Ⅲ	97	2006-11-10	3.1	87.5	15	10.3	−2.1
		2007-4-12	10.3	76.3			
CK	113	2006-11-10	24.8	—	15	13.1	
		2007-4-12	43.4				

22.5％、16.5％，比 40％福美胂可湿性粉剂 50 倍液分别高出 5.2％、17.2％。表明活性菌泥的防治效果明显优于活性菌稀释液和 40％福美胂可湿性粉剂 50 倍液。

②病疤复发率及愈合效果。从表 3-19 可明显看出，活性菌泥处理当年 11 月和第二年 4 月病疤复发率分别为 1.8％、2.8％，活性菌稀释液处理为 7.4％ 和 9.6％；40％福美胂处理的为 3.1％和 10.3％。活性菌泥处理病疤平均愈合宽度为 19.7mm，促进病疤愈合效果为 50.4％；活性菌稀释液处理的病疤平均愈合宽度为 14.1mm，促进病疤愈合效果为 9.9％；40％福美胂可湿性粉剂 50 倍液处理的病疤平均愈合宽度为 10.3mm，低于对照处理（13.1mm），促进病疤愈合效果为 −2.1％。EM 活性菌泥处理促进病疤伤口愈合的效果最好。

（3）小结　试验结果表明，活性菌泥涂抹法（处理Ⅰ）对苹果树腐烂病的防治效果、病疤复发率和促进病疤愈合效果均优于活性菌液涂抹法（处理Ⅱ）和 40％福美胂可湿性粉剂 50 倍液刮涂疗法（处理Ⅲ）。同时，由于活性菌泥为病疤伤口创造了适宜的温、湿环境，对促进伤口愈伤组织的形成也有良好的作用。制剂是活菌制剂，将活性菌稀释液加黄泥制成的菌泥，涂抹在腐烂病疤上，长时间保持了菌的生物活性，达到长期抑制腐烂病菌活动的作用。活性菌液涂抹法（处理Ⅱ）的防治效果明显不如活性菌泥防治效果（处理Ⅰ），也说明了在应用技术过程中，保持微生物长期生物活性的重要性。以菌治菌是防治苹果树腐烂病的新思路，以黏泥为载体，将活性菌融入黏泥中制成菌泥，是应用微生物技术防治腐烂病的新途径，活性菌泥处理病疤复发率最低。

从处理当年 11 月和第二年 4 月病疤复发率变化来看（图 3-3），活性菌泥处理的病疤复发率变化最小，相差 1 个百分点；其次是活性菌稀释液处理，相差 2.2 个百分点；再次是 40％福美胂可湿性粉剂 50 倍液处理，相差 7.2 个百分点；只刮除腐烂病疤不涂药处理（对照）的病疤复发率变化最大，相差 18.6 个百分点。说明活性菌泥和活性菌稀释液在控制腐烂病复发方面都有良好的效果，其中以活性菌泥控制腐烂病复发效果最好。

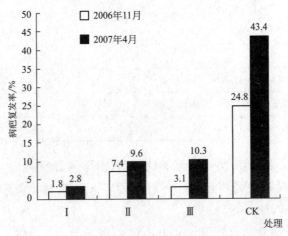

图 3-3　各处理病疤复发率对照及变化图

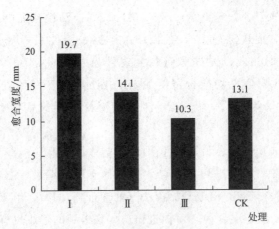

图 3-4　各处理当年病疤平均愈合宽度图

2. 复合微生物菌剂在嘎啦苹果病虫害防治上面的效果

有机苹果是今后苹果栽培和苹果消费的主要方向，有机苹果栽培的关键是不使用化学杀虫杀菌剂、不使用化学肥料、不使用植物激素。但目前苹果园普遍病虫害严重，不用化学杀虫杀菌剂又控制不了果园病虫害，不使用化肥和植物激素产量会下降。据日本研究，过去苹果园年喷布杀虫剂和杀菌剂混合液 15 次，通过年喷洒15次EM菌剂，其中4～5次加入杀虫剂，亩施160～260kg有机肥，结合果园生草，就可有效控制苹果树病虫害，为有机苹果生产提供了新途径。因此，我们在陕西千阳应用完全有自主知识产权的国产微生态制剂，在苹果栽培上进行了试验，研究微生态制剂的杀菌、杀虫效果以及对果实产量、品质的影响。

（1）材料与方法

① 试验处理。试验在陕西省千阳县西农大苹果试验站果园内进行。该果园位于千阳县南寨镇南寨村，海拔850m，年平均温度10.9℃，试验面积10亩，品种嘎啦，授粉品种为专用授粉树。树龄分别为2年和5年，株行距1m×3.5m和1.2m×4.0m。3月中旬全树喷洒一次微生态制剂300倍液。在萌芽期喷洒一次波美度6°Bé的石硫合剂。从初花期开始，间隔10～15天喷布一次微生态制剂300倍液，在采收前共喷洒6次。在6月上旬喷洒时加入一次灭幼脲3号生物杀虫剂和吡虫啉。至2016年10月每亩施用复合微生物菌剂80kg，加羊群精制有机肥40kg，再加桂盖美＋土壤调理剂30kg。果园自然生草及人工种草。对照果园，正常喷药，喷布时间与处理相同，药剂分别为常规杀菌、杀虫剂，如毒死蜱、甲基硫菌灵、芸苔素、代森锰锌悬浮剂、丙环唑、高效氯氟氰菊酯、扫螨净、乙磷铝锰锌、戊唑醇、丙森锌、高氯马、阿维三唑锡、世高等。地下施肥和管理均与处理相同。

② 数据调查。由于该果园管理水平高，病虫害发生较轻，在6月上旬调查蚜虫和白粉病新梢发生率，调查叶片叶螨发生率。8月中旬嘎啦成熟期，调查叶片黑星病、早期落叶病、锈病发生率（由于病害较轻，病情指数差别很小，仅调查500张叶片发病数），并调查百叶鲜重和产量、品质。

（2）结果与分析

① 微生态制剂对苹果树病虫害防治效果。试验结果（见表3-20）表明，300倍复合微生态制剂对苹果树病虫害防治效果显著。2016年夏季高温、高湿，不抗黑星病的嘎啦品种发生黑星病较重，对照及时喷布了世高和戊唑醇，但处理的黑星病病叶率比对照还低。锈病在2016年也比较严重，对照的锈病病叶率为6.7%，处理为9.5%，但也未导致落叶，病害得到有效控制。2016年果园白粉病发生较轻，处理的白粉病病叶率比对照发生要轻。由于7～8月高温、干旱，早期落叶病普遍较轻，处理的早期落叶病病叶率比对照稍重。该果园每年蚜虫发生严重，对照喷布3次吡虫啉，蚜虫的新梢发生率为5.4%，处理的蚜虫新梢发生率为9.3%，大大低于新梢危害50%的防治指标，说明多效复合微生态制剂对蚜虫防控效果显著，有利于果面干净。2016年叶螨发生较轻，虽然处理的叶螨发生率比对照高，但未造成落叶。表3-20为5年生树调查结果，与2年生树病虫害防控结果相近。

表 3-20　微生态制防控嘎啦苹果树病虫害效果调查（5 年生树）

项目	黑星病病叶率/%	锈病病叶率/%	白粉病新梢发生率/%	早期落叶病病叶率/%	蚜虫新梢发生率/%	叶螨叶片发生率/%
喷洒微生态制剂	7.2	9.5	1.2	3.6	9.3	7.6
对照	8.3	6.7	1.5	3.2	5.4	4.3
处理比对照增减	−13.25	+41.79	−0.20	+12.50	+72.22	+76.74

② 微生态制剂对嘎啦苹果树叶片百叶鲜重及产量品质影响。试验结果（见表 3-21）表明，300 倍微生态制剂对树体生长影响较大，表现出叶片大，叶色绿，枝条生长健壮，其中处理的叶片百叶鲜重为 125.16g，对照仅为 97.84g，处理比对照高出 27.92%。单株产量、单果重，也是处理高于对照，其中单株产量处理比对照增加 26.73%。果实可溶性固形物含量，处理也高于对照，仅果实硬度处理低于对照。在果面着色方面，也是处理高于对照，处理果面干净，果锈极少。

表 3-21 为 2 年生树调查结果，与 5 年生树调查结果相近。

表 3-21　微生态制剂对嘎啦苹果树叶片百叶鲜重及产量品质影响（2 年生树）

项目	叶片百叶鲜重/g	单株产量/kg	单果重/g	可溶性固形物含量/%	硬度/(kg/cm^2)	果面着色/%
喷洒微生态制剂	125.16	2.75	156.82	14.92	9.04	85
对照	97.84	2.17	145.52	14.58	9.80	80
处理比对照增减/%	+27.92	+26.73	+7.77	+2.33	−7.76	6.25

③ 小结与讨论。微生态制剂除有肥效外，还能兼治腐烂病、根腐病、轮纹病、炭疽病及蚜虫、叶螨等多种病虫害，一药多效。处理全年每亩喷洒微生态制剂 7 次，每次 14 元，合计仅 98 元，对照喷布常规杀菌、杀虫剂及叶面肥 7 次，每次 40 元，合计 280 元，使用多效复合微生态制剂费用仅为常规药剂的 35%。初步认为苹果园喷洒微生态制剂可以全部代替杀菌剂，部分代替杀虫剂。在有机苹果生产中，在每次喷药时喷洒 300 倍微生态制剂稀释液，如果有虫害，加入苦参碱、灭幼脲 3 号等植物杀虫剂，再结合春季喷布石硫合剂、地下生物有机肥、种草及自然生草，可以生产有机苹果。在其他几个苹果园做类似试验，结果也同样显示多效复合微生态制剂喷布后叶色浓绿，病虫害极少。

三、微生态制剂为绿色、有机果品生产提供技术基础

绿色果品离不开优质的有机肥，目前我国生产有机肥的方法有两种：一种是

用传统的方法，即将畜禽粪便、作物秸秆、人粪尿等有机废料经自然发酵，长期堆放而成；另一种是在有机肥料中接种微生物菌剂，按一定的工艺流程，短期加工而成。实质上，前者是利用厌氧微生物发酵有机肥，后者是利用好氧微生物经高温发酵有机肥。传统的堆肥发酵存在发酵需要时间长、发酵过程易产生臭味、腐熟的堆肥成品肥效低等缺陷。好氧发酵能耗省、费用低，适应性较强，不会产生明显的二次污染，处理的产品性能稳定，便于贮存和运输，不会引起烧苗，同时还可去臭、灭菌，是目前常用的无害化及资源化处理畜禽粪便等有机废料的有效方法。发酵过程中，在微生物的作用下，不但可以生成大量可被植物吸收利用的有效态氮磷钾化合物，同时又能合成新的高分子有机物——腐殖质，它是构成土壤肥力的重要活性物质，且发酵过程中产生的高温有利于消灭某些病原微生物、虫卵和杂草种子等。

四、微生态制剂在果树上的应用技术和方法

（一）病虫害防治技术

（1）促进生长、防治病虫害　用复合微生态制剂稀释浸种可促进种子发芽、种苗生根（成活率高）和苗期生长，作追肥稀释300倍即可。果树全生长期可叶面喷洒300倍稀释液，能有效抑制病虫害，减少农药使用。根灌和叶面喷洒建议和生化黄腐酸钾300倍混用，效果更佳。

（2）防治害虫　将复合微生态制剂稀释500～1000倍，定期全株雾状喷施，可以预防虫害。防虫液能增强植物新陈代谢，强化叶片保护膜的角质层，防止病原菌侵入，它的酯成分在草食害虫体内不分解，产生生理障碍致死，对线虫等多种害虫有显著效果。但注意一定要及早使用，贵在预防，虫害大面积发生时再用效果甚微。

（3）矫治黄叶病、小叶病　复合微生态制剂稀释50倍液，每株树视大小而定用40～120kg稀释液，加斯德考普4000倍液，配合冲施和叶喷，建议和生化黄腐酸钾500倍混用，对苹果、葡萄、猕猴桃和梨等的黄化病效果更佳。

（4）根治圆斑根腐病技术　复合微生态制剂稀释300倍液，每株树视大小而定用80～120kg稀释液，采用环沟状于秋季或春季施入，灌根时和生化黄腐酸钾500倍混用，效果更佳。

（5）防治果树腐烂病　先刮除腐烂病斑，将微生态制剂稀释30～40倍液（即14.5～19.5kg水配0.5kg微生态制剂），再用适量新土或用充分腐熟农家肥兑上稀释液和成菌泥，涂抹覆盖病斑2cm厚度，最后用塑料条包扎。

（6）农家肥处理技术　每吨经自然堆沤腐熟的有机肥，用复合微生态制剂2.5～5L，兑水稀释300kg，用150kg稀释液细致喷洒，充分搅拌均匀，然后封闭处理（厌氧发酵）；间隔7天再用剩余的150kg稀释液细致喷洒，充分搅

拌均匀。这次不需要封闭，但需勤搅拌3～4次（有氧处理），充分腐熟后使用。

（7）秸秆杂草绿肥还田技术　秸秆杂草还田时，用微生态制剂300～500倍稀释液均匀喷洒秸秆之上，促进腐熟，再进行中耕，效果更佳。

（8）环境除臭技术　根据臭味程度，用清水稀释微生态制剂5～10倍，对猪圈、牛圈、鸡舍和厕所等臭源均匀喷洒，40s见效。严重时原液直接喷洒，效果更佳。

（二）果园应用微生态制剂的系统技术

在苹果等果树栽培上，只有综合应用微生态制剂的系统技术，包括坚持定期喷洒微生态制剂，以预防病虫害；定期追施微生态制剂和生物有机肥以保证树体营养供应，就可以实现高产、优质、高效。

（1）清园喷药方案　柔水通4000倍＋果优宝300～400倍或金力士5000倍＋安民乐1000～1500倍。主要是铲除越冬的病虫害，压低病虫害的越冬基数，为综合应用微生态制剂系统技术奠定基础。

（2）萌芽前和开花前　采用微生态制剂300倍，多肽氨基酸0～5倍分别涂抹树干一次，可迅速补充树体营养，预防病害，保花保果效果好。

（3）春季开花前　建议喷洒微生态制剂300～400倍液＋多肽氨基酸400倍液，不但可有效控制苹果白粉病，而且保花保果效果好。

（4）开花后　建议喷洒复合微生态制剂300～400倍液＋生化黄腐酸钾300～400倍液混用，对幼果细胞分裂、预防晚霜危害效果好。

以后每15天喷一次微生态制剂300～400倍＋生化黄腐酸钾300～400倍混合液，一直要坚持到10月中旬，定期喷施，整个生长期喷10次左右，可有效预防常见的传染性病害，并且害虫危害大幅减轻。尤其在夏秋季喷洒可有效抵御夏季高温干旱，中后期表现果实膨大和着色效果好。

（5）当病虫害发生严重时　可采取必要的化学防治措施，可选用安民乐或安棉特或虫赛死等，加果优宝或金力士或丽致控制病虫害。待病虫害有效控制后，可继续喷洒微生态制剂300～400倍＋生化黄腐酸钾300～400倍混合液，要坚持到落叶前。

（6）果实采收后至落叶前　微生态制剂300～400倍液＋多肽氨基酸50～100倍液叶面喷雾，对提高树体营养、健壮树势、促进花芽分化效果好，同时有利于树体安全越冬。

（7）复合微生态制剂灌根　对绝大多数落叶果树而言，建议一个生长季追肥3～4次，采用复合微生态制剂300倍＋生化黄腐酸钾300倍混合，进行根部冲施。第一次是萌芽前，第二次是花芽分化期，第三次是果实膨大期。必要时，在果实膨大期可冲施两次。

在高产果园，推荐这三次追肥中，第一次加"中性全水溶调酸碱中微量元素功能肥"，其主要营养成分为：氧化钙18％，氧化镁10％，硫6％，氧化硅5％，锰50mg/L，硼40mg/L，锌28mg/L，铁20mg/L，铜25mg/L，钼30mg/L。第二次、第四次加"中性全水溶调酸碱功能肥"（主要营养成分：氮磷钾比例为16：12：22，以及适量微量营养元素），第三次加"中性全水溶调酸碱中微量元素功能肥"。

说明：每次追肥微生态制剂亩用量5升，生化黄腐酸钾亩用量10～20kg，中微量元素功能肥和调酸碱功能肥亩用量各2.5～5kg。

（三）对北方果树秋季施肥的建议方案

根据我们多年的生产实践和技术指导经验，亩产3000～4000kg果实的中等果园（土壤有机质含量1％左右），建议的施肥种类和施肥量如下：

有机肥一般按照"斤果斤肥"的原则，亩施肥3000～4000kg，或用蚯蚓生物有机肥（蚯蚓粪经复合微生物菌剂发酵制成）或羊粪精制生物有机肥600～1200kg代替之（土壤有机质含量低于1％时，要适当多施）；大量元素复合肥建议选择国内大厂产品，质量有保证，推荐双硫基万泰硫基复合肥，其氮磷钾的比例为16：9：20和16：8：22（前者适宜于苹果园和梨园，葡萄园和冬枣园尽量选后一种，或者增施桂盖美加补充矿质钾肥）两种，任选其一，亩施肥量40～50kg；微生物菌肥推荐选用高效微生物复合菌剂（注意是菌剂不是菌肥，量值的标准不同，菌剂每克含有效活菌数往往是菌肥的4～10倍，加之具有菌群的有机协同作用，效果更好），或生物有机肥任选一种，亩施肥80～120kg（对成龄稀植高产苹果树每株需施2.5～4kg）；土壤调理剂选用桂盖美加或沃田甲，亩施肥80～120kg；微量元素肥料推荐选用进口全螯合多种微量元素——斯德考普，亩施肥50～100g（和有机肥充分搅拌均匀使用，葡萄园和冬枣园要适当多施，确保产量和品质）。对于新建果园，根系生长不良、根腐病严重的果园，以及重茬果园，一定要注意补充施用自然能量（高效腐殖酸型水溶性过磷酸钙），建议亩用量50～75kg。

（四）草生栽培可充分发挥果园微生态制剂应用效果

草生栽培就是令苹果树行间长草，可以是自然生长的杂草，也可以是因地制宜人工种养的草；必要时每年秋季行间种油菜，春季苹果落花后及时割倒，喷洒1～2次复合微生态制剂，不需深埋。

生草割草不除草，不使用除草剂，重施蚯蚓生物有机肥繁殖蚯蚓，通过蚯蚓的活动活化、疏松土壤，改善土壤团粒结构，增强土壤的通透性，提高土壤的保水保肥能力。

通过定期喷施微生态制剂，保持枝干叶面和果实上足够的有益微生物菌群，发挥先入为主、以菌治菌的拮抗作用，达到预防病害的目的。

通过控制化肥施用量，达到减少化肥施用目的，最终不施化肥。我们建议秋季施肥将复合肥的亩用量控制在 50kg 左右，逐步降低。春夏季追肥量分次进行，控制在每亩每次 10～15kg。

追施速效肥料一定要选用中性全水溶调酸碱功能肥，一是肥水双效，利于吸收；二是调酸调碱，通过调节土壤的 pH 值，疏松土壤，既有利于作物根系生长发育，又有利于根系对营养元素的吸收。

第六节　微生态制剂在种植业上作用机理的初步分析

前面已经说过，我们用了 10 多年的时间，对复合微生物菌肥和生物有机肥在作物生产方面，相对于传统有机肥和化肥的增产作用进行了定点定位研究，同时还对它们的增产作用机理进行了多学科、多专业、多方面的系统研究，为后来的大面积应用推广提供了最系统、可靠的科学依据。

试验是在治理后的盐渍化潮褐土上进行的，土壤肥力中等。试验设计为：

处理 1，亩施 1000kg 生物有机肥结合喷洒 3 次复合微生物菌肥；

处理 2，亩施 1000kg 传统有机肥；

处理 3，亩施 500kg 生物有机肥结合喷洒 3 次复合微生物菌肥；

处理 4，亩施 500kg 传统有机肥；

处理 5，化肥（与 1000kg 有机肥养分含量相当）；

处理 6，不施肥（CK）。

在本节后面的分析中，除特别说明的以外，试验处理顺序均以此为准。

一、对土壤进行生态修复，改善了土壤的理化性状

作物的健康生长除气候条件外，主要取决于其生长的土壤环境与作物本身的生理特点的综合作用。土壤环境包括：物理环境、化学环境和生物环境，这三大环境之间相互作用、相互影响，形成了一个关系复杂的有机整体，是构成土壤-植物生态系统的物质基础。长期以来化肥和农药的不合理使用，严重破坏了土壤的理化性状，土壤环境变劣。微生物菌肥和生物有机肥的合理应用，尤其是生物有机肥结合微生物菌剂的直接喷施，对多年来遭受化肥、农药毒害的土壤环境能有效进行生态修复，为作物生长和作物产量的提高奠定了良好的物质基础。

1. 调节土壤 pH 值（酸碱性）

土壤酸碱性是土壤的重要化学性质，对土壤微生物的活性、矿物质和有机质

的分解起着重要作用，并影响土壤养分的释放、固定和迁移。例如土壤酸度过强，pH值低到5.0～5.5，会使土壤中的铝、锰活性增加，影响根系细胞的分裂和根的呼吸作用，并影响某些酶的功能，增加细胞壁的硬度，影响作物对钙、镁、磷的吸收、运转和利用。土壤中磷酸盐在pH值小于6.5或大于7.5时，磷的有效性降低。再如土壤过酸或过碱都会严重影响微生物的活动，从而影响硝化作用的进行，而且在某些条件下，会造成有毒的NO_2^-的积聚。

多年研究表明，在偏碱性的盐化潮褐土上，经过近十年的定位试验后，0～20cm和20～40cm两个土层内，施有机肥的各个处理组的pH值均比施化肥的降低，而施生物有机肥的处理比施等量传统有机肥的pH值也明显降低，都小于7.5，说明施入有机肥使土壤有机质含量增加，对土壤的酸碱度有一定的缓冲作用；单施化肥对土壤pH值无明显改良作用，而施生物有机肥的处理除了土壤有机质的作用外，还因为其中的有益微生物乳酸菌等代谢产生大量有机酸，致使pH值下降较多，同时微生物还能够分泌多种氨基酸，其两性电解质性质具有重要的酸碱缓冲作用。这种积极作用促使土壤酸碱度适中，适合土壤动物和微生物的生存和活动，也有利于土壤磷活性的提高，对盐化潮褐土的改良和作物产量的提高有较大的促进作用。

2. 有效改善土壤容重和总孔隙度

土壤容重和总孔隙度是用来表示单位体积原状土壤固体的重量和孔隙的多少、衡量土壤疏松状况的指标。容重的大小是土壤质地、结构、孔隙等物理性状的综合反映，同时也受外部因素，如降雨、施肥、灌水、耕作活动的影响。一般对于同一质地的土壤来说，容重的大小，可以大体反映出土壤结构状况。容重越小（不低于1.14），土壤越疏松，结构性好；反之，表明土壤紧实，结构性差。

长期使用化肥的结果，导致土壤板结、总孔隙度少，影响作物根系的生长。而生物有机肥和微生物菌肥的配合使用，可有效改善土壤的容重和总孔隙度的状况。

长期研究结果表明：在0～20cm的土层中，有机肥处理的土壤容重比施用化肥的普遍降低，而使用生物有机肥的比施用传统有机肥的要低。

以上分析表明，一方面生物有机肥是团粒结构的胶结剂，能够改善土壤孔隙状况，促进团粒结构形成，降低土壤容重；另一方面，生物有机肥中的大量有益菌能够产生大量的多糖物质，这些多糖物质大都属于黏胶成分，与植物黏液、矿物胶体和有机胶体结合在一起，可以改善土壤团粒结构，增强土壤的物理性能，二者结合起来，表现出最优的改土效果。

3. 提高土壤蓄水保墒的能力

土壤水分是土壤的重要组成部分，它不仅是作物生长需水的主要供给源，而且是土壤内生物活动和养分转化过程的必需条件。土壤生物要依靠土壤水分才能生长繁殖，而土壤中的养分只有在水分充足时才能分别转化和被作物吸收。农谚"有收无收在于水"充分说明了土壤水的重要性。生物有机肥和微生物菌肥的合理使用，改善了土壤的结构和土壤的固、液、气三项比例，以及土壤的适耕性，提高了土壤的蓄水保墒能力，能较好地满足作物生长发育对水分的需要。

在冬小麦和夏玉米的各个生育期进行耕层的土壤水分分析，可以看出，亩施1000kg生物有机肥处理的土壤含水量高于等量传统有机肥处理，传统有机肥处理明显高于化肥处理和浸种（对照）。如小麦灌浆初期，亩施1000kg生物有机肥的0～20cm土壤含水量比其他处理高出5.5％～27.3％，20～40cm土层比其他处理高1.9％～2.8％。后期作物夏玉米各处理相比较，趋势与冬小麦基本相同。夏玉米灌浆初期，亩施1000kg生物有机肥处理的0～20cm土层含水量比其他处理高出1.9％～20.1％，20～40cm土层比其他处理高出1.5％～7.2％。

微生物菌肥和生物有机肥能提高土壤含水量的原因：①有机肥料本身的持水能力比土壤矿物质部分大；②有机肥料的分解产物对土壤颗粒的团聚作用以及其分解残渣对土体的疏松作用，使土壤结构发生改变，土壤孔隙结构得到改善，导致水的入渗速度加快，从而可以减少水土流失。腐殖质具有巨大的比表面积和亲水基团，吸水量是黏土矿物的5倍，能改善土壤有效持水量，使得更多的水能为作物所利用。而生物有机肥，由于其肥料中富含有机质，为有益微生物的生长繁殖提供了丰富的营养和能量，微生物的大量繁殖特别是真菌的大量繁殖促使土壤颗粒形成更大的团聚体，同时菌丝的断裂片段又可参与稳定微团聚体的形成，真菌产生的多糖体也具有增加矿物强度和保持水分的能力。有机质和微生物的共同作用，使其具有良好的保水能力。

4. 提高了土壤阳离子交换量

土壤阳离子交换量是土壤重要的化学性质之一，阳离子交换量不仅与土壤的保肥供肥能力、土壤的理化性状有密切的关系，也是衡量土壤肥力的一个重要指标。

试验表明：处理1的土壤阳离子交换量与其他处理存在显著差异。0～20cm生物有机肥处理的比传统有机肥处理的高，即处理1比处理2高2.2％，处理3比处理4高0.4％；有机肥处理比处理5和对照分别高12.2％～20.8％、16.2％～25.1％。20～40cm土层各处理间的阳离子交换量的变化有着相同的趋势，处理1比处理2高5.4％，处理3比处理4高2.9％；有机肥处理比处理5和对照分别高12.9％～23.6％、13.2％～24.0％。

由于有机质是土壤产生交换吸附的主要物质基础，是最有效的阳离子交换体，对于一种确定的土壤来说，有机质的变化是影响土壤阳离子交换量的重要因素，所以施用有机肥处理的阳离子交换量比单施化肥处理以及对照要高。而含有生物有机肥处理的好于等量传统有机肥处理，是因为生物有机肥中含有大量有益菌，它们的分解和繁殖，对土壤腐殖质的增加起着促进作用，从而使土壤阳离子交换量增大。

5. 有利于盐化土壤含盐量的降低

土壤盐分也是影响作物生长的重要因素之一。尤其是盐渍化低产地区，土壤含盐量的多少，对作物生长有着很大的制约。按照我国的分类标准，含盐量≤0.2%为非盐渍土，0.2%～0.4%为轻盐渍土，0.4%～0.6%为中盐渍土，≥0.6%为重盐渍土。试验表明，生物有机肥有较明显的降低土壤盐分含量的作用。经过近 10 年的不同施肥处理试验，结果表明，0～40cm 土层平均含盐量，施用生物有机肥的处理 1 和处理 3 比施等量传统有机肥分别降低 15.4%和 18.8%。

施用生物有机肥处理比施用化肥和不施肥的对照均低，说明生物有机肥对于增进土壤脱盐效果好于传统有机肥。

总的来看，有机肥对土壤脱盐效果好于单施化肥处理和对照，更适合作物生长发育。这是因为有机肥可改善土壤流动系统浅部介质的渗透性和储水性，而生物有机肥能更好地改善土壤容重和孔隙度，使土壤渗透性和储水性增强，这种措施有利于水分保持及雨季盐分下移，土壤毛细管变粗，可抑制土面蒸发，使更多土壤水分向根系汇流，从而降低根层积盐，同时增加降水和灌溉的淋洗。从本研究结果来看，如果在作物需水期加大一次灌水，加强土壤淋洗程度，可更好地减轻土壤盐分积累。

6. 土壤温度的调节

生物有机肥和复合微生物菌肥的使用，有利于改善土壤温度条件，促进作物生长。

冬小麦种植后，对其不同生育期耕层（5～20cm）土壤温度进行定点定位测定，有机肥对土壤温度有一定的影响，且有随着土层加深差别变小的趋势。在播种期，亩施 1000kg 生物有机肥处理 1 的 5cm、10cm 土温分别为 18.5℃、15.7℃，比其他施肥处理高出 0.6～1.5℃、0.6～0.7℃，较高的土温可以促进种子发芽；在小麦生长发育前期，不同土壤深度的土温也比其他处理高，5cm 土层土温比其他处理高 0.8～0.9℃，10cm 土层高 0.2～0.5℃，15cm 土层高 0.4～0.8℃，20cm 土层高 0.1～0.9℃，使得植株有充足的热量进行营养生长，加上适当的水分条件，从而有利于冬小麦根系的生长，为冬小麦的分蘖和越冬奠定了良好的基础。由于有机肥在春季有调节麦地地温的滞后作用，可防御"倒春寒"对小麦的危害，促进小麦个体和群体的协调发育。此外，可使冬小麦的返青提前，有利于提高小麦成穗率，延长小穗分化期和促进小麦穗大粒多。随着小麦返青后，处理 1 养分充足，植株生长旺盛，叶面积系数及田间覆盖度较大，土壤水分蒸发量变小，5cm、10cm、15cm、20cm 土层土壤温度较其他处理分别低 0.9～3.2℃、0.6～3.2℃、0.2～0.6℃、0.2～0.9℃。冬小麦孕穗期以后，土壤温度对小麦的生长影响不大，但对水分的影响很大，进而影响籽粒灌浆和产量的形成。生物有机肥处理的土壤温度反而略低于其他处理，这样可减少土壤水分的无效蒸发，提高水分利用率，同时有利于防御干热风对小麦的危害，也有利于后续作物（夏玉米）在苗期的生长发育。

二、提高土壤肥力水平

土壤肥力是土壤的基本属性，是作物生长的基础。土壤肥力是个综合的概念，表示土壤对作物生长的营养供应、环境保持的综合功能。土壤肥力一般包括两大部分：一部分是土壤固有的自然肥力；另一部分则是人为添加到土壤中的物质和能量。在现代农业生产中，这种人为的物质和能量的投入往往是保持土壤稳产和高产的必要措施。因此，要使产量和地力协调发展，必须以生态学原理去管理农业生态系统，而其中关键所在是必须协调好土壤生态系统中的基础能量和储备能量之间的关系，重视土壤库的再循环、后备基础库的发育，保持土壤肥力长期稳定均衡的发展。施肥以及其他发展土壤肥力的技术措施就是为了增加土壤库中的物质和能量基础，补偿由于农产品的重复收获造成的土壤库养分亏损。合理的施肥方式，不仅可以提高作物的产量和品质，还可以不断地培肥地力，达到高产稳产的目的。长期广泛的研究表明，生物有机肥和无机肥科学合理搭配施用，是提高土壤肥力、保证作物生长的最有效手段，比单纯施化肥和传统有机肥优越得多。主要表现在以下方面：

1. 提高土壤有机质含量

有机质是土壤的重要组成部分，是土壤的"肌肉"。土壤有机质含量是土壤肥沃度的重要指标。土壤有机质的功能主要有以下几个方面：储存和供应土壤养分；增加土壤代换性能，为微生物活性提供能源；增加土壤保水性能，增加通透性；缓冲土壤酸碱等化学性质的剧烈改变，稳定土壤结构，改善土壤耕性。

长期以来，由于化肥的大量不合理投入，我国农田土壤有机质含量逐年下降并维持在一个较低水平，导致土壤板结、通透性差、生物活性低，已经严重影响土壤环境的改良，影响了作物产量的进一步提高和农村经济的发展。因此，保持和提高土壤有机质含量是改土培肥、增产增效的关键措施之一。

通过不同时间、不同施肥量和施肥方式在几种不同作物上的实验结果表明，生物有机肥的使用能明显提高土壤有机质含量，提高土壤肥力。10 年的实验表明：冬小麦生育期 0～20cm 土层使用生物有机肥处理的土壤有机质含量明显高于其他处理，并且随着小麦的生育期的发展而逐步增加。小麦灌浆期，生物有机肥处理比等量传统有机肥处理高 0.5%～1.5%，有机肥处理比化肥处理高 58.8%～65.0%，有机肥处理比对照高 98.8%～106.6%。夏玉米抽雄期 0～20cm 土层生物有机肥处理的土壤有机质达到最高值，亩施 1000kg 生物有机肥的比施等量传统有机肥高 7.1%，比化肥高 118.5%。

冬小麦-夏玉米两季作物生长期间土壤平均有机质含量的数据可以看到，冬小麦和夏玉米生育期内 0～20cm 土层各处理土壤有机质平均含量由大到小依次为：生物有机肥处理＞传统有机肥处理＞化肥处理＞不施肥（对照）。生物有机肥处理比等量传统有机肥高 1.7%～1.8%，有机肥处理比单施化肥高 55.0%～65.5%，比对照高 91.9%～104.8%。

夏玉米生育期内生物有机肥比等量传统有机肥高 5.5%～5.8%，有机肥比单施化肥处理高 38.0%～65.6%，比对照高 76.9%～112.3%。

前边所述，土壤有机质对土壤理化性质有直接或者间接的影响，土壤有机质含量高，土壤各种理化性质就较好。表 3-22 分析了土壤有机质含量和几种理化性质的相关关系，证实了它们之间有着很好的相关性。

表 3-22　玉米不同施肥处理平均有机质含量与土壤理化性质的相关性分析检验

土层	土 壤 理 化 性 质				
	盐分/%	阳离子交换量/(cmol/kg)	容重/(g/cm³)	孔隙度/%	pH 值
0～20cm	−0.949	0.992	−0.594	0.590	−0.832
20～40cm	−0.879	0.932	−0.971	0.972	−0.817

由此可看出，单施化肥只能为作物生长提供暂时的矿物质营养的需求，而对土壤肥力的保持和改善效果不明显，甚至会造成有害的影响。而有机肥对长期保持土壤肥力有关键作用，生物有机肥的效果比较突出，这是因为由于有益微生物的作用，一方面能使有机肥料中的有机物质有效地转化成土壤有机质，提高土壤有机质含量；另一方面有益微生物大量繁殖，在其生命活动中合成大量有机化合物，促进土壤有机质的合成，也可以增加土壤有机质含量。

2. 提高土壤全量养分的含量

作物生长发育所必需的营养元素主要约 16 种，除了碳、氮、氧这三种元素主要来自空气和水以外，其他 13 种元素都来自土壤。土壤是作物生长所需养分的主要供给者。

表 3-23 数据表明，冬小麦 0～20cm 各施肥处理之间的全 P 和全 N 含量差异显著。土壤全 P 含量由大到小依次为：处理 1＞处理 2＞处理 3＞处理 4＞处理 5＞对照。全 P 含量处理 1 比处理 2 高 5.2%，处理 3 比处理 4 高 202.9%，有机肥处理与处理 5、对照之间存在显著差异，全 P 含量明显高于单施化肥处理和对照。土壤全 N 含量由大到小的顺序与全 P 相同。土壤全 N 含量处理 1 比处理 2 高

4.9%，处理3比处理4高12.0%，有机肥处理比处理5和对照分别高22.0%～57.3%、33.3%～72.0%。说明生物有机肥对保持土壤全量养分库的养分供应有良好效果。

表3-23　0～20cm冬小麦成熟期不同处理土壤全P和全N含量　单位：%

处理[①]	全P	比对照增减	全N	比对照增减
1	0.221	+0.213	0.129	+0.054
2	0.210	+0.202	0.123	+0.048
3	0.209	+0.201	0.112	+0.037
4	0.069	+0.061	0.100	+0.025
5	0.009	+0.001	0.082	+0.007
6(CK)	0.008	—	0.075	—

如图3-5所示，处理1和处理2在作物的整个生育期的全氮含量高于处理3和处理4，说明随着有机肥的增加，土壤的全氮含量也增加。处理1和处理3的含量变化规律相似，处理2和处理4相似。其中在冬小麦灌浆期以及夏玉米抽雄期这两个作物生长关键时期，处理1和处理3的增幅比等量有机肥明显，说明生物有机肥中的有效微生物在这一时期大量繁殖并使施入土壤的有机质矿化速率加快，促进土壤中的氮素含量增加，保证了作物生长所需养分的充分供应。玉米成熟期各处理土壤全氮含量波动不大。

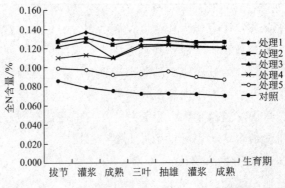

图3-5　0～20cm不同施肥冬小麦-夏玉米土壤全N含量

图3-6表明，夏玉米20～40cm土壤的全氮含量明显少于上层土。处理1、处理3的变化规律与上层土相似，起伏比较平缓，玉米收获期的含氮量基本与播种初期处于同一水平，说明生物有机肥处理能够维持着较好的土壤氮素供应平衡。

表3-24数据表明，1999年、2000年和2003年处理1和处理2、处理3和处理4等量有机肥土壤全氮含量基本没有显著差异，有机肥处理与单施化肥和对照

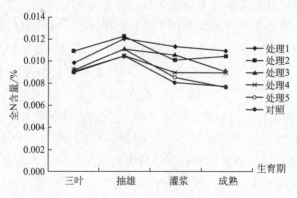

图 3-6　20～40cm 不同施肥冬小麦-夏玉米土壤全 N 含量

表 3-24　0～20cm 夏玉米成熟期不同施肥历年土壤全 N 含量　单位：％

年份	处 理					
	1	2	3	4	5	对照（CK）
1999 年	0.113	0.102	0.092	0.087	0.077	0.070
2000 年	0.121	0.112	0.103	0.094	0.075	0.067
2003 年	0.126	0.126	0.121	0.120	0.087	0.070
平均值	0.120	0.113	0.105	0.100	0.080	0.069

之间存在着显著差异，有机肥处理 2003 年的土壤全氮含量比 1999 年和 2000 年高，说明氮素在土壤中逐步积累，化肥处理和对照相比没有显著变化。1999 年处理 1 比处理 2 高 10.8％，处理 3 比处理 4 高 5.7％，有机肥处理比处理 5 和对照分别高 13.0％～46.8％、24.3％～61.4％；2000 年处理 1 比处理 2 高 8.0％，处理 3 比处理 4 高 9.6％，有机肥处理比处理 5 和对照分别高 25.3％～61.3％、40.3％～80.6％；2003 年处理 1 与处理 2 之间没有明显差异，处理 3 与处理 4 之间也无显著差异，有机肥处理比处理 5 和对照分别高 37.9％～44.8％、71.4％～80.0％。三年的平均值含量由大到小是：处理 1＞处理 2＞处理 3＞处理 4＞处理 5＞对照。以上说明有机肥对补充和保持土壤中氮库的供应有比较好的作用。通过本研究还可以看到，施用传统有机肥，要经过近十年的时间，其对土壤全氮量的贡献才能与生物有机肥趋于一致，可见生物有机肥在培肥地力方面有其独特的功能。

土壤有机质和全氮是土壤肥力的重要指标。除了改善土壤物理性质、化学性质和生物性质（缓冲性能、吸附、阳离子交换性能和络合性能等）等诸多作用外，土壤有机质含有植物需要的多种养分，是营养元素特别是氮素存在的主要场地：土壤表层中大约 80％～97％的氮存在于有机质之中。土壤全氮量的消长取决于有机质含量的变化，即取决于土壤有机质积累和分解的相对强度。有机质含量决定了全氮量，而全氮量与碱解氮含量呈极紧密的正相关。张翔等对河南省部分烟田土壤有机质与土壤全氮含量相关统计结果表明，土壤有机质与全氮间呈极显著的正相关性，随着土壤有机质含量的增加，土壤全氮含量相应增加。

张辉等在花椰菜-冬小麦的试验上表明，生物有机肥在提高土壤有机质和全量养分含量方面比等量传统有机肥和化肥有着明显的优越性。

从表 3-25 和表 3-26 可以看出，不施肥和单施化肥处理土壤有机质比施前有所下降。花椰菜试验土壤有机质下降了 4.60% 和 2.40%，冬小麦试验下降了 3.38% 和 2.08%。施传统有机肥和生物有机肥可以大幅度提高土壤有机质含量。花椰菜试验土壤有机质比试验前增加了 27.90% 和 28.15%，其中生物有机肥比其他处理都高；冬小麦试验土壤有机质比试验前增加了 8.07% 和 10.77%。施用生物有机肥一方面肥料中的有机物质补充到土壤中，可以提高土壤有机质；另一方面其中的有益微生物大量繁殖，在其生命活动中合成大量有机化合物，同时微生物还可以促进植物根系分泌物的增加，这些都可以增加土壤有机质的含量。处理 6 有机物施用量少，对有机质提高的效果虽然不如处理 5，但比处理 1 高 12.69%、9.00%，比处理 2 高 10.10%、7.54%，比处理 4 高 3.57%、4.74%，说明其对土壤有机质的增加也具有一定的良好效果。

表 3-25　花椰菜不同肥料处理试验前后土壤有机质和全量养分含量　　单位：%

处　　理	有机质	比基础增减	全氮	比基础增减	全磷	比基础增减
基础	1.3500	—	0.0900	—	0.1600	—
1. 对照	1.2870	−4.60	0.0867	−3.70	0.1433	−10.42
2. 化肥	1.3170	−2.40	0.0933	3.70	0.1533	−4.17
3. 传统有机肥	1.7267	27.90	0.0967	7.41	0.1633	2.08
4. 有机无机复合肥	1.4000	3.70	0.1100	22.22	0.1700	6.25
5. 生物有机肥	1.7300	28.15	0.1000	11.11	0.1653	3.31
6. 生物有机无机复合肥	1.4500	7.41	0.1133	25.93	0.1733	8.33

注：凡施肥小区 N、P_2O_5、K_2O 总养分含量相等，每亩分别为 30kg、39kg、39kg。

表 3-26　冬小麦肥料处理试验前后土壤有机质和全量养分含量　　单位：%

处　　理	有机质	比基础增减	全氮	比基础增减	全磷	比基础增减
基础	1.300	—	0.080	—	0.155	—
1. 对照	1.256	−3.38	0.078	−2.5	0.150	−3.22
2. 化肥	1.273	−2.08	0.083	3.75	0.167	7.74
3. 传统有机肥	1.405	8.07	0.087	8.75	0.170	9.68
4. 有机无机复合肥	1.307	0.54	0.090	12.5	0.201	29.68
5. 生物有机肥	1.446	10.77	0.087	8.75	0.198	27.74
6. 生物有机无机复合肥	1.369	5.31	0.097	21.25	0.219	41.29

注：凡施肥小区 N(20kg)、P_2O_5(25.6kg)、K_2O(27kg) 总养分含量相等。

除不施肥外，各处理较试前土壤全氮量都有所增加，以处理4和处理6的效果最好。花椰菜试验土壤全氮量比试验前增加了22.22％和25.93％，处理6比处理1高30.68％，差异极显著；比处理2高21.44％，差异极显著；比处理3高17.17％，差异显著；比处理4高3％；比处理5高13.3％，差异显著。冬小麦试验土壤全氮量比试验前增加了12.5％和21.25％，处理6比其他处理高7.78％～24.36％。

花椰菜试验，不施肥和施化肥处理土壤全磷含量比试验前下降了10.42％和4.17％，这是由于花椰菜需磷量大，对土壤磷元素的消耗量大所致。另外4个处理全磷含量都高于试验前，但增幅不大，总的趋势为复合肥＞生物有机肥＞传统有机肥。处理6和处理4分别增加了6.25％和8.33％，处理3和处理5分别增加了2.08％和3.31％。冬小麦试验，除不施肥处理外，其他各处理土壤全磷含量都有不同程度的提高，总的趋势是复合肥＞有机肥＞化肥，以处理6的效果最好，高于其他处理8.96％～46％，差异显著。

3. 提高土壤养分的有效性

土壤中全氮、全磷和全钾含量高低反映了土壤的基础肥力，是土壤潜在供应能力和储量的指标，只代表土壤潜在肥力的大小。而植物能直接吸收利用的仅仅是土壤溶液中的一小部分有效养分。土壤速效氮、磷、钾含量的高低，直接关系到土壤结构的好坏、供肥能力的强弱、作物产量的高低。

大量研究表明，土壤中有效态氮含量与小麦籽粒中蛋白质含量呈正相关。潜在肥力高、后期供氮能力强的土壤，冬小麦籽粒蛋白质含量和干面筋值都高。速效磷含量高时，土壤耕层形成难溶性磷酸层，使土壤板结，酸性增强。磷在土壤中移动性很小，大量速效磷积累后转化为难溶性磷，使磷肥利用率低，当年施用的磷肥下一年很难再被利用，因此年年施磷，只能使地越种越硬、越种越"馋"。磷肥施用量低，土壤速效磷含量过低，作物因缺磷而减产。

速效钾含量高时，土壤阳离子代换量高，有利于土壤的保水保肥，同时又可满足作物对钾的需求，抗病，早熟。速效钾含量低，作物抗病、抗逆性下降，品质下降，产量下降，同时导致阳离子代换量下降，不利于氮、磷吸收，不利于保水保肥。

由表3-27可以看出，经过近10年的肥效对比试验，在夏玉米生育前期，土壤中碱解氮的含量，生物有机肥处理的大于传统有机肥，有机肥大于化肥。0～20cm土层处理1比处理2高2.5％，处理3比处理4高11.4％，有机肥处理比化肥处理高48.8％～81.9％；20～40cm处理1比处理2高12.6％，处理3比处理4高4.6％，有机肥处理比化肥处理高0.3％～22.4％，对照土壤碱解氮含量最低。土壤速效钾含量，0～20cm土层处理1比处理2高31.0％，处理3比处理4高24.5％，有机肥处理比处理5高23.1％～128.5％；20～40cm土层各处理速效钾含量都比较低，处理 1 高于其他处理，对照土壤速效钾含量最低。土壤速效磷含量，0～20cm 土层处理 1 比处理 2 高 11.9％，处理 3 比处理 4 高 4.0％，有机肥处理比化肥处理高 92.3％～238.6％，20～40cm 土层各处理速效磷含量都较低，同样以处理 1 高于其他处理，对照土壤速效磷含量最低。

表 3-27　夏玉米前期不同施肥土壤有效养分含量　　单位：mg/kg

处理	碱解氮		速效钾		速效磷	
	0～20cm	20～40cm	0～20cm	20～40cm	0～20cm	20～40cm
1	104.53	32.89	96.35	13.60	38.46	12.51
2	102.02	29.22	73.55	8.38	34.47	9.90
3	95.26	28.19	64.63	6.59	22.73	9.68
4	85.48	26.96	51.92	3.03	21.85	8.29
5	57.45	26.86	42.17	4.75	11.36	7.01
对照	49.11	25.13	7.56	1.51	12.12	8.10

由图 3-7 可以看到，有机肥处理 0～20cm 土壤中碱解氮的含量在冬小麦拔节到灌浆期之间下降，而后上升至夏玉米抽雄期，又开始下降，灌浆期之后，土壤中碱解氮的含量才逐渐又有积累。冬小麦拔节到灌浆期之间是其生长旺期，需要大量的氮素，以致土壤中碱解氮含量下降，灌浆之后由于氮素需求减小，所以土壤中的碱解氮又有增加。种植夏玉米之前再次施肥，使其生长前期的土壤氮素含量较高，可以看出生物有机肥比等量传统有机肥的碱解氮含量要高，而有机肥处理比化肥处理和 CK 高。一般来说，夏玉米苗期生长慢，植株小，吸收的养分少，拔节期至开花期生长快，正是雌穗和雄穗的形成和发育时期，吸收养分的速度快、数量多，是玉米需要营养的关键时期。此期土壤碱解氮的含量下降，从图中可看出，有机肥均能给作物提供充足的营养物质，生育后期，夏玉米吸收养分速度缓慢，吸收量也少，碱解氮含量开始富余。

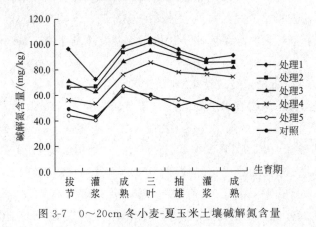

图 3-7　0～20cm 冬小麦-夏玉米土壤碱解氮含量

图 3-8 中 0～20cm 土壤有效磷和图 3-9 中 0～20cm 土壤有效钾的变化趋势与碱解氮 0～20cm 的变化规律相似。

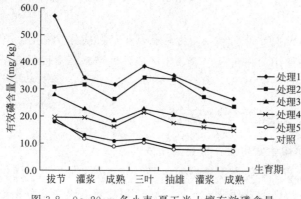

图 3-8　0～20cm 冬小麦-夏玉米土壤有效磷含量

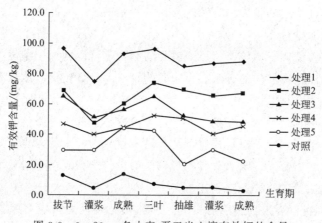

图 3-9　0～20cm 冬小麦-夏玉米土壤有效钾的含量

从以上分析可以看出，土壤中氮、磷、钾三种主要元素的有效性的总体趋势是：生物有机肥处理＞传统有机肥处理＞单施化肥处理和 CK。土壤施入生物有机肥后，不仅增加了土壤中的有机质含量，而且肥料中所含有的大量微生物进入土壤后，有助于分解和释放有效养分，供作物利用。微生物的生命活动还促进施入土壤的有机质的矿化，把有机养分转化成作物能吸收利用的营养元素。

综合分析可知，生物有机肥与传统有机肥、化肥相比，能够提高土壤有机质，增加土壤全量养分；生物有机无机复合肥，不仅可以提高土壤有机质，增加土壤全量养分，而且有利于土壤有效养分的释放，提高土壤供肥能力。且生物有机肥和无机肥相配合的生物有机无机复合肥，在这方面表现得更加优越。其中的有机物质不但可以直接增加土壤有机质含量，而且在大量有益微生物的分解作用下释放出有效养分供作物利用。速效化肥直接增加了速效养分，并且为有益微生物提供营养，使其活性增强。有益微生物以肥料中的有机物质和速效养分为营养和能量，大量繁殖增长，生命活动旺盛，产生大量生理活性物质和有机酸，促进了有机养分和难溶性养分的分解和释放，并且可以减少土壤对有效养分的吸附和固定。

因此，在积极倡导推广使用微生态制剂生产和应用生物有机肥的同时，合理搭配无机化肥的使用，将对整个农业生产的发展带来革命性的变革。必须引起高度重视。

三、提高土壤的生物活性

1. 增加土壤微生物数量，提高其活性

土壤微生物是土壤生态系统中的主要组成部分，是生态系统的分解者，参与土壤有机质的分解、腐殖质合成、养分转化和推动土壤的发育和形成。它们常把复杂的不能被作物利用的有机物或无机物分解成能够被作物利用的简单的化合物，是土壤与作物之间物质循环和能量交换的承担者，因而它可以作为衡量土壤肥力高低的重要指标。

多年的实验证明，增施有机肥或者生物肥料都可以增加土壤微生物数量和提高其活性，对土壤有机质的分解、腐殖质的合成、养分转化和改良土壤结构有重要作用。

（1）对土壤真菌数量的影响　真菌是土壤中常见的土壤微生物之一，是自然界中强大的分解者，它们以动植物尸体、枯枝烂叶为食物源，也可入侵活的生物体摄取营养。它们都是以吸收外界有机物质为主。土壤真菌影响土壤团聚体的稳定性，是土壤质量的重要微生物指标。

从表 3-28 可以看出，施用有机肥处理和化肥处理的土壤真菌数量，在整个作物生育期平均值较 CK 均有所增加，随着有机肥料施用量的增加，土壤真菌有增加的趋势。生物有机肥处理的土壤真菌数量增加幅度大。生物有机肥和传统有机肥都比化肥处理的增加值要高，说明土壤施用有机物料后能提高土壤真菌的数量。生物有机肥和传统有机肥比较，亩施生物有机肥 1000kg 处理的与等量施用的传统有机肥相比，真菌变化不显著，但在亩施 500kg 水平上的生物有机肥处理比传统有机肥处理真菌含量平均提高 4.7%，且在小麦苗期和灌浆期间分别存在极显著和显著差异。

表 3-28　不同施肥处理对真菌数量的影响　　单位：×10^7/g 新鲜土

日期 （月-日）	1. 生物有机肥 1000kg		2. 传统有机肥 1000kg		3. 生物有机肥 500kg		4. 传统有机肥 500kg		5. 化肥		6. 对照 （不施肥）
	含量	+/−	含量2	+/−	含量	+/−	含量	+/−	含量	+/−	
5-8	1.57	0.80	1.60	0.83	1.37	0.60	0.67	−0.10	0.37	−0.40	0.77

续表

日期 （月-日）	1. 生物有机肥 1000kg		2. 传统有机肥 1000kg		3. 生物有机肥 500kg		4. 传统有机肥 500kg		5. 化肥		6. 对照 （不施肥）
	含量	+/-	含量2	+/-	含量	+/-	含量	+/-	含量	+/-	
6-15	11.40	6.43	12.60	7.63	9.63	4.67	4.37	−0.60	1.50	−3.47	4.97
7-21	37.33	23.67	66.00	52.33	36.67	23.00	44.33	30.67	26.67	13.00	13.67
8-6	6.03	2.50	4.30	0.77	6.50	2.97	6.30	2.77	5.73	2.20	3.53
8-16	26.67	11.00	27.33	11.67	16.33	0.67	10.33	−5.33	12.33	−3.33	15.67
9-16	11.80	5.80	10.57	4.57	10.50	4.50	7.67	1.67	5.27	−0.73	6.00
9-27	10.40	6.57	8.83	5.00	9.80	5.97	8.83	5.00	4.13	0.30	3.83
12-24	6.80	5.30	8.40	6.90	3.00	1.50	7.13	5.63	0.83	−0.67	1.50
平均值	14.00	7.76	17.45	11.21	11.73	5.48	11.20	4.96	7.10	0.86	6.24

生物有机肥经过微生态制剂的发酵产生大量有机酸，非常适合土壤真菌的繁殖，从而增加了真菌的数量。土壤真菌是异养型生物，它们的生长离不开有机物料，因此，土壤真菌数量的多少与土壤有机质的含量密切相关，真菌数量的增加将直接促进有机质的分解和腐殖质的合成，同时还可以改善土壤的团粒结构和土壤的通气状况。

（2）对土壤细菌数量的影响　土壤细菌占土壤微生物数量的 70%～90%，主要是能分解各种有机质的种类，如芽孢杆菌属、节杆菌属、假单胞菌属等。土壤细菌个体小（10g 肥沃土壤中的细菌总数相当于全球人口总数）、代谢强、繁殖快、与土壤接触的表面积大，是土壤中最活跃的因素。土壤细菌除少部分致病菌外，大多数在养分分解与转化、有机质合成、土壤和水体中农药和除草剂降解、抑制病原菌生长繁殖等方面发挥着重要的作用，也是土壤质量的重要微生物指标。

从表 3-29 可以看出，在作物的生长发育期内施用生物有机肥料处理的比其他处理的土壤细菌含量呈较显著的增加趋势，随着施用生物菌肥和有机物料数量的增加，土壤细菌的数量逐渐增加，在小麦灌浆期到小麦收获期，土壤细菌数量呈增长趋势，增加值为 $(0.43～5.23) \times 10^7$，之后在玉米灌浆期达到最低值，在玉米收获期到小麦苗期又呈现增长趋势。生物有机肥 1000kg（处理 1）细菌数量在玉米生育期高于其他各处理细菌数量，细菌数量各处理比对照处理分别高出108%、96%、76%、55%、6%。生物有机肥（处理 1）比等量传统有机肥（处理 2）高出 11.9%。500kg 生物有机肥（处理 3）比等量传统有机肥（处理 4）细菌数量高出 21.6%，比处理 5（化肥）和处理 6（对照）分别高出 59.4% 和74.5%，化肥处理细菌数量比对照处理高出 9.4%。总体表现为生物有机肥＞传统有机肥＞化肥＞对照。

表 3-29　不同施肥处理对土壤细菌数量的影响　单位：$\times 10^7/g$ 新鲜土

日期 （月-日）	1. 生物有机肥 1000kg		2. 传统有机肥 1000kg		3. 生物有机肥 500kg		4. 传统有机肥 500kg		5. 化肥		6. 对照 （不施肥）
	含量	+/-	含量	+/-	含量	+/-	含量	+/-	含量	+/-	
5-8	9.17	4.00	10.9	5.80	8.20	3.03	7.20	2.03	3.47	-1.7	5.17
6-15	13.0	6.80	13.2	6.97	13.8	7.60	11.2	5.00	8.87	2.63	6.23
7-21	11.8	7.00	10.1	5.33	9.30	4.50	7.50	2.70	7.13	2.33	4.80
8-6	9.63	6.07	8.07	4.50	7.23	3.67	5.30	1.73	4.00	0.43	3.57
8-16	8.07	4.63	7.13	3.70	5.80	2.37	3.70	0.27	3.63	0.20	3.43
9-16	6.20	3.40	5.73	2.93	5.13	2.33	4.33	1.53	3.07	0.27	2.80
9-27	9.10	5.50	7.13	3.53	5.37	1.77	4.43	0.83	4.20	0.60	3.60
12-2	11.2	4.40	7.57	0.77	8.67	1.87	8.50	1.70	5.47	-1.3	6.80
平均值	9.78	5.23	8.74	4.19	7.94	3.39	6.53	1.98	4.98	0.43	4.55

土壤细菌大部分是在中性、弱酸性和弱碱性的环境中发育良好。土壤有机质的组成对土壤细菌在土壤中的分布、数量及细菌群的组成也有重要影响。所有光合细菌都有固氮能力。在厌氧光照条件下固氮能力最强。光合细菌和固氮菌共存时，其固氮能力迅速上升。施用生物有机肥的处理，由于细菌的数量高于施用同等有机物料的处理，间接地说明了生物有机肥在植物生长期养分的供给方面起到了积极的作用。

（3）对土壤放线菌数量的影响　放线菌在自然界广泛分布在土壤、堆肥、淤泥和淡水水体中，其中土壤中数量及种类最多。一般肥土比瘦土多，农田土壤比森林土壤多。每克土壤中的数量在 $10^4 \sim 10^6$ 范围变动。表 3-30 结果表明，在相同有机物料施用条件下，施用生物有机肥的土壤放线菌数量比传统有机肥增加明显，比施用化肥的数量增加值也要高。其中生物有机肥 1000kg（处理1）比传统有机肥（处理2）放线菌数量高出 15.6%，生物有机肥 500kg（处理3）比传统有机肥（处理4）高出 22.4%，传统有机肥（处理4）比化肥（处理5）高出17.9%，化肥（处理5）比对照（处理6）高出 24.4%。

表 3-30　不同施肥处理对土壤放线菌数量的影响　单位：$\times 10^7/g$ 新鲜土

日期 （月-日）	1. 生物有机肥 1000kg		2. 传统有机肥 1000kg		3. 生物有机肥 500kg		4. 传统有机肥 500kg		5. 化肥		6. 对照 （不施肥）
	含量	+/-	含量	+/-	含量	+/-	含量	+/-	含量	+/-	
5-8	11.87	6.60	11.63	6.37	11.33	6.07	8.73	3.47	7.43	2.17	5.27
6-15	9.20	4.57	7.67	3.03	8.97	4.33	6.63	2.00	5.60	0.97	4.63
7-21	8.80	3.97	6.10	1.27	8.47	3.63	6.43	1.60	6.00	1.17	4.83
8-6	4.00	0.97	4.30	1.27	4.80	1.77	3.73	0.70	3.17	0.13	3.03

续表

日期 (月-日)	1. 生物有机肥 1000kg		2. 传统有机肥 1000kg		3. 生物有机肥 500kg		4. 传统有机肥 500kg		5. 化肥		6. 对照 (不施肥)
	含量	+/-	含量	+/-	含量	+/-	含量	+/-	含量	+/-	
8-16	6.70	3.10	6.13	2.53	5.93	2.33	4.07	0.47	4.40	0.80	3.60
9-16	7.97	3.73	7.30	3.07	7.93	3.70	6.70	2.47	4.97	0.73	4.23
9-27	9.00	4.50	7.73	3.23	8.67	4.17	8.43	3.93	6.77	2.27	4.50
12-24	11.80	5.17	9.17	2.53	9.87	3.23	6.57	2.50	7.33	0.70	6.63
平均	8.67	4.08	7.50	2.91	8.25	3.65	6.73	2.14	5.71	1.12	4.59

由此可见，施用生物有机肥，土壤微生物总量比其他处理要高，说明施用生物有机肥后，增加了土壤中微生物的数量。由于土壤微生物与土壤肥力水平关系密切，土壤通过微生物的活动，把自然的物质不断转化成可供植物吸收的物质，同时增加了土壤中可溶性氮、磷、钾的含量，及时地使作物得到了其生长需要的养分。

2. 土壤动物

土壤动物对作物秸秆和凋落物的分解起积极作用，通过取食活动对凋落物起着机械粉碎和加工作用，增大其氧化面，为微生物活动创造了条件。在与土壤微生物的相互配合下，将进入土壤中的植物残体，先由细菌、真菌等作用，再由腐食性无脊椎动物如蚯蚓、蜱螨、弹尾虫等取食，以消化酶和肠道寄生微生物的作用，将植物残体中的结构多糖、纤维素等转换成盐类和易被植物吸收同化的矿物质，排出体外。土壤动物的排泄物如粪便及死亡残体等，又将速效养分以新的有机物形式储存起来，同时促进了微生物的扩散和繁殖。并且，通过这个过程使分解产物碳氮比逐渐降低，有利于复杂腐殖质和团粒结构形成，显著地改善了土壤理化平衡性质，增强了土壤的通透性。总之，土壤动物长期生活在土壤中，它们一方面积极同化各种有用物质以建造其自身，另一方面又将其排泄物归还到土壤中不断改造土壤，因此它们和土壤间存在密不可分的关系。

（1）对土壤螨虫的影响　生活在土壤中的土壤螨虫，其种类及个体数都极为丰富，是分解植物残体的重要成员。土壤中的蚯蚓、螨类、细菌等的大小相差很大，各自以不同的植物残片或以不同分解阶段的有机质为原料，相互配合、相互连锁，把植物残体分解完成。土壤螨虫都有强大的口器，取食量大，消化吸收率低，有机物大多作为粪便排出。这种粪质积蓄在土壤中，对土壤腐殖化具有重大意义。

土壤螨虫的数量及分布与生态环境息息相关，尤其与土壤有机质累积量、凋落物质量有密切关系。人类可以通过增施有机肥料，改变土壤性状，促进微生物与土壤动物的作用，来提高土壤肥力，增加农业产量。土壤含水量、温度过高或过低皆影响土壤螨虫的组成和分布。一般来说，在疏松、多孔、容重较小的土壤中，土壤螨虫种类和数量较丰富。

表 3-31 研究结果表明，在 0～20cm 土层土壤螨虫数量生物有机肥处理的均比传统有机肥的高，1000kg 生物有机肥处理（处理 1）比传统有机肥处理（处理 2）土壤螨虫数量高 4.7%，500kg 生物有机肥处理（处理 3）比传统有机肥处理（处理 4）高 50.5%，比不施肥（对照）高出 1 倍以上，表明长期施用生物有机肥有利于土壤螨虫的生存繁衍。随着土壤有机物料和生物肥料施用量的增加，在作物生长期土壤螨虫的平均数量有增加的趋势。本试验还表明，施入化肥的处理土壤螨虫的含量呈下降趋势。

表 3-31　不同施肥处理对土壤螨虫的影响　单位：个/100g 干土

日期（月-日）	1. 生物有机肥 1000kg		2. 传统有机肥 1000kg		3. 生物有机肥 500kg		4. 传统有机肥 500kg		5. 化肥		6. 对照（不施肥）
	含量	+/-	含量	+/-	含量	+/-	含量	+/-	含量	+/-	
5-8	27.0	21.0	19.7	13.7	22.0	16.0	12.0	6.0	7.0	1.0	6.0
6-15	8.0	2.7	8.0	2.7	4.0	-1.3	6.7	1.3	7.0	1.7	5.3
7-21	14.0	4.0	13.3	3.3	12.0	2.0	4.0	-6.0	2.0	-8.0	10.0
8-6	14.7	-2.7	22.7	5.3	16.0	-1.3	9.3	-8.0	6.7	-10.7	17.3
8-16	12.0	8.0	8.0	4.0	17.3	13.3	8.0	4.0	1.3	-2.7	4.0
9-16	6.7	-2.7	6.7	-2.7	6.0	-3.3	14.7	5.3	8.0	-1.3	9.3
9-27	20.0	16.0	12.5	8.5	13.3	9.3	3.3	-0.7	5.3	1.3	4.0
12-24	22.7	13.3	28.0	18.7	18.7	9.3	14.7	5.3	11.0	1.7	9.3
平均值	15.6	7.5	14.9	6.7	13.7	5.5	9.1	0.9	6.0	-2.1	8.2

施用生物有机肥使土壤螨虫的数量明显增多，对提高土壤肥力、改善土壤环境、提高土壤生物量、提高土壤的生产能力具有很好的促进作用。

本试验还表明，单纯使用化肥，将导致土壤板结、有机质下降、土壤透水和通气能力降低，进而导致土壤持续生产能力的耗竭。单纯施用化肥的农田，土壤螨虫的数量有下降的趋势。

（2）对土壤蚯蚓的影响　土壤蚯蚓吞食有机物料，经过消化系统的作用，形成 pH 中性、水气调和、孔隙大的团粒结构，耐水冲刷，而且有保水、保肥的性能，适合于农作物的生长发育。蚯蚓为了自身生活的需要，吞食大量有机物等营养成分，经过消化、分解，排出的蚯蚓粪不但含有作物所需的微量元素，更为重要的是通过微生物的作用，使矿物质元素变成水溶性的易被作物吸收的有效成分以及未知的植物生长素。蚯蚓消化道是某些细菌和放线菌等微生物的一个小型的活的营养室，蚯蚓吃进带有微生物的有机废物，随着食物在消化道中的流水作业过程，某些微生物大量快速繁殖，这样在排出的蚓粪中含有大量的微生物。同时由于蚯蚓进食粉碎有机物料，加快了土壤微生物对有机物料的分解速度，间接地加快了土壤养分的转化速率，能及时供应作物生长所需的养分。

从表3-32可以看出作物生长期土壤蚯蚓数量的变化，施用生物有机肥和传统有机肥以及施用化肥在提高蚯蚓数量方面，具体表现为：生物有机肥（处理1）秋季蚯蚓密度比春季高出近1.5倍，传统有机肥（处理2）、生物有机肥（处理3）、传统有机肥（处理4）、化肥（处理5）和对照（CK）处理秋季蚯蚓密度分别比春季高出73%、62.3%、111%、11.3%和47.9%。全年土壤蚯蚓的平均数量，施用生物有机肥比施用等量传统有机肥的处理明显提高。亩施1000kg生物有机肥比传统有机肥的高56.3%，亩施生物有机肥500kg处理比施等量传统有机肥处理要高48.9%；同时，使用有机物料的处理比施用化肥处理的蚯蚓数量高。长期施用化肥导致土壤有机质减少，使土壤板结，通气性较差，这可能是导致蚯蚓数量减少的主要原因。

表 3-32 不同施肥处理对土壤蚯蚓的影响 单位：条/m²

日期 （年-月）	1. 生物有机肥 1000kg		2. 传统有机肥 1000kg		3. 生物有机肥 500kg		4. 传统有机肥 500kg		5. 化肥		6. 对照 （不施肥）
	含量	+/−	含量	+/−	含量	+/−	含量	+/−	含量	+/−	
2003-3	448	352	364	268	408	312	204	108	264	168	96
2003-7	440	404	202	166	208	172	220	184	110	74	36
2003-10	1082	940	630	488	662	520	432	290	294	152	142
2003-12	384	312	310	238	268	196	182	110	52	−20	72
平均值	588.5	502	376.5	290	386.5	300	259.5	173	180	93.5	86.5

土壤蚯蚓对土壤生态系统的物质转换具有重要作用。施用生物有机肥能明显改善土壤环境，为蚯蚓的生长繁殖提供了较丰富的物质基础，蚯蚓的大量繁殖又加速了土壤有机质的分解与转换，从而优化了作物的根部环境，保证了根部对土壤水分和养分的吸收。

（3）对土壤线虫的影响 线虫是一类无色、透明、不分节、两侧对称的原腔体无脊椎动物，体宽0.05～0.25mm。世界上已描述的线虫约有1.5万种，估计自然界约有线虫50万～100万种。土壤线虫是土壤动物区系中数量庞大的类群，大约有2000种，约占已知线虫种类的20%。线虫在土壤有机质的分解、植物营养的矿化及养分循环过程中起着重要作用。生活在土壤中的线虫有着截然不同的两种作用。

① 土壤线虫有助于有机物消解、矿化，是土壤生态系统食物链中的重要一环。它们在土壤生态系统中占有多个营养级，与其他土壤生物形成复杂的食物链网，对维持土壤生态系统的稳定，促进物质循环和能量流动起着重要作用。由于它的普遍存在和在土壤碎屑食物网中所占的重要位置，可以作为土壤生态系统受到农业管理等干扰的敏感指示生物。

② 植物寄生线虫与其他病原微生物之间存在着复杂的关系，它们的协同作用和拮抗作用，造成植物的复合病害。植物根际线虫不但直接危害植物，而且能传播病毒、真菌和细菌病害，几乎所有植物根部病害的发生均与线虫有关。

通过施肥试验结果可以看出（表 3-33），由于微生物菌肥的投入，土壤线虫有逐渐减少的趋势，在相同有机物料投入水平条件下，虽然作物生育期内施用生物有机肥处理的比施用传统有机肥处理线虫数量要高，但是整个生育期的土壤线虫平均数量要比传统有机肥的低，亩施 1000kg 生物有机肥的处理比等量传统有机肥处理线虫数量减少 5.8%，亩施 500kg 生物有机肥的处理线虫减少 2.6%，传统有机肥处理比化肥处理土壤线虫减少 4.3%。尤其是 12 月检测的结果，亩施 1000kg 生物有机肥土壤线虫数量比等量传统有机肥的少 29.4%，比施化肥的少 44.4%；亩施 500kg 生物有机肥的线虫数量比等量传统有机肥少 2.59%，比化肥减少 6.73%。说明微生态制剂中的有效微生物能抑制土壤线虫的生长繁殖，因而减少了作物根部病害的发生，对控制土传病和连作障碍有积极作用。施用化肥的处理，线虫数量要高于其他各处理，说明长期施用化肥会导致土壤线虫的发生率提高。

表 3-33　不同施肥处理对土壤线虫的影响　单位：条/100g 土

日期 （月-日）	1. 生物有机肥 1000kg		2. 传统有机肥 1000kg		3. 生物有机肥 500kg		4. 传统有机肥 500kg		5. 化肥		6. 对照 （不施肥）
	含量	+/-	含量	+/-	含量	+/-	含量	+/-	含量	+/-	
7-4	229	48	205	24	304	123	293	112	220	39	181
7-21	210	52	188	30	218	60	204	46	152	−6	158
8-6	314	−17	368	37	298	−33	295	−36	404	73	331
8-16	128	−157	123	−163	194	−91	169	−116	237	−48	285
9-16	185	9	160	−16	208	32	160	−16	169	−7	176
9-27	132	33	88	−11	105	7	90	−9	73	−25	99
12-24	398	−202	564	−36	512	−88	680	80	716	116	600
平均值	228	−33	242	−19	263	1	270	9	282	20	261

（4）对土壤原生动物的影响　原生动物是一类体型微小、结构简单、动物性的原始单细胞真核生物，少数也有两个或两个以上的细胞。土壤中的原生动物数量多、分布广，因地区和土壤类型不同数量差异很大，一般为 $10^4 \sim 10^5$/g 土，多时可达 $10^6 \sim 10^7$/g 土。原生动物数量与有机质呈极显著的正相关。原生动物在生理上具有完善的系统，能和多细胞动物一样，具有营养、呼吸、排泄、生殖等机能，可以直接或者间接地作用于土壤有机物质。间接作用表现在：食菌型的原生动物提高了微生物分解有机物质的活性；原生动物的运动促进了微生物扩散，使微生物更加容易接触有机物质，提高了土壤微生物活性，使土壤有效磷等

有效养分增加。直接作用表现在：食腐型原生动物以土壤中的有机物质为食，直接分解有机物质；原生动物将有机物质机械破碎，从而有利于微生物分解；有的原生动物取食生活环境中的可溶性分子，经过生物化学反应后，再进入土壤，供作物吸收利用。

通过模拟试验证实，原生动物的取食，降低了土壤中细菌的生物量，增加了氮、磷、钾的水平，从而加速了细菌的生长及其对营养的吸收。

表 3-34 研究结果表明，在整个作物生长期，在等量的有机物料施用条件下，施用生物有机肥处理比施用传统有机肥的原生动物要丰富，而且随着生物有机肥投入量的增加，土壤原生动物的丰富程度有上升的趋势；施用生物有机肥和传统有机肥的处理比施用化肥处理的土壤原生动物丰富度要高。亩施 1000kg 生物有机肥处理比等量传统有机肥处理原生动物数量高出 35.9%，亩施 500kg 生物有机肥处理比等量传统有机肥原生动物高出 22.5%，亩施 500kg 传统有机肥处理比等量化肥原生动物高出 55.1%。不同肥料原生动物的丰富度表现为生物有机肥处理＞传统有机肥处理＞化肥处理。因为长年施用化肥，使土壤的有机质含量下降，不利于土壤原生动物的生长和繁殖。

表 3-34　不同施肥处理的原生动物数量　单位：$\times 10^6$/g 土

日期 （月-日）	1. 生物有机肥 1000kg	2. 传统有机肥 1000kg	3. 生物有机肥 500kg	4. 传统有机肥 500kg	5. 化肥	6. 对照 （不施肥）
7-4	4.14	3.07	2.55	2.51	1.69	2.39
7-21	4.01	3.18	2.78	2.35	1.93	2.22
8-6	2.26	1.72	1.57	1.33	0.71	0.73
8-16	2.38	1.98	1.62	1.46	0.91	1.36
9-16	2.64	2.55	2.35	1.80	1.61	1.52
9-27	2.17	1.98	1.49	0.91	0.57	0.81
12-24	3.22	2.05	1.66	1.21	0.41	0.73

英国洛桑试验站报道，长期施用化肥的土壤生物量比施用有机肥要低很多。由于原生动物的食物来源——细菌在施用化肥条件下数量受到限制，致使化肥处理的原生动物的数量受到限制。

土壤中原生动物丰富度与养分是密不可分的，它们和有机质、全氮含量有着密切的联系，这些营养因子对原生动物的生长发育和繁殖均有影响，在一定范围内，有机质、全氮含量越高，原生动物的丰富度就越大。因此从各处理的原生动物数量比较来看，生物有机肥处理的养分含量要高于其他处理。

土壤是一个复杂的动态系统，其中的各种生物都发挥着各自的功能，生物之间同时发生着各种各样的联系，形成一种复杂的网络关系。这种复杂的网络关系将会影响到各种生物的不同变化，因此对作物生长期间不同生物的相互关系有必要做一简要说明。

　　土壤原生动物和细菌的相互关系：在原生动物的功能营养类群中，食细菌类群有 122 种，占全部种类的 42.10％，为最大的类群。此外，在占全部种类 40.72％的杂食者类群中，相当一部分类群其食物中包括了细菌。从上面的分析可见，由于生物有机肥的合理施用，使土壤的物理、化学和生物性状得到了明显的改善，为土壤微生物数量的增加、活动的增强提供了较好的环境条件，从而带动了土壤原生动物数量的增加。同时，通过适当的土地耕作，土壤有机质进行再分布，也可能增加了土壤细菌的活动并促使土壤中原生动物生物量的增加。

　　土壤原生动物与土壤线虫的相互关系：土壤原生动物与土壤线虫呈负相关，土壤原生动物的减少将会导致土壤线虫的增加。

　　土壤真菌和土壤细菌的变化均会导致土壤线虫的变化，土壤线虫与土壤真菌和土壤细菌均存在负相关关系。也就是说，土壤真菌和土壤细菌的数量减少会导致土壤线虫的增加。

　　因此，可以这样认为，由于生物有机肥的投入，促进了土壤原生动物、土壤真菌和土壤细菌的生长，因而抑制了土壤线虫的生长和繁殖，减少了因线虫引起的许多病害，对减轻作物病虫害和重茬障碍起到了积极作用。

四、提高作物生长发育水平和生产性能

　　微生态制剂的使用，不仅改善了土壤的理化生物性状，为作物生长提供了好的生长环境，同时也促进了作物基本发育状况的改善。主要表现在作物根系发达，吸收性强，植株生长健壮，叶面积系数大，光合作用能力强，干物质积累多，穗多，千粒重大等，为作物高产提供了保证。从表 3-35 可见，作物长期施用生物有机肥，比普通有机肥和化肥处理的基本发育状况改善明显。

表 3-35　不同施肥处理冬小麦生长性状比较

项目	生育期	处理					
		1. 生物有机肥 1000kg	2. 传统有机肥 1000kg	3. 生物有机肥 500kg	4. 传统有机肥 500kg	5. 化肥	6. 不施肥
分蘖	冬前	2.03	1.87	1.67	1.53	1.47	1.07
	返青期	4.43	4.30	4.17	4.13	3.80	1.10
	拔节期	4.13	3.83	3.57	3.47	2.90	1.33
	孕穗期	1.77	1.60	1.37	1.27	1.17	1.03
次生根 /(条/株)	冬前	1.57	1.37	1.27	1.23	1.13	0.07
	返青期	3.57	3.20	3.17	2.93	2.43	1.17
	拔节期	14.73	13.97	13.87	13.73	11.90	6.50
	孕穗期	20.70	17.77	15.80	15.20	14.73	11.10

续表

项目	生育期	处理/(kg/亩)					
		1. 生物有机肥 1000kg	2. 传统有机肥 1000kg	3. 生物有机肥 500kg	4. 传统有机肥 500kg	5. 化肥	6. 不施肥
株高/cm	冬前	13.92	13.88	13.83	13.77	13.53	11.65
	返青期	12.40	12.35	11.70	11.65	11.39	9.57
	拔节期	54.49	53.23	52.96	51.93	48.66	34.87
	孕穗期	69.90	67.40	67.27	65.03	63.13	48.83
	成熟期	76.40	74.10	72.10	71.40	69.80	54.10
叶龄 /(片/株)	冬前	3.82	3.62	3.56	3.46	3.36	3.10
	返青期	6.94	6.85	6.75	6.62	6.61	4.23
	拔节期	8.49	8.37	8.29	8.28	8.18	7.80
基本苗/(万株/hm²)		408.87	406.04	404.72	404.52	403.59	402.99

1. 促进早分蘖，提高成穗率

分蘖在冬小麦生产中意义重大，分蘖时间（冬前、冬后）先后、多少和生长的壮弱是决定小麦亩穗数、穗粒数和千粒重等产量构成因素和小麦群体结构的重要因素和指标。一般来讲，冬前和早春分蘖成穗率高，穗粒数多，千粒重也大。从表 3-35 可见，不同施肥处理，冬前分蘖的差异数达到显著水平：处理 1（亩施生物有机肥 1000kg）的分蘖数比处理 2（亩施传统有机肥 1000kg）高 8.6%，处理 3（亩施生物有机肥 500kg）比处理 4（亩施传统有机肥 500kg）高 9.2%。可见，生物有机肥比传统有机肥能提高冬前分蘖数量，促进分蘖的早发生。在孕穗期，各处理间的差异也达到了显著水平：处理 1 比处理 2 高 10.6%，处理 3 比处理 4 高 7.9%，生物有机肥和传统有机肥提高了小麦的成穗率。与处理 5（化肥）相比，它在各生育期的分蘖数都比生物有机肥和传统有机肥低；而未施肥，只喷洒微生态制剂作追肥的，其分蘖数一直处在最低水平。整个生育期的基本趋势是：生物有机肥处理分蘖数大于传统有机肥，大于不施肥处理。赵晓燕（2003）对不同微生态制剂的研究同样表明，亩施 1000kg 神微微生态有机肥的冬前分蘖最高，平均每株为 2.4 个，比其他处理高 9.52%～27.28%，且差异十分显著。

2. 促进根系发育，有利于对养分的吸收

根系是作物的吸收器官，与地上部分生长有着密切关系，根深才能叶茂。根系除了供应地上部水和必要的矿物质元素外，还能将同化产物与吸收的矿物质元素合成大量的氨基酸，供作物利用，旺盛的根系对作物高产通常是必要的。根系的发达程度可以反映作物对养分和水分的吸收能力，所以，它既是评价作物生长发育的指标，也是作物抗旱性评价的重要指标。一般来说，根多、根深、根壮是小麦高产的基础。小麦次生根的根量大多集中在 20～30cm 的耕层中，可充分

吸收耕层中的养分和水分，在小麦的生长发育中起决定性作用。由表 3-35 可知，处理 1（生物有机肥 1000kg/亩）在各生育期都比处理 2（传统有机肥 1000kg/亩）、处理 5（化肥）、处理 6（对照）次生根条数多，而且这种差异随着小麦的发育在不断加大。到孕穗期处理 1 比处理 2 多 2.93 条，增加了 14.2%；处理 3 比处理 4 多 0.6 条，增加了 3.9%。各有机肥处理（处理 1~4）都比化肥处理有不同程度的提高，其中处理 1 和处理 2 提高最多，孕穗期分别比化肥处理提高 40.5% 和 20.6%。

张光年（2002）、赵晓燕（2003）等在微生态制剂对冬小麦的作用机理研究中，同样发现，使用微生态制剂制作的生物有机肥，小麦次生根要多于其他处理，在拔节期平均多 1~4 条。

3. 促进植株生长，有利于提高产量

小麦的株高在一定程度上决定着小麦产量的高低，尤其是中、高产麦田。由表 3-35 可知，小麦冬前株高的差异处理 1~5 之间较小，返青后 6 个处理显现出三个梯度，即处理 1~2、处理 3~5、处理 6；拔节期，处理 5 明显低于本来在一个梯度上的处理 3 和处理 4，处理 3 增长较快，与处理 2 的差距缩小；孕穗期，除处理 2 与处理 3 在同一水平，其他各处理间差异显著。各处理随生育期的推移显现出差异，在成熟期处理 1 比处理 2 株高高出 3.1%，处理 3 比处理 4 高 1.0%。可以看出，生物有机肥和传统有机肥间株高的差异没有小麦分蘖和次生根条数的差异大。处理 6 比其他处理低 15.7~22.3cm，施肥处理与不施肥处理之间小麦株高的差异还是很突出的。

4. 提高主茎叶龄，增加穗粒数和千粒重

小麦主茎叶龄与小麦幼穗分化的各期具有比较稳定的对应关系，所以主茎叶龄是诊断苗情和实施规范栽培的重要指标。由表 3-35 可知，施用生物有机肥的处理与传统有机肥处理、化肥处理和不施肥处理相比，在各生育期里的主茎叶龄都高，说明生物有机肥处理能促进小麦的生长发育，这样使小麦提早进入幼穗的分化阶段，延长小穗和小花分化期，有利于提高小花的数量，减少小花退化，为穗粒数提高打下良好的基础。另外，小麦提早进入灌浆期，能减低灌浆期的干热风对冬小麦的不利影响，为粒重奠定基础。

基本苗是小麦田间出苗状况的反映，也与产量构成因素的穗数密切相关。由表 3-35 可以看出，不同施肥处理的基本苗数量大小顺序依次为：生物有机肥＞传统有机肥＞化肥＞对照。

五、提高作物的光合作用能力

作物产量中 90% 以上的有机质是光合作用生产的。光合作用能力的强弱是作物生长好坏和产量高低的关键。因此，也有人把作物产量构成因素分解为光合

作用面积、光合作用时间和光合作用效率。

1. 叶面积系数——光合作用面积

叶面是作物的主要光合作用器官，绿叶面积的大小是决定光能利用率的主要因素之一，作物群体的光能利用率与群体的光合作用面积即叶面积有密切的关系。

群体叶面积的大小常用单位土地面积上叶面积总数来表示，称叶面积系数或叶面积指数（LAI），群体截获光能的能力与 LAI 大小直接相关。大量研究表明，在一定范围内，LAI 越大，产量越高。但是，LAI 增加到一定限度，如果过大（如化学 N 肥施用量过多，造成疯长），叶片遮阴、光合效率会降低，也会影响产量。所以，只有当农田维持长期的合理的 LAI（LAI）时，才能保障农田高的光合利用率，才能获得高产。比如，随着小麦单产的提高，LAI 也发生变化，高产品种抽穗期 LAI 往往为 6～10，高产麦田最适宜 LAI 的最大值在 7 左右。一般叶片平展型玉米品种，LAI 的变化范围在 3.5～4.2，高产栽培条件下，合理的 LAI 最大在 4.0～5.0，紧凑型的玉米品种 LAI 适宜大小的范围为 5.6～6.7。

冬小麦的 LAI 的增长规律，一般是前期缓慢，拔节后到孕穗达到最高，然后有一定的下降。

实验表明（表 3-36），长期施用微生态制剂制作的生物有机肥，能有效促进冬小麦叶面积的增长，并使 LAI 控制在合理的范围。亩施 1000kg 生物有机肥的 LAI 在冬前、返青期、拔节期和孕穗期，分别比亩施 1000kg 传统有机肥的高 0.7%、1.4%、8.6%、6.0%；亩施 500kg 生物有机肥在冬前、返青期、拔节期和孕穗期，比亩施等量传统有机肥的分别高 2.6%、12.5%、12.6%、11.9%。由此可见，与等量传统有机肥比较，亩施 500kg 生物有机肥对叶面积大小的相对贡献比亩施 1000kg 生物有机肥要大，但绝对增加值还是施肥量多的 LAI 增大多。同时还可以看出，即使生物有机肥能较明显地提高冬小麦的 LAI，但提高后的 LAI 仍处在较合理的高产范围内，即拔节期的最大值仍处于 6～10 之间。

表 3-36　不同施肥处理冬小麦叶面积系数（LAI）（2002～2003 年）

生育期	处理					
	1. 生物有机肥 1000kg	2. 传统有机肥 1000kg	3. 生物有机肥 500kg	4. 传统有机肥 500kg	5. 化肥	6. 不施肥
冬前	0.522	0.518	0.509	0.496	0.466	0.210
返青期	1.194	1.178	1.114	0.990	0.727	0.295
拔节期	7.744	7.131	6.861	6.091	4.868	1.829
孕穗期	6.133	5.787	5.618	5.021	3.893	1.593

玉米产量中，90%～95% 是光合作用产生的。一般来说，夏玉米理想的叶面

积动态是"前快、中稳、后衰慢",玉米拔节以前叶面积增长较慢,拔节后增长加快,到孕穗期达到最大,随后一定时间内保持稳定,然后缓慢下降。

夏玉米的 LAI,在三叶期各处理间差不多,三叶期到拔节期是快速增长时期,而后一直保持较快的增长速度,到抽雄期达到最高,随后有一定的下降。各施肥处理的 LAI 都在合理范围内。在拔节期、大喇叭口期、抽雄期、乳熟期四个生育期里,夏玉米的 LAI,处理 1(生物有机肥 1000kg/亩)比处理 2(传统有机肥 1000kg/亩)分别高 16.2%、13.2%、5.7%、12.4%,处理 3(生物有机肥 500kg/亩)比处理 4(传统有机肥 500kg/亩)分别高 7.8%、5.9%、0.8% 和 4.6%。拔节期生物有机肥与传统有机肥的差异最大,在大喇叭口期和拔节期两个生育期里差异在缩小,在乳熟期差异又加大了。由此可见,生物有机肥在玉米生长前期比传统有机肥发挥肥效快,供肥能力强。在玉米生育后期(乳熟期),生物有机肥能延缓功能叶片衰老,保持较大的 LAI,为籽粒灌浆提供更多的养分。研究表明,不同年度各处理的夏玉米 LAI 动态变化的趋势相近。

据资料显示,玉米不同部位的叶片光合作用强度也不同,对产量的贡献大小也不同。根据玉米的去叶实验显示,玉米植株的中层叶片光合作用强度对玉米籽粒产量影响较大。在中部叶片中,又以穗位叶的光合作用强度最强。从玉米棒三叶叶面积的分析比较可以看到,生物有机肥随着使用年限的增加,效果越来越显著,半量的生物有机肥处理的效果已接近全量的传统有机肥处理。化肥处理一直位于各有机肥处理之后,对照一直是最低的。

赵晓燕在不同生物有机肥对小麦、玉米作用机理研究中发现,即使是原材料成分相同、数量相等,但所用微生物菌剂不同,生产出的生物有机肥对叶面积增长贡献的大小也表现出不同的差异。如图 3-10 和图 3-11 所示,不论是冬小麦旗叶叶面积还是夏玉米穗三叶叶面积,均以处理 4 和处理 5 大于其他处理。其中处理 1 和处理 4、处理 5 冬小麦旗叶叶面积比较接近,比其他生物有机肥和对照(不施肥处理)高 8.82%～39.5%。而玉米穗三叶叶面积各有机肥处理间差别不明显。

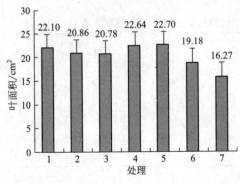

图 3-10　小麦旗叶叶面积

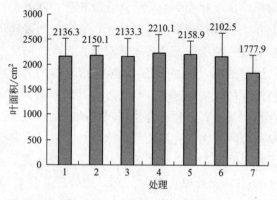

图 3-11　玉米穗三叶叶面积

和玉米一样，冬小麦叶片所处的部位不同，对小麦光合作用的贡献也不同。研究认为，在小麦冠层器官中，叶片是光合作用最重要的器官，其光合作用贡献率为 48.2％～64.7％，并且旗叶、倒二叶、倒三叶光合作用能力最强，为籽粒提供 50％以上的营养，对籽粒贡献最大。而冬小麦旗叶是供给穗部生长发育所需营养物质的主要功能叶，占籽粒营养来源的 18.4％。在小麦灌浆过程中，旗叶宽、旗叶面积大对粒重的贡献都是不容忽视的，小麦旗叶衰老延迟一天，每亩可增产小麦 13kg 左右，增产 2％以上。神微微生物有机肥促进了小麦旗叶的生长，为小麦增产创造了有利条件。

2. 叶绿素含量

叶绿素是在作物光合作用过程中，能将光能转变为生物化学能并用于物质合成的关键物质，也可以说，叶绿素是作物有机营养的物质基础。叶片叶绿素含量的消长规律与叶片光合机能大小具有密切关系，是反映叶片生理活性变化的重要指标之一。

叶绿素存在于光合作用重要器官——叶绿体中，其含量的多少影响着对光能的吸收和转换。保持较高水平的叶绿素含量，是提高叶片光合作用强度的基础。叶片叶绿素含量的差别，不仅与作物自身生理活动有关，也与施肥状况有关，施肥状况影响着叶片营养状况，影响着叶绿素的合成和植株光合代谢过程，随营养均衡程度的提高，叶片叶绿素含量提高。

生物有机肥中的微生物能分解有机物，释放出微量元素，其代谢产物可以作为微量元素的螯合剂，影响微量元素的溶解。微生物还可以氧化和还原金属元素。生物有机肥不仅含有大量的营养元素，而且大量有益微生物的活动也促进了这些养分的释放和提升其有效性，必然会对叶绿素的合成产生积极作用，从而提高植株中的叶绿素含量。

表 3-37 和表 3-38 分别给出了冬小麦和夏玉米生长前期和生长中期的叶绿素

含量，在生育期前期，作物叶片中的叶绿素含量较低，随着发育进程的推移，叶绿素含量大幅度上升。一般在灌浆期达到最大，这是冬小麦和玉米叶片自动调节的结果，因为籽粒在这一时期对光合产物需求量大，叶片同化产物大部分向籽粒转移。开花以后的生长阶段，是进行籽粒充实形成产量的关键时期，产量的高低取决于该阶段籽粒灌浆的强度和时间，而二者与叶绿素的含量密切相关。保持较高水平的叶绿素含量，是提高叶片光合作用强度的基础。在生育期前期，不同处理间的叶绿素含量差异并不大。在灌浆期，除处理 7 以外，其他有机肥处理之间的差异并不明显。在小麦灌浆期处理 1 的总叶绿素含量最高，其次是处理 4。处理 1 比处理 2 高 2.38%、比处理 3 高 0.95%、比处理 4 高 0.56%、比处理 5 高 0.98%、比处理 6 高 2.6%、比处理 7 高 9.83%。玉米灌浆期处理 5 和处理 4 的叶绿素含量比其他处理高。其中处理 5 最高，比处理 1 高 3.62%、比处理 2 高 10.29%、比处理 3 高 8.23%、比处理 4 高 0.72%、比处理 6 高 2.56%、比处理 7 高 37.93%。

表 3-37　不同肥料处理冬小麦叶绿素含量　　　　单位：mg/g

处理	拔　节			灌　浆		
	叶绿素 a	叶绿素 b	总量	叶绿素 a	叶绿素 b	总量
生物肥 A(1)	0.605	0.197	0.802	2.561	0.836	3.397
生物肥 B(2)	0.578	0.189	0.760	2.501	0.817	3.318
生物肥 C(3)	0.604	0.197	0.801	2.537	0.828	3.365
生物肥 D(4)	0.580	0.189	0.769	2.545	0.831	3.378
生物肥 E(5)	0.555	0.181	0.736	2.536	0.828	3.364
传统有机肥(6)	0.567	0.185	0.752	2.498	0.815	3.311
不施肥 CK(7)	0.565	0.184	0.749	2.331	0.761	3.093

表 3-38　不同肥料处理夏玉米叶绿素含量　　　　单位：mg/g

处理	拔　节			灌　浆		
	叶绿素 a	叶绿素 b	总量	叶绿素 a	叶绿素 b	总量
生物肥 A(1)	2.632	0.626	3.403	2.595	0.796	3.755
生物肥 B(2)	2.499	0.705	3.204	2.793	0.735	3.528
生物肥 C(3)	2.593	0.732	3.325	2.828	0.767	3.595
生物肥 D(4)	2.697	0.761	3.458	3.030	0.833	3.863
生物肥 E(5)	2.647	0.768	3.415	3.064	0.827	3.891
传统有机肥(6)	2.412	0.665	3.084	2.989	0.805	3.794
不施肥 CK(7)	2.192	0.598	2.799	2.265	0.556	2.821

第四章 微生态制剂在无污染畜牧业上的应用

农业是国民经济的基础，尤其是在以农业为主的中国，其地位更为显著。畜牧业是农业生态系统的重要组成部分，是能量、物质转化的中心环节，是农村经济的重要支柱。畜牧业的发展不仅可以为广大城镇居民提供大量的动物性蛋白质，提高人民的营养水平，同时还可以使种植业剩余产品和某些废弃物得到有效的利用，又为种植业提供了大量的优质肥源，为农村经济的发展提供了条件。国内外大量的实践证明，农业越发达，畜牧业的比重越大。

随着畜牧业的发展，我国人均肉食的占有量已从 1978 年的不足 9kg/年上升到 2004 年的 53kg/年，2014 年更上升到 64kg/年。我国与发达国家的差距日渐缩小，但随之而来的资源、环境和食品安全问题也越来越显露出来，必须认真加以研究和解决。

第一节 无污染畜牧业生产所面临的问题

改革开放以来，我国的畜牧业生产有了迅速发展，养殖业技术和水平有了较大的提高。但是随着规模化养殖业的迅速发展，畜禽高密度养殖以及单纯追求经济产量和效益，由此而引发出一系列的问题，概括起来有以下几个方面：

一、养殖业的迅速发展，造成了严重的环境污染

我国养殖业污染形势严峻。20 世纪 90 年代以来，我国规模化养殖场大量兴起。据国家环境保护总局 2000 年对全国 23 个规模化畜禽养殖集中的省、市调查显示，1999 年，我国畜禽粪便的产生量约为 19 亿吨，是工业固体废物的 2.4 倍；畜禽粪便中含有大量的有机污染物，仅 COD（化学需氧量）一项就达 7118 万吨，已远远超过工业和生活污水污染物的 COD 总和。截止到 2005 年，只猪、

牛、鸡三大类畜禽粪便总排放量达 30.87 亿吨，粪便中的 COD 含量 7741 万吨，是全国工业和生活污水排放 COD 的 5.07 倍。

目前，全国畜禽粪污年产生量约 38 亿吨。2010 年《全国第一次污染源普查公报》显示，畜禽养殖业主要水污染物排放量：化学需氧量 1268.26 万吨；总氮和总磷排放量为 102.48 万吨和 16.04 万吨，分别占农业源排放总量的 38％和 56％。畜禽粪污成为农业面源污染的主要来源。

我国畜禽养殖业产生的污染物成倍增长，对水资源、土壤和大气环境造成的污染已相当严重。据调查，全国 90％以上的规模化养殖场没有经过环境影响评价，80％的畜禽养殖场没有污水治理（处置）和综合利用设施，大量畜禽粪便污水未经处理直接排入水体或就地排放，造成了严重的环境污染。据估计，目前畜禽粪便中氮、磷的流失量约为化肥流失量的 122％和 132％。

规模化畜禽养殖场产生的污染废弃物主要有：家畜粪尿、尸体、垫料、污水、垃圾、畜产品加工废弃物及孵化废弃物等。其中，以未经处理和处理不当的畜禽粪尿和污水的数量最大，危害最严重。畜禽养殖场特别是大规模养猪场废水处理难度很大，一是由于大多数猪场都是采用漏缝板式的栏舍，水冲式清粪，排水量大；二是冲洗栏舍的时间相对集中，冲击负荷很大；三是粪便和污水量大且集中，而农业生产是季节性的，周围农田无法全部消纳；四是养殖废水固液混杂，有机质浓度较高，而且黏稠度很大。

据相关数据表明：年出栏 1 万头育肥猪的猪场，每天产生的污水量为 73t，粪尿量约为 1.05t；而饲养量为 1000 头的奶牛场，年产鲜粪尿 1.1 万吨多；饲养量 20 万只的蛋鸡场，仅成年鸡每日就要产生鸡粪近 50t，如果加上相应的后备鸡，则全场鸡粪日产量可达近 70t。

据分析化验，猪粪污水的 COD 达 5000mg/L 以上，BOD 达 4000mg/L 以上，SS 达 2000mg/L，NH_4^+-N 为 150mg/L；鸡粪污水的 COD 达 2000mg/L 以上，BOD 达 1000～1500mg/L 以上，SS 达 450mg/L。据不完全统计，我国目前集约化养鸡总数在 20 亿只以上，仅鸡粪年产量就有 8400 万吨（折合干鸡粪 2100 万吨），加上猪、牛、鹅、鸭等畜禽，粪便总量以亿吨计。

调查表明，流入我国淡水湖中水体污染最严重的三个湖泊——云南滇池、安徽巢湖和江苏太湖，其中的氮、磷等养分总量中，农业生产占滇池的 70％、巢湖的 60％、太湖的 35％，其中很大一部分来自畜禽排泄物。

因此，研究解决畜禽粪便的无害化、资源化处理技术和方法，使其得到合理的利用，变废为宝，变害为利，已经是刻不容缓的课题。

二、饲料资源不足，尤其是高蛋白饲料资源短缺和浪费

高蛋白饲料资源短缺且转化、利用率不高，饲料报酬低和成本高是养殖业存

在的重要问题之一。

据各方面研究预测，我国到 21 世纪 30 年代，人口将增加到 16 亿，粮食总产量增加到 7.2 亿吨，其中实际用于饲料量将由 2.0 亿吨增长到 3.6 亿吨。到 2030 年，按 16 亿人口人均日消费动物性蛋白质 25g 计算，届时，全国至少约需消费 1460 万吨饲用粗蛋白。按最佳饲料技术的饲料蛋白质转化效率为 20％计算，则至少需要种植业或饲料工业提供 7300 万吨饲用粗蛋白。根据目前种植业可提供的饲料粗蛋白质量预测，至少缺口 1/2。其中尤其是赖氨酸、蛋氨酸等限制性氨基酸的缺口更大，到 2010 年所需的能量饲料与蛋白质饲料缺口分别为 0.63 亿吨、0.38 亿吨，缺口比例分别为 20％、63％。2016 年仅大豆进口就 8700 万吨，而且中国也是高蛋白牧草——苜蓿的第一进口国，2017 年进口苜蓿干草达 10 万吨。

在 20 世纪 90 年代之前，我国大陆的粮食进口量从来没有超过供应量的 5％，但是 2005 年如果把大豆、小麦和大麦都算在内，中国的粮食自给率已经小于 95％。90 年代中期起，中国已经从大豆净出口国成为大豆净进口国，不久的将来也会成为玉米的净进口国。有数据表明，我国 2015 年进口粮食 12477 万吨，我国全年的粮食产量 12428.7 亿斤（合 62143.5 万吨），进口粮食占我国粮食产量的 20.1％。如果到 2020 年实现人均肉食消费 73kg/年的目标，则需要更多的粮食进口以解决饲料问题，这将可能对中国的粮食安全造成一定的影响。

一方面是高蛋白饲料资源短缺；另一方面是对现有的高蛋白饲料资源没有很好地进行开发和利用。如我国每年平均生产各种饼粕达 $1.0 \times 10^7 \sim 1.2 \times 10^7 t$，用作饲料的比例却不大，这是个很大的浪费。此外还有大量的秸秆、农牧产品加工业的下脚料和废弃物，利用程度更低，有的根本未利用甚至直接焚烧，既浪费了资源，又污染了环境。还有一些养殖者，为了提高畜禽的生长速度和增加产量，急功近利，甚至在饲料中加入生长激素、抗生素以及化学促生长因子，因而产生的危害更大。

由此可知，如何提高饲料（尤其是高蛋白质饲料）的利用率，加强对作物秸秆的科学利用，提高食草动物的比重，对提高养殖业水平和效益、充分利用饲料资源、提高畜禽产品的品质等，有着非常重要的意义。

三、抗生素等药物的滥用，给养殖业带来种种弊端

抗生素为挽救人类和动物的生命做出过卓越的贡献，开创过光辉的抗生素时代。但是由于畜禽集约化饲养的发展和畜禽饲养密度的增加，各种畜禽疾病的发生越来越频繁。为此，商品饲料加入各种抗病的药物已成常态，尤其是广谱、高效抗生素的使用已经越来越严重，甚至到了滥用的程度。应该说抗生素在畜禽防病治病、改善生产性能、提高经济收入方面发挥了巨大的作用。但是 40 多年来

抗生素的大量连续使用，给畜牧业生产和人类都带来难以克服的弊端。这些弊端主要表现在以下几方面：

1. 破坏动物肠道的微生态平衡，不利于动物身体健康

抗生素在消灭致病菌的同时，也杀死了对动物体有益的生理性细菌，破坏了肠道菌群平衡，造成了如大肠杆菌等原籍菌和过路菌（主要指条件致病菌）过度繁殖，因而引起二重感染和内源性感染，如饲料中大剂量青霉素使鸡嗉囊中乳酸菌数目降低。抗生素疗法后动物常出现腹泻。

2. 药物残留超标，危害人体健康

抗生素在动物产品中的残留和耐药性问题已危及人类的健康。

研究表示，有80%的抗生素已经通过各种渠道进入动物体内，最后又被人类吃掉了，结果导致许多严重后果，如引起人类过敏、致畸、致癌、耐药性细菌会引起人的严重疾病等。人的沙门菌病就是由家畜耐药性沙门菌引起的。2013年，中国抗生素使用量一年达16.2万吨，约占全世界用量的一半。研究报告显示，1000多个样本儿童中，至少有58%的儿童尿中检出1种抗生素，1/4的儿童尿中检出2种以上抗生素，有的尿液样本中甚至能检出6种抗生素！

残留农药的危害：

① 使人体消化功能紊乱，主要表现为腹痛、腹泻及大便干燥。

② 加重肝脏负担，残留农药进入体内，主要依靠肝脏制造酶进行分解，长期食用带有残留农药的瓜果蔬菜，肝脏就会不停地工作来分解这些毒素。长时间的超负荷工作会使肝脏发生病变。

③ 残留农药让育龄妇女难以怀孕，据统计，我国目前每8对夫妻就有一对不育，这比20年前提高了3%。医学家对此数字进行研究时发现，我国男性的平均精子数仅有2000多万个，而80年前是6000多万个。残留农药就是造成目前10%以上不孕不育的主要原因之一。

④ 干扰内分泌，由于有些农药的分子与人体的雌性激素十分相似，从而使人体的激素平衡发生紊乱，这些东西能影响我们的行为，影响大脑及生殖器官的发育。

⑤ 导致胃肠道疾病，由于胃肠道消化系统胃壁褶皱较多，易存毒物，这样残留农药容易积存在其中，引起腹痛、慢性腹泻等症状。

⑥ 可能致癌，残留农药可促使各组织内细胞发生癌变。

⑦ 长期食用带有残留农药的蔬菜水果，农药被血液吸收后，会直接损害神经元，造成中枢神经死亡，导致身体各器官免疫力下降。

⑧ 残留农药使孕妇流产、产死胎或畸形儿。大量统计资料表明，妇女妊娠期接触农药，流产、早产、死胎和先天性畸形的发生率明显增加。

3. 用药量不断增加，使养殖成本不断提高

近年来流行在猪饲料中添加高剂量的硫酸铜（250～400mg/kg）或硫酸锌（2000mg/kg），可以提高猪的饲料利用率，促进猪的生长发育。但是高铜和高锌不仅增加饲料成本，还会显著地增加铜和锌的排出量，造成对人畜健康的危害和环境污染。实验证明，猪饲喂含铜218mg/kg或23mg/kg的日粮，前者铜的排出量比后者高6.7倍；在断奶仔猪日粮中添加2500mg/kg的锌，其中90%～95%的锌被排出。

为了解决食品品质问题，发达国家多年前就纷纷行动起来，对农产品中药物残留量及生产过程中使用的药物、使用时间、休药期等许多方面做出了严格的规定。

欧盟（EU）决定从1999年1月起，禁止使用威里霉素（Virginiamycin）、螺旋霉素（Spiramycin）、磷酸泰乐菌素（Tylosinphosphate）、杆菌肽锌（Baci-tracinzinc）；1999年10月起，禁止使用氯氟苄腺嘌呤、二硝甲苯酰胺和异丙硝哒唑3种抗球虫药物，但仍允许使用莫能霉素（Monensin）、盐霉素（Salinomu-cin）、巴波霉素（Barnbermcyin/Flavophpsphplipol）、阿霉素（Avilamycin）等4种饲料级抗生素，其他抗生素在饲料中禁止使用。

目前，欧美和日本等地的消费者运动日趋高涨，强烈要求停止使用农用抗生素。美国食品药品管理局1977年颁布取消允许在饲料中添加低浓度四环素和青霉素的规定。英国农业部仅允许以低浓度的杆菌肽、硝呋烯腙等4种抗菌药用于畜牧饲料中。欧盟许多国家也已禁止或限制使用某些抗生素和化学类生长促进剂。抗生素将会受到更严格的限制，甚至有可能完全被禁用，实现无抗生素养殖。

在这种情况下，寻求一种无毒、无残留、无耐药性的饲料添加剂尤为重要，微生态制剂的问世使实现这一要求成为可能。正如我国著名微生物学家魏曦教授在20世纪80年代所言："光辉的抗生素时代之后，将是一个崭新的微生态制剂的时代。"

而目前在我国的养殖业中，防治畜禽病虫危害仍然以抗生素类药物为主。因此，研究找出一种替代抗生素类药物的方法，来防治畜禽病虫害，就成为我国无公害畜牧业生产的一个关键，一个必须要解决的重大课题。

四、畜禽产品品质下降

我国畜禽产品在国际上遭遇绿色壁垒的事情早已屡见不鲜，主要原因是药残超标。近年来常常听到某某国禁止我国的猪、鸡肉进口，养殖户经济受损失，国人脸上无光。在国内，畜禽产品品质的下降，更是不争的事实。多年来，畜

禽产品在数量上有了极大的增长，单产有了极大的提高。如一只农户散养饲喂配合饲料的母鸡，在产蛋期，每月最多也只能产十几个蛋，而集中饲养的优良品种蛋鸡，几乎每天都能产蛋；猪和牛的育肥出栏的时间也都缩短了一半以上，但鸡蛋和肉的味道却变得不好了。其中最为明显的是肉鸡，45天时间就可以从破壳雏鸡长到3kg左右，但肉质粗糙，口感不好，吃起来真可谓"如同嚼蜡"。

那些激素催长的畜禽产品，由于激素过量而在肉类产品残留，其对人的身体健康隐藏着更大的危险。近几年频繁出现的儿童性早熟问题正是与此相关！

第二节　微生态制剂在畜禽养殖上的作用

多年来，我们通过大量的试验和研究，在多种畜禽上用复合微生态制剂所进行的实践表明，微生态制剂或微生物饲料添加剂在猪、鸡、牛、羊等食粮型动物和食草型动物上应用，都表现出增加产量、减少疾病、改善养殖环境和提高产品品质的显著效果，为建立资源节约型的生态畜牧业提供了一种可靠的生产技术。

一、微生态制剂可促进畜禽生产性能的提高

生产性能，即肉、奶、禽蛋的产量和经济效益，对于广大养殖户来讲，是最为关心的。微生态制剂的使用可提高产品的产量，降低料肉（蛋）比，提高经济效益。

1. 提高育肥猪生产性能

试验一是某养猪场对育肥猪进行的试验，有三个处理：

处理1　普通饲料＋普通饮水；

处理2　普通饲料＋微生物饮水；

处理3　10％微生物发酵饲料＋微生物饮水。

在育肥猪生产中应用微生态制剂表明，微生态制剂能有效提高猪的生长速度，提升了饲料转化率，从表4-1中可以看出，处理2、处理3的平均日增重分别比处理1（对照）提高了16.1％和21.4％，均达到了显著水平（$P < 0.01$）；饲料转化率分别提高了9.2％和18.3％。这表明，无论是微生物发酵饲料结合微生物饮水还是单纯的微生物饮水都能提高生长育肥猪的日增重和饲料转化率。处理3的平均日增重比处理2提高4.6％，达到了显著水平（$P < 0.05$），饲料转化率提高了8.3％，这表明，饲喂微生物发酵饲料结合微生物稀释液作饮水的效果好于单纯的微生物饮水，这是因为微生物发酵饲料具有改善日粮的适口性、提高

表 4-1　微生态制剂对育肥猪生产性能的影响

处理	头数/头	饲喂时间/天	开始均重/(kg/头)	结束均重/(kg/头)	平均日增重/g	耗料量/kg	饲料转化率
1	24	103	29.88±3.79	61.27±6.04	304.8±34.5A①	110.4	0.28
2	24	103	29.42±3.08	65.58±9.57	353.8±5.2Ba①	117.3	0.31
3	24	103	29.96±3.19	68.04±4.56	370.0±11.3Bb①	113.3	0.34

① 表中大写字母（如 A、B）表示差异极显著，小写字母（如 a、b）表示差异显著。在本章余下表格中均如此表示，不再一一加注进行说明。

氨基酸含量等多种益处。

　　饲喂微生物发酵饲料，除了能改善猪的生产性能，还提高了经济效益（表4-2）。在整个饲喂期（103 天）中，处理 2、处理 3 分别比处理 1（对照）增加收入 38.72 元/头和 61.54 元/头。整个猪场以 500 头母猪计，每头每年产 1.8 窝，每窝成活 7.0 头，即每年能够出栏肥猪 6300 头，以处理 3 计算，一年能够为猪场多赢利 387702.00 元。

表 4-2　育肥猪经济效益分析表　　　　　　　　单位：元

处理	毛收入	菌剂费	药费	饲料费	人工费	猪成本费	纯收益
1	612.7	0.00	0.72	176.64	98.5	298.8	38.04
2	658.5	1.18	0.18	187.68	98.5	294.2	76.76
3	680.4	1.12	0.00	181.60	98.5	299.6	99.58

注：饲料价 1.6 元/kg，肥猪价格 10 元/kg，菌剂价格 15 元/kg。

2. 提高母猪生产性能

　　微生态制剂能明显地促进母猪的繁育能力，主要表现在刺激种畜发情，延长发情期；提高种禽的产蛋率、受精率、孵化率；提高种畜的受孕率、坐胎率和产仔成活率。

　　在中华小型猪上进行的试验表明，采用微生物发酵饲料添加剂饲喂的小型母猪，其生产性能较对照有极显著的提高（表 4-3）。仔猪存活率提高了 80.8%，单窝存活数较对照多 3.94 头。

表 4-3　微生态制剂对小型猪生产性能的影响

组　别	产仔窝数/头	产仔总数/头	断奶存活数/头	平均窝存活数/头	断奶存活率/%	较对照提高/%
微生态制剂	39	362	9.28	7.49	80.66	80.8
CK	43	343	7.98	3.55	44.61	—

3. 提高肉鸡生产性能

　　在美国 AA 肉鸡上的应用结果见表 4-4 和表 4-5 所示。

表 4-4　微生态制剂喂养肉鸡生物性状比较

组别	数量/只	死亡/只	出栏率/%	起始重/(kg/只)	平均/(g/只)	出栏重/(kg/只)	平均/(kg/只)	增重/(kg/只)	相对增重/%
微生态制剂	50	2	96	3.69	73.7	90.85	1.89	1.82	2.8
CK	50	2	96	3.69	73.7	88.30	1.84	1.77	

表 4-5　微生态制剂喂养肉鸡经济效益比较

组别	雏鸡支出/元	饲料支出		成鸡收入		总经济效益/元	只鸡效益/元	相对效益/%	效益相对增加/%
		数量/kg	折款/元	数量/kg	折款/元				
微生态制剂	100	179.09	207.74	99.85	427.00	2.05	119.26	2.39	29
CK	100	192.01	222.73	88.30	415.01	2.26	92.27	1.85	

从表可见，微生物饲料喂鸡，比对照平均每只鸡增重 50g，增长 2.8%，料肉比下降 10% 左右，只鸡效益提高 29.0%，生产经济效益明显。

4. 提高蛋鸡生产性能

试验表明，微生态制剂不仅能改善蛋雏鸡生长性能，雏鸡生长极为迅速，雏鸡体重在 2 周龄时比出生时重 2 倍，6 周龄时增加 10 倍，料肉比明显下降，一般可达 5%～10%。

（1）提高蛋鸡产蛋率　由表 4-6 可看出，添加不同微生态制剂的 A 组、B 组和 C 组产蛋率，平均分别比对照提高 5.93%、4.82% 和 4.93%，差异显著（$P \leqslant 0.05$）。A、B、C 这三种微生态制剂在提高产蛋率方面水平相当，差异不显著（$P > 0.05$）。

表 4-6　不同微生态制剂对蛋鸡产蛋率的影响　　　　　单位：%

组　别	第 1 周	第 2 周	第 3 周	第 4 周	第 5 周	平均
微生态制剂 A 组	45.1a	68.3a	83.6a	90.4a	92.7a	76.02a
微生态制剂 B 组	44.3b	67.5ab	83.1a	89.7a	91.5a	75.22a
微生态制剂 C 组	44.1b	67.8a	83.4a	89.1a	92.1a	75.30a
CK 组	40.3c	63.1c	80.3b	84.5b	89.6b	71.76b

（2）降低料蛋比　由表 4-7 可看出，添加不同微生态制剂的 A 组、B 组和 C 组养殖的料蛋比，平均分别比对照组降低 7.43%、7.55% 和 5.97%，差异显著（$P < 0.05$）。而微生态制剂 A 组和 B 组养殖的料蛋比，其下降幅度显然比 C 组的大，但差异不显著（$P > 0.05$），各组微生态制剂提高饲料转化率的水平相当。

表 4-7　试验期内四组蛋鸡料蛋比

组　别	第 1 周	第 2 周	第 3 周	第 4 周	第 5 周	平均
微生态制剂 A 组	2.411b	2.342b	2.224b	2.265b	2.217b	2.294b
微生态制剂 B 组	2.372b	2.314b	2.251b	2.245b	2.263b	2.291b
微生态制剂 C 组	2.432b	2.377b	2.312b	2.294b	2.236b	2.330b
CK 组	2.527a	2.461a	2.473a	2.436a	2.492a	2.478a

　　（3）提高经济效益　由表 4-8 可知，在整个使用期内（35 天）添加不同微生态制剂，A 组、B 组和 C 组的只鸡经济效益比对照组分别多 0.43 元、0.41 元和 0.30 元，经济效益都提高了。微生态制剂 A 组和 B 组经济效益相近，均好于C 组。

表 4-8　只鸡经济效益比较分析　　　　　　　　　　单位：元

项　目	A 组	B 组	C 组	D 组
添加剂费用	0.11	0.11	0.11	0
饲料费	5.88	5.79	5.87	5.91
产蛋收入	7.69	7.58	7.55	7.18
多盈利	0.43	0.41	0.30	

　　注：饲料 1.8 元/kg，微生态制剂均为 20 元/kg，红糖 2.5 元/kg（当时市场价），添加剂费用包括微生态制剂和红糖的费用。

二、微生态制剂能提高畜禽的免疫性和抗病虫害的能力

　　为了解决因集约化养殖导致的畜禽病虫害增加问题，抗生素等兽药的使用量越来越大。近年来，国内外正在积极研究采用微生态制剂防治畜禽疾病，以减少兽药的使用。研究表明，微生态制剂能有效地提高畜禽的免疫器官的免疫功能和抗病能力，尤其是对肠道性感染的防治作用更强。只要方法得当，少用甚至不用抗生素类药物，在养殖业上是可能的。

1. 育肥猪和仔猪疾病防治效果

　　张劲松、谭志森等研究表明（表 4-9），在仔猪上使用微生态制剂技术，仔猪毛色光亮、性格温顺，整个试验期发病比对照组明显减少，体质健壮，发病率比对照降低约 10%，医药费平均减少 65.85%。而对照组毛色缺乏光泽，体况比试验组明显差。

表 4-9　仔猪发病与医药费分析表（共 4 批）

观测项目	试　验　组	对　照　组
仔猪数/头	91(7 窝)	77(6 窝)
试验天数/天	60	60
发病头数/头	16	21
发病率/%	17.58	27.27

观测项目	试 验 组	对 照 组
消毒治疗费/元	12.60	31.90
窝均药费/元	1.80	5.32
头均药费/元	0.14	0.41

注：本表中涉及的疾病主要为白痢，防疫治疗费主要指治疗和常规消毒费用，不包括疫苗费用。

不仅如此，微生态制剂在防治仔猪黄白痢方面有着神奇的功效。为了研究微生态制剂对防治仔猪黄白痢疾病的效果，选取了84头病仔猪，共4批。随机平均分为两组，一组灌服微生态制剂原液10～20mL/(头·天)，连服3天；另一组按常规药物治疗，如口服痢菌净粉剂和氟哌酸混合液，不定时注射硫酸庆大霉素。

结果表明（表4-10），微生态制剂在治疗仔猪黄白痢病上具有极好的效果，治愈存活率为对照组的3.27倍，较对照提高227.1%。

表4-10　仔猪黄白痢治疗比较表（共4批）

组　号	治疗头数/头	治愈存活数/头	治愈率/%	治愈率提高/%
微生态制剂组	42	36	85.7	227.1
药物治疗组(对照)	42	11	26.2	

还有试验结果报告，微生态技术对防治猪阴囊炎、蹄炎、溃疡及皮肤红疹等也有一定的作用效果。

2. 鸡的防病效果

对蛋鸡的全生育期试验表明，应用微生态技术饲喂蛋鸡，鸡的毛色光亮、光滑，机体健壮，且应激反应不强烈，较温顺，抗病能力强，死亡率明显降低（表4-11）。其中，0～6周龄的死亡率降低80%，7～20周龄的降低58.6%，21～57周龄的降低25.6%。可见微生态制剂对提高蛋鸡在生育期的健康状况、降低死亡率、减少抗生素的使用均有明显的作用。

表4-11　微生态制剂喂养蛋鸡死亡率统计表

处理	数量/只	0～6周龄		7～20周龄		21～57周龄		0～57周龄	
		死亡数/只	死亡率/%	死亡数/只	死亡率/%	死亡数/只	死亡率/%	死亡数/只	死亡率/%
微生态制剂	500	1	0.2	12	2.4	67	13.4	80	16.0
对照	500	5	1.0	29	5.8	90	18.0	124	24.8
比对照增减	0	−4	−80	−17	−58.6	−23	−25.6	−44	−35.5

三、微生态制剂能去除畜禽粪便恶臭，改善生态环境

微生态制剂在畜禽养殖场，尤其是养殖专业村和大型养殖场使用，能有效去

除畜禽粪便的恶臭，效果十分明显。同时，有益微生物在其生命活动过程中能产生大量的有机酸、抗生物质等，对蚊蝇等害虫的生长繁殖有较强的抑制作用，减少蚊蝇的滋生。特别是在炎热的夏秋之季，养殖场及其周边的恶劣环境将彻底被改变，有利于环境的保护和周边居民的身体健康。

1. 有效改善猪场内外空气环境质量

氨气是猪舍内空气中主要污染物，不论是对猪生长还是对工作人员身体健康都有不良的影响。有研究表明，当畜禽舍内空气中氨气的浓度达到 $19.76mg/m^3$ 以上，将对成年畜禽生长产生严重影响。选用微生态制剂对不同结构形式的猪舍环境的影响进行了研究。结果表明，采用微生态技术可有效降低猪舍内氨气的浓度：其中干清粪结构的猪舍氨气去除率达到 37.28%，而水泡粪结构的猪舍仅为 19.55%。水泡粪氨气去除率之所以较低，是由于猪舍粪沟内常年积累大量粪尿造成的。

对猪场周边大气质量进行监测的结果表明，空气质量明显好转，氨气在猪场外 25m 和 50m 处的浓度分别为 $1.63mg/m^3$ 和 $1.79\%mg/m^3$，分别为猪舍内部的 13.2% 和 14.5%；在两次监测中均未检测出硫化氢。

与国家畜禽环境质量标准（表 4-12）要求相比，微生态制剂处理后，氨气和硫化氢浓度低于国家标准。

表 4-12　国家畜禽环境质量标准（NY/T 388—1999）

项　　目	缓冲区	场内	猪舍
氨气/（mg/m³）	2	5	25
硫化氢/（mg/m³）	1	2	10

应用微生态制剂处理后（表 4-13）猪舍内苍蝇密度明显降低。

表 4-13　猪舍内苍蝇

组　　别	苍蝇密度/［只/（m²·天）］	相对于对照组/%
微生态制剂组	592	53.8
对照组	1100	100.0

使用微生态制剂组的猪舍中苍蝇密度仅为对照舍的 53.8%。可见，使用微生态制剂可彻底改变养猪场臭气的内外环境，有利于环境保护，有益于人们的健康。在此还应补充说明的是，本试验是在一个开放的局部环境中进行的，如果全场都进行处理，结果会好很多，苍蝇的数量可减少 90% 以上。

2. 猪场粪尿废水的生物处理研究

粪尿水污染问题一直是大型养殖场污染治理的重中之重。针对粪尿废水有机物含量高的特点，我们采用了厌氧好氧（A-O）相结合，将微生态制剂作为生物强化剂加入废水处理工艺中。试验结果表明，对猪场的高浓度有机粪尿废水具有明显的净化效果。

(1) 微生态制剂对猪场废水 COD 去除率的影响   猪场粪尿废水的 COD 和 BOD 的数值非常高，一般 COD 3000～24000mg/L，BOD 1000～9000mg/L。如何有效去除畜禽废水中高含量的 COD 一直是废水处理中的一个难题。我们在实验室内进行了一些初步研究，实验结果见表 4-14。

表 4-14   微生态制剂处理猪场废水 COD 及去除率

分类	COD/(mg/L)				去除率/%
	10 月 27 日	11 月 1 日	11 月 2 日	11 月 3 日	
原猪场废水	7761.77	4286.23	2425.66	1638.53	78.89
过滤废水	6771.17	3850.34	2706.78	1754.99	73.69
回流比 10	677.12	466.16	185.54	119.68	82.32
回流比 20	338.56	242.16	103.21	66.66	80.31

可以看出，采用微生态技术，经过连续 5 天厌氧处理，回流比为 10 和 20 的猪场废水的 COD 总去除率分别达到 31.15%、28.47%，再经过连续 2 天的曝气处理，最终的 COD 由 677.12mg/L、338.56mg/L 分别降低到 119.68mg/L、66.66mg/L，总去除率达 82.32% 和 80.31%，效果较明显；但微生态制剂用来直接处理猪场废水，固液分离废水的 COD 去除率仅为 78.89% 和 73.69%，处理效果不理想。

(2) 微生态制剂对猪场废水 BOD 去除率的影响   如表 4-15，试验结果表明，微生态制剂对高浓度有机废水的 BOD 有明显的去除效果。

表 4-15   微生态制剂处理猪场废水 BOD_5 去除率

分类	BOD[①]/(mg/L)			去除率/%
	10 月 27 日	11 月 1 日	11 月 3 日	
原猪场废水	4644.28	3787.95	528.76	88.61
过滤废水	4263.12	3347.68	1021.96	76.03
回流比 10	426.31	421.07	20.15	95.27
回流比 20	213.15	213.64	10.33	95.15

① 均为 BOD_5。

3. 去除鸡舍粪便恶臭

为了解决养鸡场粪便恶臭所带来的环境问题，国内外曾试验并推广过不少鸡粪处理方法，不仅工程投资大、运行费用高，而且效果都不太理想，尤其不适合我国目前形势下广大养殖户使用。采用微生态技术将饲料、饮水及圈舍喷洒相结合进行处理，就能很好地解决这个问题。

从试验结果（表 4-16）来看，采用微生态制剂处理的鸡舍氨气浓度明显降低，采用的方法不同，降低的幅度不一样。其中使用微生态制剂发酵饲料结合微生态制剂稀释液饮水的除臭效果最好，除氨率达到 69.7%；微生态制剂的发酵饲料加普通饮水的为 54.25%；饲喂普通饲料，仅在饮水中添加微生态制剂的为 42.12%。

表 4-16 微生态制剂试验鸡舍氨气浓度分析

序　　号	取样次数/次	氨气浓度/（mg/kg）		比对照组降低/%
		对照组	试验组	
普通饲料＋微生态制剂饮水	3	6.8	3.9	42.14
发酵饲料＋普通饮水	6	12.3	5.6	54.25
发酵饲料＋微生态制剂饮水	3	66.6	19.9	69.70

四、微生态制剂能提高畜禽产品品质，是生产绿色食品重要技术之一

早在 20 世纪 70 年代，国外就开始对畜禽产品中抗生素等药物残留问题加以重视。改革开放后，国内对这一问题也开始加以重视，尤其是加入 WTO 后，产品质量与国际接轨，是关系到十几亿中国人生活质量和生命安全的大问题。

为了解决动植物产品中药残问题，减少药物对人们身体健康的危害，各个国家都在积极研究和使用新的技术和方法，如培育优良的抗病新品种、研究开发高效低残留的兽药，包括中药的合理应用等。而微生态制剂的科学使用不仅可有效防治畜禽的多种疾病，而且可以生产出无公害、营养丰富、达到绿色食品标准的畜禽产品。

1. 生产无公害 AA 级绿色猪肉产品

针对畜牧业生产中大量使用抗生素等药物，造成畜禽耐药性增强，畜禽产品品质下降这些普遍存在的问题，根据我国绿色食品生产规程的要求，以微生态制剂的合理应用为中心，进行了绿色畜禽产品的生产研究，并获得了成功。生产的猪肉产品经权威部门检测达到了 AA 级绿色食品标准。具体结果见表 4-17 所示。

表 4-17 绿色食品监测中心检测报告　　　　单位：mg/kg

检验项目	现行标准	实测结果	是否合格
砷	≤0.5	0.01	合格
镉	≤0.1	0.002	合格
汞	≤0.05	0.0006	合格
锌	≤100	18	合格
硒	≤0.5	0.0007	合格
铬	≤1.0	0.06	合格
铅	≤0.5	0.01	合格
亚硝酸盐	≤3	0.7	合格

续表

检验项目	现行标准	实测结果	是否合格
挥发性盐基氮	≤20	6	合格
六六六	≤4.0	未检出（$<10^{-5}$）	合格
滴滴涕	≤2.0	未检出（$<10^{-5}$）	合格
铜	≤10	0.04	合格
氟	≤2.0	0.2	合格
青霉素	—	未检出（$<10^{-3}$）	—
金霉素	—	未检出（$<10^{-6}$）	—
四环素	—	未检出（$<10^{-6}$）	—
土霉素	—	未检出（$<10^{-6}$）	—

经检单位：中国农垦北方食品检测中心（天津）。

所有的 17 项检测项目全部合格，其中 4 类抗生素均未检出，重金属的含量均低于国家标准几倍甚至几十倍。试验证明通过利用微生态技术饲喂的肥猪是优质、安全和无公害的肉类产品。只要在生产过程中严格遵循绿色食品生产规程，完全可以生产出 AA 级绿色食品猪肉。

2. 生产出达到绿色食品要求的肉鸡产品

应用微生态工程技术喂养肉鸡的结果表明，不仅能明显地提高肉鸡的抗病性、生长速度和产量，而且能显著改善肉鸡产品的质量。经国家法定部门检测（表 4-18），产品质量达到了绿色食品要求。

表 4-18　绿色食品检测中心检测报告

检验项目	单位	现行标准	实测结果	是否符合绿色食品标准
砷		≤0.5	0.02	符合
镉	mg/kg	≤0.1	0.001	符合
汞		≤0.5	0.01	符合
硒		≤0.5	0.001	符合
挥发性盐基氮	mg/100g	≤15	11	符合
六六六		≤4.0	未检出（0.0001）	符合
滴滴涕		≤0.2	未检出（0.0001）	符合
氟		≤2.0	1.1	符合
青霉素		—	未检出（<0.01）	符合
金霉素	mg/kg	—	未检出（<0.01）	符合
庆大霉素		—	未检出（<0.01）	符合
土霉素		—	未检出（<0.01）	符合
蛋白质		—	19	符合
脂肪		—	19	符合

经检单位：中国农垦北方食品检测中心（天津）。

由表 4-18 可以看出，抗生素类药物残留均未检出，滴滴涕、六六六等农药残留也未检出，有害重金属含量均低于现行国家标准。检测结果表明，微生态制剂饲料饲养的肉鸡符合绿色食品标准。

3. 生产出低胆固醇的无公害鸡蛋

古往今来，禽蛋类一向以其较高的营养价值成为广受欢迎的食品。蛋类的营养成分比较全面且均衡，富含蛋白质、卵磷脂、不饱和脂肪酸和钙、磷、铁、无机盐及维生素 A、维生素 D、维生素 B_1、维生素 B_2 等，人体需要的营养素几乎都有，且易于消化吸收。但由于蛋黄中含有较高的胆固醇，食之不当会对人体健康产生不利影响，甚至有医生建议中老年人、孕产妇和某些病人少吃或不吃蛋黄。

蛋黄中的胆固醇含量可高达 1705mg/100g，是猪肝的 7 倍，猪肥肉的 17 倍，黄鱼的 2 倍，牛奶的 120 倍，即使加工成咸蛋或松花蛋后，其胆固醇含量也不会改变。胆固醇对人体健康的影响主要表现在：首先它是人体不可或缺的重要组成成分，在人体内分布广泛，尤其在脑和神经组织中含量高；其次，血液中的胆固醇高于一定量时对人体产生危害，这是因为血液中胆固醇的浓度与冠心病有着相当密切的关系。因此看来，一部分人，尤其是老年人和心血管病患者，对传统蛋类食品的敬而远之也是有根据的。不过，为了避免高胆固醇摄入而放弃蛋类中丰富的其他营养成分十分可惜。

用微生态工程技术饲养蛋鸡，可生产出低胆固醇、高营养的健康蛋。经我国卫生部食品卫生监督检验所检验，这种鸡蛋全蛋胆固醇含量为 120.8mg/100g，比对照普通鸡蛋的 680.0mg/100g 降低了 82.24％；全蛋脂肪为 2.9mg/100g，也比普通鸡蛋的 11.0mg/100g 降低了 73.6％；而鸡蛋全蛋蛋白质含量为 13.3％，比对照的 12.6％提高了 5.56％，卵磷脂含量比普通鸡蛋提高了 30％左右。而对激素类的检测，包括己烯雌酚（DES）、黄体酮（DET）、丙酸睾酮（TEP）、己酸孕酮（HTP）和己烷雌酮（HEX），均未检出。

4. 生产优质无公害鸭蛋

用微生态工程技术饲喂蛋鸭，不仅能提高雏鸭的生长速度，使产蛋提前、产蛋量增加，而且鸭蛋的品质也明显改善。

从表 4-19 可见，饲喂微生态制剂鸭蛋的蛋白质、卵磷脂分别比对照组提高 59.25％和 35.54％，而胆固醇和脂肪分别下降了 15.27％和 9.39％。而且试验组鸭蛋中各种抗生素残留含量均未检出。该鸭蛋符合无公害高营养的绿色食品标准。

表 4-19　饲喂微生态饲料对鸭蛋品质的影响

检测项目	单位	试验组鸭蛋	对照组鸭蛋	比对照组增减
蛋白质	%	9.81	6.16	+59.25
脂肪	%	10.44	10.50	-0.57
胆固醇	mg/100g	471.58	556.58	-15.27
卵磷脂	%	1.64	1.21	+35.54
六六六	mg/L	未检出($<1\times10^{-4}$)		
滴滴涕	mg/L	未检出($<1\times10^{-4}$)		
青霉素	mg/L	未检出($<1\times10^{-3}$)		
土霉素	mg/L	未检出($<1\times10^{-6}$)		
四环素	mg/L	未检出($<1\times10^{-6}$)		
金霉素	mg/L	未检出($<1\times10^{-6}$)		

五、微生态制剂与水产养殖

早在 20 世纪 80 年代，我国就有人将光合细菌制剂用于水产养殖上。上海交通大学的《光合细菌研究与应用》一书中介绍了光合细菌在养鱼、虾等方面有促进生长、净化水质等的作用。在开始的光合细菌养殖中，大多用的是红螺菌。

20 世纪 90 年代，日本的 EM 传入我国后，我们也曾在北京地区试验养鱼、在湖北等地养蟹、在福建养虾，都取得了较好结果。在北京平谷，使用了 EM 后，苗期的鱼不但成活率高，而且鱼的生长速度显著加快，同比身长增加 1/3 以上。在某部队农场，养鱼池的水明显净化。

除光合细菌外，在动物养殖上广泛应用的芽孢杆菌制剂也被应用在水产养殖中。作为好氧菌，芽孢杆菌在水产动物肠道的作用与其他动物并无本质的区别，如造成厌氧环境，有利于有益菌群保持优势；分泌多种酶利于动物对饲料的消化和吸收；且在其生命过程中又能以芽孢形式存在，具有耐高温、耐盐碱、耐挤压、饲料加工对其损伤小等特性，易于生产和保存，作为饲料微生态添加剂和水体微生态调控剂都有其独特的长处。还有报道说，芽孢杆菌能净化水质，主要因为芽孢杆菌可以降低水体中硝酸盐、亚硝酸盐的含量，消灭病原体或减少病原体的影响。也有实验发现用芽孢杆菌制剂控制弧菌等致病菌比加抗生素更好。

近年来，广东、福建等地的养殖户用益科乐复合微生物菌剂制成的肥水剂投入养鱼池、养虾池等，既净化了水质，又促进了池内水生生物的生长，使鱼虾的产量大幅度增加，受到水产养殖户的热烈欢迎。

无公害水产品，从广义上讲，是指产地环境、生产过程和产品质量符合国家有关标准和规范要求，经认证单位认证合格，获得认证证书并允许使用无公害食品标志的、未经加工或者只经过初加工的食用水产品。从狭义上讲，是"有毒有害物质含量或残留控制在要求允许范围内，符合 GB 18406 的无公害标准要求的水产品。

十多年来，通过在鱼虾、甲鱼、海参、鲍鱼等多种水生动物上的使用，充分证明了微生态制剂在水产养殖业上有着多种作用功能，是无公害水产食品和绿色水产品生产的重要技术。

（1）提高饲料的营养水平和适口性　鱼的饵料用微生态制剂发酵后，粗蛋白和氨基酸含量提高 8%～28%，维生素 B_6、维生素 B_{12} 和有机酸含量明显提高，pH 值降低。即使是用微生态制剂喷洒饵料上饲喂建鲤，由于微生态制剂的酸甜香味，能够刺激建鲤的嗅觉和味觉，并通过大脑反射性调节，使鱼类有一种兴奋、愉快的"心理"反应，消化液分泌加强，酶活性提高。从表 4-20 可以看到，使用微生态制剂的实验组建鲤，其肠道蛋白酶活性分别比对照提高 6.18%、9.38% 和 17.70%。

表 4-20　微生态制剂饲养建鲤的肠道和肝胰脏的蛋白酶变化情况

单位：$\times 10^3$ 活力单位/μg 蛋白

类　别	对照组		实验组 1		实验组 2		实验组 3	
	1#	2#	3#	4#	5#	6#	7#	8#
肠道	2.31	2.38	2.50	2.48	2.56	2.48	2.72	2.68
平均	2.345		2.490		2.520		2.700	
增加			6.18%		9.38%		17.70%	
肝、胰	2.56	2.36	2.49	2.63	2.61	2.53	2.80	2.69
平均	2.460		2.560		2.570		2.745	
增加			−1.35%		−0.97%		5.78%	
肝胰脏酶活性与肠道的差值	0.25		0.07		0.005		−0.015	

消化酶活性提高，使饲料的分解、消化加快，消化吸收功能增强，提高饲料的利用率，饵料系数降低，增重率提高（表 4-21）。

表 4-21　微生态制剂饲养建鲤的增重效果和饲料消耗

类　别	对照组		实验组 1		实验组 2		实验组 3	
	1#	2#	3#	4#	5#	6#	7#	8#
平均始重/g	21.4	21.3	20.0	21.3	21.1	21.3	21.3	21.1
平均末重/g	46.3	46.9	43.4	46.9	49.8	49.7	55.6	49.7
平均增重/g	24.9	25.3	23.4	25.3	28.7	28.4	34.3	28.6
平均日增重/g	0.33	0.56	0.52	0.56	0.64	0.63	0.76	0.64
平均日增重率/%	1.62	1.56	1.64	1.56	1.80	1.77	1.98	1.81
平均值/%	1.590		1.600		1.785		1.895	
饵料系数	1.48	1.49	1.48	1.45	1.36	1.38	1.16	1.13
平均值	1.485		1.465		1.370		1.145	

以上研究，对照组不加微生态制剂；实验组 1，在饲料上喷 2％的微生态制剂；实验组 2，在饲料上喷 4％的微生态制剂；实验组 3，在饲料上喷 6％的微生态制剂。

在长毛对虾上应用微生态制剂，对虾的生长速度明显提高。试验设三个实验组和一个对照组，分两个阶段进行：第一阶段，当对虾平均体长在 0.5cm 以上时，实验组分别添加微生态制剂，使其在水体中含量分别为 1mg/L、2mg/L 和 3mg/L；第二阶段，对虾体长平均达到 2.4cm 以上时，再投加一次微生态制剂，使其在水体中的含量分别为 2mg/L、4mg/L 和 6mg/L。结果 3 个试验组增重率分别为 100％、123.5％ 和 111.8％，对照组为 100％；成活率分别为 64％、67％、68％，对照组为 60％。在上述试验基础上，16 天后各组投加的微生态制剂量增加 1 倍，结果各组的生长增重率分别为 150％、162.5％、112.5％，对照组为 100％；成活率分别为 80％、81％ 和 78％，对照组为 54％。

试验还表明，用微生态制剂饲喂长毛对虾，其增重率随微生态制剂使用量的增加而增加，每亩菌剂使用量为 1kg 时，增重比对照提高 12.5％；每亩施用 6kg 时，增重率提高 62.5％。

甲鱼饲料中添加 0.3％微生态制剂饲喂 5 个月后，平均比对照组增重 24％。鲢鱼、鳙鱼、草鱼、罗非鱼等，增产幅度在 10％～30％。

(2) 改善水质，提高鱼体内有益微生物含量，提高鱼虾抗病性，使死亡率明显降低 微生态制剂通过饲料和水体添加，有效改善了水体外环境与鱼虾肠道的内环境，鱼虾的抗病能力明显提高。

在甲鱼养殖中的应用表明，当鱼池中添加的微生态制剂量达到 10mg/L，水中的硫化氢和氨氮明显降低（表 4-22），降低幅度分别为 33.3％。水质改善既有利于甲鱼本身的健康生长，也有利于水体中浮游生物如红虫等的生长，红虫的大量繁殖又为甲鱼提供了丰富的饵料。实验组甲鱼食性好，健康无病，体表光滑，生长速度快，平均体重比对照增加 24％。水质改善后，鱼池换水时间也由原来的 5～7 天延长到 12～18 天，节省了大量的水和电。

表 4-22　甲鱼池水 H_2S、NH_4^+-N　　　　单位：mg/L

项　　目	试　验　地	对　照　地
H_2S	0.4	0.6
NH_4^+-N	80	120

通过对建鲤肠道菌的分析，由表 4-23 可以看出，使用微生态制剂养殖的三个组的建鲤，肠道内有益菌乳酸菌的含量均比对照组高 1 个数量级。说明微生态制剂有助于改善鱼虾肠道中的菌群结构，保护肠道内有益菌的优势地位，抑制有害菌的生长，抵制外来有害菌的侵袭，提高机体的抗病能力。

表 4-23　各组建鲤的肠道内菌数　　　单位：$\times 10^8/g$

类　别		对照组		实验组		实验组		实验组	
		1#	2#	3#	4#	5#	6#	7#	8#
乳酸菌	前肠	5.40	4.8	1.25	20.1	28.1	26.5	32.5	28.0
	后肠	4.51	4.42	4.60	5.85	10.5	20.0	25.0	27.0
	前、后肠平均	5.00	4.62	8.6	13.0	19.3	23.3	28.8	27.5
	平均值	4.81		10.80		21.30		28.15	
大肠杆菌	前肠	1.55	1.81	0.251	0.15	0.065	0.081	0.101	0.1
	后肠	0.391	0.485	0.202	0.147	0.102	0.075	0.095	0.081
	前、后肠平均	0.97	1.15	0.227	0.149	0.084	0.078	0.098	0.091
	平均值	1.0600		0.1880		0.0810		0.0945	
其他兼性异养菌	前肠	1.25	0.381	0.275	0.351	0.06	0.152	0.401	0.495
	后肠	0.415	0.435	0.401	0.425	0.351	0.286	0.121	0.301
	前、后肠平均	0.332	0.408	0.364	0.388	0.206	0.219	0.261	0.398
	平均值	0.3700		0.3760		0.2125		0.3295	

淡水鱼养殖试验表明，使用了微生态制剂后，改善了水质，提高了鱼虾本身的抗病能力，淡水鱼的几种主要病虫害如烂腮病、霉鳞病和肠道感染也几乎没有发生。

（3）改善产品品质　由于微生态制剂能改善水体环境，提高鱼虾本身的免疫功能，不发病或少发病，鱼药的使用尤其是抗生素类化学药物的使用量大大减少甚至不用，"孔雀石绿"这样的违禁药品更是严禁使用，因而水产品中基本无药残或药残极少，可以达到国家允许的标准，出口竞争力高。如 2005 年我国珠江三角洲地区对美国出口南美白对虾，凡是使用微生态制剂养殖的产品完全合格。因此，微生态制剂的使用对提高我国鱼产品的品质，冲破国际贸易上对我国水产品设置的"绿色壁垒"，具有至关重要的意义。

微生态制剂的使用提高了水产品的营养价值，主要表现在蛋白质类营养成分明显提高，胆固醇等有害物质的含量明显降低，鱼虾营养更加丰富，味道更加鲜美，个体发育均匀，大小整齐，卖相好，防腐保鲜，货架寿命延长。

（4）提高亲鱼的受精率、产卵量、孵化率和鱼苗成活率　在甲鱼（中华鳖）亲鱼的饲料中，每千克添加 3mL 的微生态制剂，甲鱼的采食量平均增加 27.5%，体重也明显增加。尤其是产卵时间延长 2 个月（对照组的亲鱼产卵时间为每年的 5 月 20 日～8 月 20 日，而微生态制剂饲喂的亲鱼产卵延长到 10 月 26 日）。产卵量比对照增加 15%，并且孵化率也比对照组高。

在鲫鱼、螃蟹育苗上使用，鱼卵的孵化率高，鱼苗（蟹的苗蚤体）发育健壮、整齐、活泼、色泽光亮，耐运输，投放成活率提高。

中华石斑鱼是由我国台湾省培育出的优质可人工饲养的石斑鱼类，前些年主要在台湾省育苗，海运到大陆养殖。由于运输鱼的密度大，加上环境条件的改变，一般成活率只有 20％～30％，损失严重。使用微生态制剂喷洒鱼苗和鱼池后，成活率提高到 60％～70％。

第三节 微生态制剂在养殖上
的作用机理初步分析

为了进一步分析微生态制剂在养殖业上多方面的功能作用，我们对其作用机理进行了多方面的研究，取得了重要成果。研究表明，饲料经过微生态制剂发酵之后，不仅能够提高饲料的营养成分，而且能使饲料软化酸化、适口性好，畜禽喜食且容易消化吸收，转化率高，尤其是对蛋白质饲料的利用较充分。同时使得微生物菌群中的厌氧微生物得以繁殖扩大，更加有益于畜禽的健康生长。

一、使饲料酸化软化，提高了饲料的适口性和利用率

使用微生态制剂发酵饲料，对饲料的 pH 值有直接的影响，微生态制剂中的优势菌为乳酸菌，它们在生长繁殖过程中会产生一定量的有机酸，从而引起基料 pH 值下降，酸度提高。

微生态制剂酸化饲料后，有可能通过降低胃肠道的 pH 值改变有害微生物的适宜生存环境或直接抑制、杀死有害微生物，同时促进乳酸菌等有益菌的活动。这种双重作用，既减少了有害微生物的作用和对养分的消耗，又大大降低了消化道疾病尤其是腹泻的发生率。微生态制剂发酵饲料中乳酸菌产生的乳酸也能参与动物体内代谢，可通过糖异生释放能量，并减少因脂肪分解造成的组织损耗。日粮的类型不同，酸化后产生的效果也不同。很多研究都表明，简单日粮酸化效果优于复杂日粮。所以应用微生态制剂发酵玉米-豆粕型简单日粮的效果，可能优于发酵其他复杂日粮的效果。

二、微生态制剂对饲料中挥发性脂肪酸含量的影响

为研究微生态制剂发酵饲料 pH 降低的原因，对饲料发酵过程中挥发性脂肪酸（VFA）的含量变化进行了测定（表 4-24），结果发现，随着发酵时间的延长，微生态制剂发酵饲料的 VFA 总量增加，而对照组在降低。此结果与它们的 pH 值变化规律一致。另外还发现，两者在各类 VFA 的含量变化上也存在差异，微生态制剂发酵 3 天和微生态制剂发酵 5 天各类 VFA 含量大小变化较一致：乙酸＞丙酸＞戊酸＞异戊酸＞异丁酸＞丁酸＞乳酸；对照发酵 3 天和对照发酵 5 天

各类 VFA 含量变化中乙酸、戊酸、异戊酸、丁酸、乳酸逐渐降低，丙酸、异丁酸含量逐渐增加。

表 4-24 不同处理饲料中挥发性脂肪酸（VFA）的含量　　　单位：mg/g

项目	乙酸	丙酸	异丁酸	丁酸	异戊酸	戊酸	乳酸	合计
处理组 3 天	6.416	0.459	0.029	0.025	0.053	0.124	0.0075	7.1135
对照组 3 天	8.517	0.025	0.014	0.003	0.066	0.173	0.0078	8.8058
处理组 5 天	6.620	1.940	0.096	0.085	0.109	0.276	0.0040	9.1300
对照组 5 天	4.726	0.067	0.028	0.001	0.026	0.025	0.0049	4.8779

三、微生态制剂对饲料中粗蛋白、纤维素含量的影响

从表 4-25 可以看出，微生态制剂发酵饲料 4 天后，饲料中粗蛋白含量显著增加（$P<0.05$），NDF（中性洗涤纤维）、ADF（酸性洗涤纤维）含量虽有所降低，但与发酵前相比，差异不显著（$P>0.05$）；对照组的粗蛋白、NDF、ADF含量与发酵前相比，差异均不显著（$P>0.05$）。

表 4-25 发酵前与发酵 4 天后饲料中粗蛋白、NDF、ADF 含量的变化

单位：%

饲料类型	粗蛋白含量	NDF 含量	ADF 含量
发酵前	12.88±0.11	17.82±0.28	3.58±0.11
试验处理	13.12±0.07	16.23±1.11	3.29±0.13
对照	12.92±0.05	16.66±0.85	3.62±0.06

扣除"浓缩效应"后的粗蛋白、NDF、ADF 含量的变化，微生态制剂处理组和对照组的物料损失差异不显著，微生态制剂发酵后的饲料粗蛋白的损失很少，与发酵前相比差异不显著（$P>0.05$），而对照组的粗蛋白含量比发酵前减少了 2.10%（$P>0.05$）。这是由于在自然发酵过程中，大肠菌群和腐败菌分解饲料中的蛋白质和氨基酸引起的，而微生态制剂在发酵饲料过程中能很快抑制大肠菌群和腐败菌的生长繁殖，发酵饲料中的主要菌群乳酸杆菌几乎不分解蛋白质和氨基酸，所以粗蛋白的损失很少。

微生态制剂处理组和对照组在发酵 4 天后，NDF 实际含量比发酵前都有所减少，但差异均不显著。微生态制剂发酵后 ADF 实际含量比发酵前减少了 10.06%（$P>0.05$），而对照组的 ADF 含量与发酵前相比，差异不显著。

通过上述分析可知，微生态制剂发酵饲料后由于"浓缩效应"提高了饲料的粗蛋白相对含量，绝对量变化不大，但饲料中的 ADF 含量却显著降低，这表明微生态制剂发酵饲料后，饲料中的氮几乎没有损失，而且纤维素有一定程度的降解。这可能与饲料发酵的过程是微生物菌体的增殖过程，也是植物蛋白向菌体蛋

白转化的过程有关，所以即使蛋白质的总量没有增加，但质量却显著提高了，因而提高了饲料中蛋白质的可利用效率。

四、微生态制剂发酵对饲料中氨基酸和维生素含量的影响

微生物菌体中 $70\%\sim85\%$ 为水分，干物质中主要成分是碳水化合物、蛋白质、核酸、脂类、灰分，维生素（维生素 B_2、维生素 B_6 及 β-胡萝卜素等），营养价值极高，但维生素 B_{12} 稍嫌不足。在饲料中添加微生态制剂进行发酵后，使饲料中氨基酸和维生素含量有较大提高。

1. 维生素类

从表 4-26 中得知，饲料经过 4 天发酵后，饲料中的维生素 A、维生素 B_1、维生素 B_6 含量均有所增加。

表 4-26　微生态制剂发酵饲料中维生素含量

项　目	测定值		实际含量		实际增减 /%
	原料	微生物发酵料	原料①	微生物发酵料②	
维生素 A/(IU/kg)	462	696	491	793	+61.50
维生素 D_3/(IU/kg)	7.02×10^4	1.70×10^4	7.46×10^4	1.94×10^4	−74.02
维生素 B_1/(mg/kg)	6.2	23.5	6.59	26.8	+306.53
维生素 B_6/(mg/kg)	26.8	27.1	28.5	30.9	+8.46
维生素 B_{12}/(mg/kg)	<2.50	<2.50	<2.50	<2.50	—

① 扣除含水量。

② 扣除含水量和浓缩效应。

其中维生素 B_1 的增幅达 3 倍。饲料经过微生态制剂发酵，由于微生物的生长代谢活动，使得饲料中部分维生素含量增加，因而提高了饲料的营养价值。而维生素 D_3 含量降低，仅为 1.94×10^4 IU/kg，其原因有待进一步研究。

2. 氨基酸

微生态制剂在发酵饲料的过程中粗蛋白含量增加，氨基酸含量也有着明显变化，见表 4-27。

表 4-27　微生态制剂发酵对猪饲料中各种氨基酸含量

（占样品中的百分比）的影响　　　　　　　　单位：%

氨基酸	本试验结果					
	基础料	发酵 4 天后	比基础料 增加/%	基础料	发酵 3 天后	比基础料 增加/%
天冬氨酸(Asp)	1.02	1.15	12.7	1.79	2.01	12.29
丝氨酸(Ser)	0.60	0.67	11.7	1.19	1.32	10.92
谷氨酸(Glu)	2.44	2.80	14.8	2.31	2.61	12.99
苏氨酸(Thr)	0.46	0.51	10.9	0.93	1.07	15.05

续表

氨基酸	本试验结果					
	基础料	发酵4天后	比基础料增加	基础料	发酵3天后	比基础料增加
甘氨酸(Gly)	0.53	0.58	9.4	0.90	1.00	11.11
精氨酸(Arg)	0.69	0.81	17.4	1.36	1.60	17.65
丙氨酸(Ala)	0.75	0.81	8.0	1.11	1.22	9.91
酪氨酸(Tyr)	0.54	0.61	13.0	0.68	0.76	11.76
脯氨酸(Pro)	0.92	1.01	9.8	1.26	1.42	12.70
缬氨酸(Val)	0.65	0.70	7.7	0.98	1.16	18.37
苯丙氨酸(Phe)	0.65	0.71	9.2	4.44	5.03	13.29
亮氨酸(Leu)	1.31	1.42	8.4	0.89	1.01	13.48
异亮氨酸(Ile)	0.45	0.48	6.6	1.57	1.74	10.83
组氨酸(His)	0.44	0.48	9.1	0.84	0.95	13.10
赖氨酸(Lys)	0.53	0.60	13.2	0.77	0.94	22.08
蛋氨酸(Met)	0.30	0.32	6.7	0.45	0.55	22.22
胱氨酸(Cys)	0.39	0.43	10.2	0.37	0.41	10.81
色氨酸(Trp)	—	—	—	0.18	0.21	16.67
总氨基酸	12.67	14.09	11.2	22.02	25.01	13.58

注：1.—表示水解时被破坏。

2.测定单位：中国农业科学院畜牧所。

经过发酵后，饲料中各种氨基酸含量比发酵前明显提高，幅度为6.6%～17.4%，其中限制性赖氨酸提高13.2%，氨基酸总量提高11.2%。由此可以说明，通过微生态制剂发酵处理饲料能够提高饲料中氨基酸的含量，增进饲料蛋白质品质。

饲料的发酵过程中，微生物能促进蛋白质降解为氨基酸，从而提高饲料的营养价值。有研究报道称，添加1kg蛋氨酸就相当于添加50kg鱼粉；在同等条件下，添加0.2%赖氨酸，育肥猪平均增重可提高4.5%；每1t配合饲料中，补充1～2kg赖氨酸、蛋氨酸，蛋白质吸收率可增加10%～30%，同时微生物在生长繁殖过程中产生一些原料中含量较低的生物活性物质，如维生素、促生长物质等，有利于动物的吸收利用，促进动物体的生长，这可能是微生态制剂促进动物生长的机理之一。

五、微生态制剂对饲料中酶活性的影响

微生物在其生长、繁殖、新陈代谢过程中产生的许多次生产物中含大量的生物活性物质，如酶类。其中意义较大的有淀粉酶、植酸酶、蛋白酶以及纤维素酶

等。在本文中以植酸酶和淀粉酶为主要研究对象。

1. 植酸酶

植酸酶作为饲用酶在 20 世纪 60～70 年代就有人开始研究。植酸酶又称肌醇六磷酸酶（phytase），属于磷酸单酯水解酶，是一种特殊的酸性磷酸酶，它能水解植酸释放出无机磷。

从图 4-1 可知，微生态制剂发酵后，饲料中植酸酶在第 4 天酶活性达到最大，为 0.32U/g，随着发酵时间的延长，酶活性逐渐降低，到第 8 天时已经检测不到。由此说明，微生态制剂在发酵饲料的过程中能够产生一定量植酸酶，在第 4 天植酸酶活性达到最大值。发酵后期酶活性降低，其原因有待研究。

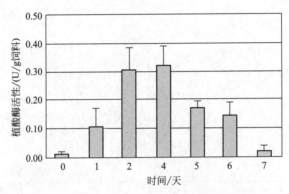

图 4-1   发酵时间对植酸酶活性的影响

有研究报道，300U 植酸酶可替代无机磷的数量约为 1～2.2g。以微生态制剂发酵的饲料产植酸酶活性最高时计，每千克发酵饲料中植酸酶活性可达 320U，可替代 1.06～2.35g 无机磷。

植酸酶不仅提高磷的生物价值，而且也能提高正电荷的钙、锌、铁、镁、铜等无机离子以及蛋白质的利用率，植酸酶的增加还可减少高价无机磷源的添加，从而在降低配方成本的同时，进一步提高合理有效地开发利用植物性饲料资源的潜力，并可减少畜禽粪便中磷排放的 25%～60%，对改良土壤、防止污染、保持生态良性循环产生积极影响。

2. 淀粉酶

动物体本身不能直接吸收利用大分子的淀粉，通过消化道内各种淀粉酶的作用，将淀粉降解为葡萄糖或麦芽糖等小分子的糖类物质才能吸收。在饲料或谷物中存在的淀粉酶一般是 α-淀粉酶、β-淀粉酶，自然界中的微生物也能产生这两类淀粉酶和其他淀粉酶。本文着重于研究微生态制剂对发酵饲料 α-淀粉酶、β-淀粉酶活性的影响。

从图 4-2 中可以发现，α-淀粉酶一直维持在一个较低的水平；随着发酵时间的延长，β-淀粉酶活性在第 3～6 天较高，从第 6 天开始急剧下降，到第 7 天时的酶活性仅为最高时的 1/3 左右。分析其原因可能是，到第 7 天饲料 β-淀粉酶作用的底物含量减少。微生态制剂中的微生物在生长繁殖过程中可能产生淀粉酶降解淀粉供自身利用。

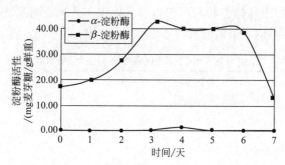

图 4-2　发酵时间对淀粉酶活性的影响

六、微生态制剂对饲料中抗营养物质的影响

植酸又称为肌醇六磷酸酯，结构复杂，植酸的分子中含有 6 个磷酸基团，带有丰富的磷，植酸是磷的重要储存形式。正是由于植酸的分子上 6 个磷酸基团带有非常强大的负电荷，能与许多阳离子结合形成螯合物，这种螯合物不易分解，因此植酸的分子上的磷和阳离子不易被动物所利用。

植酸和植酸盐，不仅本身所含磷的可利用性低，而且它是一种重要的抗营养因子，它与蛋白酶抑制剂、凝血素、皂角素、单宁等多种抗营养物质一样，在饲料被畜禽采食后，能影响猪、鸡对矿物质元素和蛋白质的消化吸收利用。植酸在pH3.5～10 时能结合二价和三价金属离子（如钙、锌、镁、铜、锰、钴、铁离子等），形成不溶性螯合物，不能被消化道吸收。

从图 4-3 中发现，饲料中植酸的含量随着发酵时间的延长而逐渐下降，从最初的 1.56％下降到 0.09％。微生态制剂发酵饲料 pH 值下降和产生的少量植酸

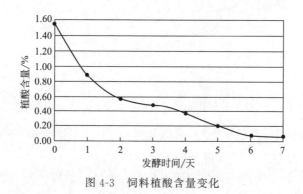

图 4-3　饲料植酸含量变化

酶是降低饲料中植酸的可能原因。

七、微生态制剂对饲料中磷的影响

饲料中的磷对于动物来说并非完全吸收利用。从表4-28可以看出,玉米、小麦等植物性饲料中磷的生物利用率以小麦为高,玉米、高粱较低。在我国饲料配比中玉米用量往往占50%以上。

表 4-28 我国常用饲料中磷的生物利用率

饲 料	磷利用率	饲 料	磷利用率
玉米	9～29	鱼粉	100
高粱籽实	19～25	肉骨粉	93
大麦	31	血粉	92
燕麦	13～36	磷酸氢钙的纯化合物	100
小麦	40～56	磷酸氢钙饲料级化合物	90
小麦麸	35	磷酸二氢钙	100
米糠	25	磷酸铵	100
豆粕	36～39	焦磷酸钠	75～80
棉籽粕	6～42	低氟磷灰石	45～60
苜蓿粉	100	磷酸三钙	90

从图4-4中可以看出,随着发酵时间的延长,饲料中植酸磷的含量呈持续下降的趋势,从原料中的0.12%下降到0.01%,仅为原来的4.8%。饲料中被植酸固定的磷变成植酸磷被释放,有效磷的含量由原样中的0.14%上升到0.34%。

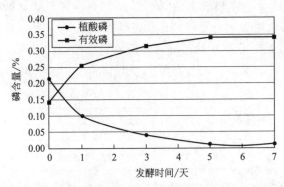

图 4-4 微生态制剂发酵饲料中植酸酶及有效磷含量变化

综合分析植酸、植酸酶、植酸磷以及饲料pH,发酵饲料中植酸磷含量降低是植酸酶的产生、饲料pH下降等共同作用的结果。

由于植酸影响了饲料中许多营养物质的有效性,如蛋白质、矿物质等,因此饲料中植酸磷含量降低的意义不仅限于提高了饲料中磷的有效性。

八、微生态制剂防治畜禽疾病的机理初探

现在，国内许多从事养殖工作的人都逐渐认识到，微生态制剂可以防治某些畜禽的疾病，但在实际操作中，又会遇到各种各样的问题，尤其是为什么能防治疾病从道理上说不清。应该说，这其实是看起来简单实际上很复杂的问题。由于受多方面因素的制约，我们只是从微生物的类群和数量、免疫器官等几个层面来进行初步的探讨。

1. 微生态制剂能调整畜禽肠道中的微生物区系，增加有益菌的数量、减少有害菌的危害

抑制并排斥有害菌，增加有益菌，维持肠道菌群平衡，这是微生态制剂的共性。很多试验都证明了乳酸杆菌、芽孢杆菌能增加动物肠道和粪便中的乳酸杆菌数量，降低大肠杆菌数量。饲喂复合菌剂的蛋鸡盲肠内含物中大肠杆菌明显减少，而厌氧乳酸杆菌明显增多。能使肉仔鸡空肠的大肠杆菌数量显著降低（$P<0.05$），但对空肠乳酸杆菌数、盲肠的大肠杆菌数未产生影响。

从表 4-29 可以看出，在育肥猪饲料中使用微生态制剂，其粪便 pH 值显著低于对照组；乳酸杆菌数量显著高于对照组（$P<0.01$），大肠杆菌数虽有所降低，但与对照相比差异不显著（图 4-5）。微生态制剂处理组未检出沙门菌阳性，而对照组的 10 个粪便样品中有 1 个为沙门菌阳性。

表 4-29　微生态制剂对粪便 pH 值和微生物量（对数值）的影响

组　别	pH 值	乳酸杆菌数	大肠杆菌数	沙门菌检出率/%
微生态制剂组	7.15 ± 0.10	8.62 ± 0.29	7.96 ± 0.35	0
对照组	7.26 ± 0.08	7.70 ± 0.29	8.27 ± 0.35	10

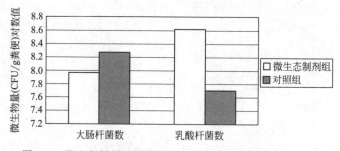

图 4-5　微生态制剂对粪便乳酸杆菌、大肠杆菌数量的影响

微生态制剂作为一种活菌制剂，它起作用的方式与抗生素有本质区别，微生态制剂依靠微生物间的竞争排斥作用，抑制致病菌的生长繁殖，起到一种生态治疗的作用，不易产生耐药性，这也是微生态制剂优于抗生素之处。通过微生态制

剂和抗生素对仔猪黄白痢疗效的对比试验可知,对于治疗肠道感染,微生态制剂可以代替抗生素,起到相当于或优于抗生素的疗效。同时通过微生态制剂对粪便中乳酸杆菌、大肠杆菌数量,沙门菌检出率的影响以及对患有黄白痢仔猪的治疗效果可知:微生态制剂进入机体后,有助于乳酸杆菌等有益菌的增殖,抑制有害菌,即微生态制剂具有一定的微生态调整和微生态治疗的作用。但是其具体的作用机理还有待于深入研究。

2. 微生态制剂发酵饲料对畜禽免疫功能的影响

(1)促进免疫器官的生长发育,增强器官免疫功能 一般来说,动物体的免疫系统包括器官免疫、细胞免疫和体液免疫三大部分,而微生态制剂对这三大部分都有显著的影响。

张日俊等的研究结果见表 4-30 所示。从表中我们可以看到,C 处理的胸腺指数、脾脏指数和法氏囊指数均明显高于 A 对照处理,而 B 处理和 C 处理无显著差异($P<0.05$),但 C 处理的 3 个免疫器官均大于 B 处理。这说明微生态制剂能明显刺激免疫器官的生长和发育,进而增强肉仔鸡的免疫功能和抗病功能。

表 4-30　微生态制剂发酵饲料对免疫器官相对重量的影响

单位：g/kg 体重

组别	处理	器官重/体重	28 日龄	42 日龄
A			2.71 ± 0.12b	1.66 ± 0.39b
B	B(对照)		2.91 ± 0.36ab	1.78 ± 0.35ab
C	B+微生物 10	胸腺指数	2.97 ± 0.45a	1.97 ± 0.32a
预测	B+微生物 30		$Y=0.763+0.008X$	$Y=1.662+0.104X$
方程			$R=0.878$	$R=0.998$
A			2.18 ± 0.39b	1.49 ± 0.42b
B	B(对照)		2.56 ± 0.49a	1.56 ± 0.32ab
C	B+微生物 10	法氏囊指数	2.60 ± 0.46a	1.70 ± 0.37a
预测	B+微生物 30		$Y=2.287+0.012X$	$Y=1.492+0.007X$
方程			$R=0.814$	$R=0.998$
A			2.71 ± 0.14b	1.96 ± 0.37b
B	B(对照)		2.38 ± 0.18ab	2.15 ± 0.25ab
C	B+微生物 10	脾脏指数	2.43 ± 0.31a	2.27 ± 0.19a
预测	B+微生物 30		$Y=2.222+0.008X$	$Y=1.996+0.099X$
方程			$R=0.866$	$R=0.944$

法氏囊又称腔上囊,是禽类特有的中枢淋巴器官,属于中枢免疫器官,是形成各种特异性 B 淋巴细胞的中枢淋巴器官,在淋巴细胞亚群的分化中起着关键性作用,对能合成和分泌抗体的浆细胞和 B 淋巴细胞的成熟极为重要。

脾脏、哈德腺及消化道、呼吸道、泌尿生殖道等部位分散的淋巴组织均属外围（二级）免疫器官，是 T 细胞、B 细胞定居和对抗原刺激进行免疫应答的场所。脾脏发育不良对体液免疫和细胞免疫都会造成巨大伤害，微生态制剂能促进上述免疫器官生长发育，提高机体的免疫功能。

　　从微生态制剂发酵饲料的添加量（X）与免疫器官的相对重量（Y）建立的线性回归模型来看，X 与 Y 之间存在明显的相关性，其相关系数均大于 0.8 以上，说明微生态制剂对免疫器官生长的刺激强度与微生态制剂的含量有关，在一定范围内，微生态制剂越多免疫器官越大。

　　此外，微生态制剂的品种不同，对免疫器官生长的刺激强度也不同。从表 4-31 和图 4-6、图 4-7 可以看出，A、B 和 C 三种微生态制剂发酵饲料后饲喂蛋雏鸡的结果表明：脾脏指数和法氏囊指数均明显高于对照组 D 组，差异显著；其中以 B 组的效果最好。试验结果说明，微生态制剂能明显刺激免疫器官的生长和发育，进而增强机体的免疫功能和抗病能力。

表 4-31　不同类型微生态制剂对免疫器官相对重量影响的比较

单位：g/kg 体重

组别	器官重/体重	28 日龄	42 日龄
A		2.21±0.47b	2.11±0.32b
B	脾脏指数	2.48±0.46b	2.23±0.37a
C		2.20±0.39b	2.08±0.43b
D		2.03±0.38c	1.97±0.36c
A		2.52±0.18b	1.56±0.37b
B	法氏囊指数	2.66±0.23a	1.64±0.25a
C		2.48±0.31b	1.51±0.29b
D		2.37±0.26c	1.37±0.31c

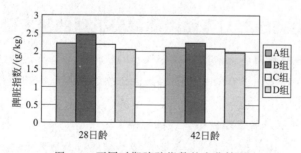

图 4-6　不同时期脾脏指数的变化情况

　　（2）微生态制剂可提高畜禽的细胞免疫功能　从表 4-32 中可以看出，肉仔鸡 6 周龄时，C 组的淋巴细胞转化率明显高于对照组，说明微生态制剂对 T 细胞和 B 细胞激活有明显的增强作用（$P < 0.05$）。T 细胞是进行细胞免疫应答的

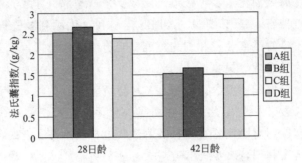

图 4-7　不同时期法氏囊指数的变化情况

主要功能细胞，B 细胞是进行体液免疫应答的主要功能细胞，但二者并非独立工作，而是相互作用，又各有分工，与体内的巨噬细胞、κ 细胞、NK 细胞等共同维护机体的正常免疫功能和健康状况。

表 4-32　微生态制剂对 T 细胞或 B 细胞接受丝裂原刺激反应性的影响

组别	处理	T 细胞	B 细胞
A	B(对照)	$0.186\pm0.01b$	$0.190\pm0.07b$
B	B+微生物 10	$0.205\pm0.03ab$	$0.210\pm0.06ab$
C	B+微生物 30	$0.215\pm0.04a$	$0.216\pm0.02a$

注：同列中含有不同字母的表示差异显著（$P<0.05$），反之为差异不显著。

　　微生态制剂增强 T 细胞或 B 细胞功能的可能机理是：微生态制剂是多种微生物的复合物，每一种微生物本身是一种抗原，对 T 细胞或 B 细胞具有激活作用，此外还可以通过巨噬细胞的抗原提呈作用，对免疫系统发挥重要作用。Fullre（1989）报道，直接饲用微生物可以提高畜禽抗体水平或提高巨噬细胞的活性，增强免疫功能，它们能刺激肠道免疫组织或机体免疫器官生长，刺激机体产生体液免疫和细胞免疫。

九、微生态制剂对畜禽粪便除臭机理的初步研究

　　微生态制剂在养殖业上应用的一个神奇的作用就是具有显著的除臭效果，对畜禽健康生长和环境保护有着积极的意义。微生态制剂除臭的作用机理主要有以下几方面：

1. 微生态制剂对蛋雏鸡氮排泄率的影响

　　畜禽粪便中有相当数量的含氮物质，极易被腐败菌分解产生恶臭味，不仅污染环境，而且臭气所含的氨气和硫化氢等有害气体还严重危害畜禽的健康和生长。微生态制剂在畜牧生产中的应用，其有益微生物一方面可与畜禽肠道内的微生物协同作用，有效增强肠道的消化吸收功能，从而提高蛋白质的利用率；另一方面还可阻止外来有害菌的侵袭，竞争性地排斥或抑制肠道内原有的腐败菌群，

减少蛋白质向氨气及胺的转化，使肠内及血液中氨及胺的含量下降，减少随粪便排出体外的致病菌和氨等有害气体，改善了畜禽舍内空气质量，也减少了对环境的污染。为了研究微生态制剂对环境的影响作用，测定了蛋雏鸡氮排泄率，结果见表4-33。

表 4-33　微生态制剂对蛋雏鸡氮排泄率的影响　　　　　　　单位：%

组　别	微生态制剂 A 组	微生态制剂 B 组	微生态制剂 C 组	D组（CK）
5 周龄时氮排泄率	38.25±6.03c	39.19±5.11b	38.14±6.09c	44.13±4.74a
比对照组降低	13.32	11.19	13.57	
15 周龄时氮排泄率	23.19±5.68c	25.03±8.12b	22.87±4.57c	29.14±6.03a
比对照组降低	20.42	14.10	21.52	

从表 4-33 可以明显看出，三种不同的微生态制剂都可以显著降低蛋雏鸡的氮排泄率。其中 5 周龄时微生态制剂 A 组、B 组和 C 组分别比对照组 D 组的氮排泄率降低了 13.32%、11.19% 和 13.57%；15 周龄时微生态制剂 A 组、B 组和 C 组分别比对照组 D 组排泄率降低了 20.42%、14.10% 和 21.52%，差异显著（$P<0.05$）；而微生态制剂各组氮排泄率也不尽相同，其中 A 组和 C 组的效果要比 B 组的好。

蛋鸡的氮排泄率降低了，也就减少了粪便中含氮物质被腐败菌分解产生氨气的量。据沈宪文等应用微生态制剂对畜禽粪便除臭的研究表明，在饲料中添加 5% 微生态制剂发酵饲料，同时用 0.002%（体积分数）微生态制剂稀释液加入饮水，可使肉鸡和蛋鸡舍空气中氨气的体积分数分别下降 30.5% 和 14.5%，硫化氢的体积分数分别下降 72.9% 和 65.5%。另据李维炯等报道，鸡场用微生态制剂处理饲料和饮水有明显降低鸡舍氨气浓度的作用。其中，使用微生态制剂饲料结合微生态制剂饮水的除臭效果最好，除氨率达到 69.7%；饲喂微生态制剂饲料结合普通饮水，除氨率为 54.25%；饲喂普通饲料，仅在饮水中加微生态制剂氨的去除率为 42.12%。

2. 微生态制剂对猪粪堆放过程中脲酶及氮的影响

猪舍内臭气主要由氨气、硫化氢、粪臭素等组成，氨气的来源是猪粪尿在微生物作用下，将粪尿中其他形态的氮转化成 NH_3 释放出来。猪粪在堆放过程中由于微生物的活动，产生大量的有害、恶臭气体。为了探讨微生态制剂在猪粪堆放过程中对猪粪中氨态氮含量的影响，主要从猪粪的 pH 值和 NH_4^+-N 含量方面进行研究。

（1）微生态制剂对猪粪堆放过程中 pH 值的影响　从表 4-34 可以发现，猪粪在整个处理堆放过程中，微生态制剂处理组的 pH（<7.70）一直呈下降趋势，并低于对照组和原猪粪样组。

表 4-34　猪粪堆放过程中 pH 值变化

堆放时间/天	0	2	5	8	11	14	20
原样	7.75	8.13	8.02	8.05	8.10	8.11	8.21
对照	7.75	7.78	7.96	7.95	7.79	7.70	7.90
微生态制剂处理	7.75	7.62	7.67	7.66	7.44	7.49	7.61

有研究证明，粪便 pH 值和氨的释放有直接关系，当 pH<7 时，NH_3 释放很少；当 pH>8 时，NH_3 的释放加快。康白报道，分解氨基酸产生 NH_3 的微生物主要是革兰氏阴性菌如大肠杆菌、变性杆菌、铜绿假单胞菌等，有些微生物如革兰氏阳性菌乳酸杆菌、双歧杆菌几乎不分解氨基酸。微生态制剂中的微生物优势菌群为乳酸杆菌、酵母菌，抑制了大肠杆菌生长，减少了因大肠杆菌分解氨基酸产生的 NH_3 的挥发，同时还降低 NH_3 挥发造成的空气污染和养分损失，有利于堆肥过程中养分保存。

（2）微生态制剂对猪粪堆放过程中 NH_4^+-N 含量的影响　从图 4-8 中可以看出，在猪粪堆放过程中，所有处理中的 NH_4^+-N 含量均呈上升趋势，其中微生态制剂处理组 NH_4^+-N 含量一直高于其他两组。其主要原因是微生态制剂组 pH 值比其他两组要低，使得因微生物活动产生的氨，以 NH_4^+-N 形式积累，因而减少了 NH_3 的形成和挥发。

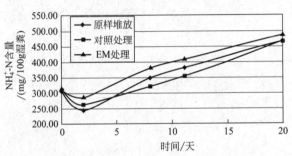

图 4-8　猪粪堆放过程中 NH_4^+-N 含量变化

第四节　微生态制剂在养殖业上
的应用技术和方法

一般来说，微生态制剂出厂时主要有液体和固体两种剂型，在养殖业上应用时，可直接应用，也可以对饲料进行发酵。对于规模较大的养殖场所，还可制作添加剂以减少大量发酵饲料的工作量。

一、生物活性饲料添加剂的研制

目前市场上微生态制剂的种类很多，质量也良莠不齐。这里仅以我们前面提到的两个代表性的微生态制剂为主，来介绍一下微生态制剂的一般用法。

生物活性饲料添加剂，是遵循微生态工程原理，采用厌氧和好氧相结合的发酵工艺，以光合细菌、乳酸菌、酵母菌、发酵型丝状菌等有益微生物所组成的微生态制剂，以饼粕、玉米、糠麸等为主要原料，经粉碎、混合、发酵而成的固体微生物饲料添加剂，与液体微生态制剂相比，除具有相同的功能作用外，还具有使用方法简便、易于运输和保存等特点。

1. 主要技术指标

颜色：均匀一致的浅黄褐色，随所用原料不同，颜色深浅有所变化。

酸碱度：$6 < pH < 7$，呈弱酸性。

活菌含量：活菌数 $\geq 10^9$ CFU/g。

气味：醇香味。

粉碎细度：全部通过 40 目筛，80 目筛上物不大于 15%。

有毒有害物质和杂菌含量：铅 $Pb \leq 10$mg/kg；砷 $As \leq 5$mg/kg；氟 ≤ 60mg/kg；沙门菌不得检出。

2. 生物活性饲料添加剂的制作工艺

生物活性饲料添加剂的生产工艺简述如下：

① 原材料筛选，应根据当地的资源状况和饲喂对象的不同加以适当选配。

② 将筛选后的原材料粉碎成 60～80 目的粉粒充分混匀。

③ 菌液接种量可根据环境温度、发酵方式进行适当调整，一般为 5%～10%。即每吨原材料接种 5～10kg 菌种（液体）。

④ 厌氧发酵的温度一般在 25～35℃，含水量 40%～50%，根据原材料的吸湿性能进行控制。

⑤ 有氧发酵、制粒及风干温度应掌握在 50℃以下。

⑥ 产品的含水量原则上应 ≤20%，并根据地区及季节可适当调整。

3. 生物活性饲料添加剂的应用效果举例

（1）养猪

①在马池口万头猪场、中国农业大学试验猪场等地饲养试验中有如下效果：

a. 促进生长，试验猪增重一般比对照猪多 5～10kg。

b. 防病抗病，提高成活率。中国农业大学小香猪食用了添加微生态制剂的饲料后，断奶成活率由 44.61% 提高到 80.66%。马池口猪场使用添加了微生态制剂的饲料后，药费减少 50% 以上。

c. 除氨去臭驱蝇，改善环境，猪舍氨气浓度降低 40% 以上，臭味明显减轻，苍蝇密度降低 60% 以上。

d. 节省饲料，料肉比下降 10%。

e. 猪肉品质提高，减少抗生素等药残，腔脂少，网状脂肪多，肉质好。

② 经北京平谷两家猪场，及四川新都、黑龙江大庆的猪场（共 4 家猪场）的试验结果表明，尽管猪的大小不一、品种不同，但凡是使用生物活性饲料添加剂饲料喂养的，增重速度显著提高，平均每日每头增重提高 13.1% ～ 29.5%。

试验组猪舍恶臭味明显减轻，猪体健康状况良好，生产效益、生态效益均比较明显。

（2）养鸡

① 河北省曲周县农大试验站在蛋鸡上的试验结果表明，生物活性饲料能有效地抑制病原微生物的生长，鸡的抗病能力增强，平均死亡率比对照组降低了 55.8%，尤其在育雏期间对预防鸡白痢等肠道传染病十分有效，0～6 周死亡率比对照组降低了 80%，育成期（7～20 周龄）降低 58.6%，产蛋期（21～57 周龄）降低 44.4%。产蛋时间提前了 3 天，产蛋量增加 11.6%，经济效益提高 20% 以上。

② 北京市朝阳区某部队农场饲养肉鸡试验结果表明：

• 用生物活性添加剂的饲料，出栏率为 80.3%，死淘率为 19.7%；对照组出栏率为 75.3%，死淘率为 24.7%。出栏率提高了 6.64%，死淘率降低了 20.2%。

• 生物活性添加剂饲料试验组平均每只鸡出栏重为 1.55kg，比对照组的 1.39kg，净增 0.16kg，提高 11.5%。

• 生物活性添加剂饲料组的料肉比为 2.58，比对照组的 3.14 降低了 17.8%，生产效益十分明显。

③ 通过在北京郊区 3 个养鸡场的对比试验研究，结果表明生物活性饲料添加剂饲喂的蛋鸡，饲料转化率高、产蛋多，经济效益明显。

经济效益分析表明（以产蛋鸡为例），生物活性添加剂饲料喂养的鸡比对照组提前 3 天产蛋，产蛋高峰期（80% 以上）延长 4 个多月，产蛋量增加 13%，而料蛋比却下降了 10% 左右。

同时生物活性饲料试验组增重速度快，鸡肉品质好，饲料利用率提高，料肉比下降 10.24%，经济效益提高 18.41%。生物活性添加剂饲料的除臭效果十分明显，除臭率（除氨率）分别为 42.1%、54.25% 和 69.70%，且苍蝇明显减少。

综上所述，生物活性饲料添加剂富含生物活性物质，促进饲料中养分的分解转化和吸收利用，对被饲养动物增重效果明显；节省饲料，料肉比下降；由于饲料中不含激素、抗生素，产品中无药物残留，改善畜禽体内微生态平衡和微营养平衡，使畜禽代谢功能趋于正常，产品营养价值高，口感好；抗疫、免疫能力增强，平均死亡率显著降低；可使蛋鸡产蛋时间提前，产蛋期延长，产蛋量增加，蛋质提高；对饲养场环境卫生也有很大改善，畜禽圈舍的臭味显著下降，苍蝇密度大为降低。生物活性饲料添加剂既适于大型集约化、机械化程度高的养殖，也适于中小型及个体养殖的使用。

二、饲料处理技术

1. 饲料发酵

从前面分析，我们可以清楚地看到，用微生态制剂对饲料进行接种发酵（尤其是厌氧发酵）是充分发挥微生态制剂促生长、抗病、增产、增收和消除恶臭等作用的主要技术之一。因此，正确掌握饲料发酵技术和方法是非常必要的。

（1）原料配比　1000kg饲料＋350kg水＋1～2kg微生态制剂＋1～2kg红糖。饲料指市售或自备粉状饲料，一般不需改变原来的饲料配方，如若改变需经有关技术人员校准。饲料中应不含任何激素、抗生素和杀菌剂。

① 水。符合饮用水标准的井水或沟渠河水，如用含有消毒剂（如漂白粉）的城市自来水，应提前24h放入水缸或池中，曝气后使用。

② 红糖。如用蔗糖厂的下脚料糖蜜更好。

（2）接种　先将红糖用水溶解（冬天最好用40℃左右的温水），将微生态制剂加入糖水中并补足需要的水量后充分混匀，制成稀释菌液，再将稀释菌液和饲料充分混匀（越均匀越好）堆好，接种完成。

（3）发酵

① 厌氧发酵。将接种后的饲料加入罐、缸和密闭性较好的塑料袋中，充分压实后密封（注意能否严格密封好是厌氧发酵成功的关键）发酵。

a. 发酵温度：25～35℃。

b. 发酵时间：3～5天（视环境温度）。

c. 质量指标

感官：颜色较原材料深暗，有发酵型的醇酸香味，有白色的短菌丝均匀分布。

物化：pH值6.0～7.5　　活菌数≥10^9CFU/g。

d. 蛋白质、氨基酸含量分别提高10％左右。

② 有氧发酵。将接种后的原材料堆放在饲料间（最好在墙角处）。

堆高80～100cm、堆宽（底）1.5～2.0m，边堆边尽量压实。

将表面摊平，用吸湿性较强的报纸、牛皮纸（用后的水泥袋）、破麻袋等覆盖好（不能直接用塑料薄膜）。

a. 发酵温度：25～35℃，最高不能超过40℃。有氧发酵，料温容易升高，但料温高于40℃时，要及时翻堆降温。

b. 发酵时间：24～48h。

c. 质量指标：浓郁的发酵型酸甜味，色泽较深，表面有均匀的白色短菌丝体分布。

(4) 饲喂 在整个饲养过程中,不论何种畜禽,用全发酵饲料饲喂效果最佳,但由于发酵需要时间、设备和花费较多的劳动力,尤其是对养殖规模较大的养殖企业,全部饲喂发酵饲料,困难较大。因此,可以部分发酵饲料和未发酵饲料混合饲喂,混合的比例为10%~30%,其综合效益比较明显。

2. 秸秆发酵

使用微生态制剂对饲草尤其是作物秸秆进行发酵,能使饲草酸化、软化,提高适口性和饲草的营养价值。对提高饲草利用率有重要意义。

秸秆资源的利用是我国草食动物,即牛、羊、兔等生产的重要饲草来源。我国目前在这方面的利用率很低,其中一个重要原因就是秸秆的适口性差,营养价值不高,利用效率低。为了解决这个问题,在我国曾经提倡各种秸秆饲料化处理技术,主要有氨化技术、青贮技术等。

秸秆氨化处理技术,简称秸秆氨化。将切碎的秸秆填入干燥的壕、窖,或在地上垛内压实,每100kg秸秆加进12kg 25%的氨水(或相同氨含量的碳铵、尿素),装窖后封严。在不低于20℃的温度条件下,处理5~7天。打开通风12~24h,待氨味基本消失后饲喂。氨化处理后秸秆变得松软可口,便于食草动物采食,提高采食量,同时还可为反刍动物提供适当的无机氮素,有利于其对秸秆的消化吸收和利用。其缺点是成本高,污染环境,不利于非反刍动物的饲喂。

青贮发酵技术,简称秸秆青贮。将已经进入乳熟期的玉米穗和青秆收割后切碎,填入干燥的壕、窖,或在地上码垛压实,并撒以少量的食盐,在密闭的条件下,利用自然界以乳酸菌为主的发酵型微生物进行发酵,1~2个月或更长的时间后开窖进行饲喂。青贮饲料适口性好,营养丰富,增产效果明显。现在仍然是一种行之有效的饲草处理技术和方法。

采用微生态制剂发酵技术来处理秸秆与氨化秸秆相比较,既可以使秸秆软化、酸化和养分有效化,又不会造成环境污染,且投资小;与秸秆青贮相比,既可发酵"过贮期"的秸秆,又可以发酵收获后的冬秸秆。而且其营养价值并不比青贮秸秆低,且发酵时间短(3~5天),也不减少玉米产量,同时制作容易,不受季节限制,为充分合理地利用秸秆、解决畜-农争地的矛盾提供了基础。

微生态制剂发酵技术处理秸秆与青贮秸秆营养成分分析比较见表4-35。

表 4-35　微生态制剂发酵技术处理秸秆与青贮秸秆营养成分分析比较

饲料处理	干物质/%	粗蛋白/%	粗纤维/%	氮浸出物/%
玉米青贮	25	1.5	7.7	11.9
干秸秆发酵	25.38	1.65	8.84	12.09

（1）原料配比　1000kg 干秸秆＋100kg 水＋1～2kg 微生态制剂＋1～2kg 红糖。秸秆指风干或晒干的秸秆（去除已腐败的部分），用铡草机或秸秆粉碎机铡碎或粉碎。

水是指饮用水，水量以秸秆完全湿润且无明显水流出为宜。

红糖：可以用榨糖厂的下脚料——废糖蜜；也可以用低质红糖。

（2）接种　先将红糖用水溶解（冬天最好用 40℃ 左右的温水），将微生态制剂加入糖水中并补足需要的水量后充分搅拌混匀，制成稀释菌液，再将稀释菌液均匀喷洒到秸秆上，越均匀越好。

（3）发酵　将接种后的秸秆堆放在发酵槽、池或大塑料袋中，尽可能压实、密封。在 25～35℃ 条件下进行发酵。发酵时间为 3～5 天。

（4）饲喂　当发酵秸秆有浓郁的发酵型酸甜味，接触空气后，秸秆表面有一层均匀分布的白色短菌丝体时就可以用来直接饲喂或和其他秸秆（比例为 3∶7）混合饲喂。

需要注意的是，由于秸秆体积大，疏松难压实，秸秆发酵很难做到真正的厌氧。因此要经常进行观察，尤其要控制好水分和温度。发现霉变现象时要立即进行处理。

（5）颗粒饲料（主要是鱼虾的颗粒饲料）　每吨颗粒饲料用 1～2kg 微生态制剂稀释 10～20 倍（稀释倍数以能均匀喷洒到每一个颗粒），用喷雾器均匀喷洒到颗粒上，边喷洒边翻倒或用搅拌机搅拌，越均匀越好。喷洒后放置 1h 左右，即可投喂。

应当注意的是，稀释水分过少，不易喷洒均匀，但水分过多，容易造成颗粒吸水量高，在搅拌过程中易于损坏。

三、饮水处理技术

饮水处理是微生态制剂应用于养殖业的一项重要技术，它可以促进发酵饲料的饲喂效果。作为微生态制剂直接饲喂的一种技术，主要包括下述三种：

① 在饲喂微生物饲料添加剂（固体）和发酵饲料（草）的基础上，以一定浓度的微生态制剂稀释液作为畜禽的饮用水。其浓度随使用时间的推移而降低。一般在第 1～2 周时间内，浓度为 1000 倍，3～4 周时为 2000 倍，以后为 5000 倍。

② 在不使用发酵饲料的情况下，直接用 1000 倍的微生态制剂稀释液作饮用水。其优点是减少发酵设备投资、节约劳力、降低饲养人员的劳动强度；缺点是效果比较慢，菌剂利用率较低。

③ 微生态制剂的直接饮服。在认真执行免疫程序的基础上，在畜禽疾病易

发期、高发期，尤其是畜禽已有感染肠道疾病的前兆时，可以用微生态制剂原液供其饮用或灌服，对防治疾病尤其是肠道感染有意想不到的效果。

饮服时间：预防性饮用，每天 1 次，连饮 5～7 天。

饮服量：小雏鸡，每次 0.1～0.5mL；

　　　　仔猪（20kg 左右），每次 10～20mL；

　　　　中猪（40kg 左右），每次 20～30mL；

　　　　大猪（40kg 以上），每次 30～40mL；

其他畜禽可参考上述用量适当加以调整。

应该说明的是，在近 20 年的微生态制剂试验研究和推广使用过程中，无论在国内还是在国外，都发现许多用户根据自己的实际条件创造出许多行之有效的方法和技术。比如，有的用户将微生态制剂或稀释液直接泼洒在饲料或饲草上，稍加搅拌后饲喂；有的饲喂潮拌料的用户，可以把微生态制剂液体随潮拌料的制作而加入，早上加入中午喂，中午加入晚上喂，晚上加入第二天喂等。因此，我们认为在使用微生态制剂时，在遵循早用比迟用好、小用比大用好、用比不用好的原则基础上，充分发挥自己的资源条件优势，因地制宜、因时制宜地科学使用，就一定会获得良好的效果和效益。

四、圈舍喷洒技术

微生态制剂是由有益菌组成的，有抑制有害菌的生长繁殖、预防某些病虫危害的功能。但是只有在环境中有益菌成为优势种群时，这种作用才会被发挥出来。在畜禽圈舍中，定期喷洒一定浓度的微生态制剂，一方面是在圈舍环境中始终保持有益菌的优势种群地位，抑制有害微生物及病原微生物的生长繁殖，提高畜禽的抗病能力；另一方面是巩固和加强微生态制剂的除臭、抑蝇效果，保持圈舍空气清新。

喷洒浓度：100～300 倍微生态制剂稀释液。

喷洒量：每平方米喷洒稀释液 0.2～0.5kg。

喷洒时间：一般情况下，2～3 天喷洒 1 次，圈舍密闭易产生臭味或疾病易流行的季节，每天喷洒 1 次。

喷洒要求：力求喷洒均匀，包括地面、墙壁、笼具等。

我们自主研制的微生态制剂是安全的，因此圈舍的喷洒完全可以根据实际情况灵活掌握。

近年来，我们试验研究出一套微生态工程技术体系，在圈舍中采用自动化喷雾系统进行喷洒作业，其优点是，菌液雾化程度高，喷洒均匀；喷洒时间和喷洒量可根据实际需要进行调整；减轻劳动强度，提高喷洒效率和效果。

第五节　无污染养猪技术体系研究

猪为六畜之首，猪、粮安天下。改革开放以来，我国畜牧业呈现迅速发展势头，目前已经成为农业和农村经济中最具活力的支柱产业，特别是生猪生产发展对满足城乡居民畜产品需求起到了不可替代的作用。

我国的生猪养殖数量与出栏量占全世界总量的50％以上。2013年末我国生猪存栏47411万头，较2012年下滑0.4％；出栏71557万头，比上一年增长2.5％。猪肉产量5493万吨，比上一年增长2.8％。毫无疑问，我国是世界养猪生产和猪肉消费的第一大国。但养殖技术与丹麦、美国等技术先进的养猪强国还有一定的差距。不断曝光的食品安全问题事故暴露了我们养殖环节中还存在着严重的安全生产隐患，猪肉的卫生安全成为消费者日益关注的一个问题，并且越来越影响消费者的消费欲望和消费信心，养猪业正面临着严峻挑战。我国养猪业要想得到长足发展，必须先解决目前这些困扰养猪业的难题，要在"养殖模式""智能猪业""低碳排放"等方面寻找科学的养猪途径。

目前，全国年出栏500头以上生猪、存栏100头以上奶牛、存栏2000只以上蛋鸡规模养殖比重分别达39％、37％和66％，比2005年分别提高26、26和27个百分点。

随着规模化程度提高，饲养数量及密度的增加，饲养及加工过程中产生的大量排泄物及废弃物对生活环境的污染也愈来愈突出。据测算，一个存栏万头的肉猪场，日排粪尿、污水量达100多吨，相当于1个5万～8万人的城镇生活废弃物排放量。猪场排放的污水化学需氧量（COD）、5日生化需氧量（BOD_5）和悬浮固体物（SS）分别超过国家标准的53倍、76倍和14倍。部分猪场污水不经处理，含有大量病原微生物和超高含量的氮、磷等直接排入河流，将严重污染水源，进入土壤也将造成大量矿物质和营养素的富集，破坏土壤植被。同时猪场恶臭在空气中散发，造成空气质量恶化和对大气环境的污染。

《畜禽规模养殖污染防治条例》经2013年10月8日国务院第26次常务会议通过，2013年11月11日中华人民共和国国务院令第643号公布。该《条例》分总则、预防、综合利用与治理、激励措施、法律责任、附则6章44条，自2014年1月1日起施行。

条例的颁布将大力提升我国畜禽养殖废弃物综合利用的整体水平及畜禽养殖业的环境保护水平，有利于从根本上突破农业可持续发展面临的资源和环境瓶颈。专家解读提出了以下说法：一是以环境保护优化畜禽养殖产业发展；二是堵住污染，严防废弃物随意排放；三是多重措施鼓励废弃物综合利用。要大力发展环境友好型、资源节约型生态养猪。

一、复合微生物发酵床生态养猪技术研究

1. 发酵床养猪的基本概念

发酵床养猪是指在微生态工程原理的指导下，应用复合微生物菌剂将经过严格筛选的有机物料进行发酵，制作成圈舍垫料的一种生态养猪新技术。其主要特点是：

① 无废物排出、无污水产生、无臭气释放，不产生"三废"，不污染环境，生态环境效益显著。

② 不需经常清理粪便和冲洗圈舍，减轻劳动强度，节约能源和水资源，经济效益明显。

③ 圈舍干净，环境好，有利于猪的生长发育；猪体健康，疾病少，可大大减少药物的使用，产品质量好，为绿色、有机猪肉产品生产提供了技术支持。

④ 发酵垫料经加工后是很好的生物有机肥，有利于资源的再利用，符合节能减排、发展循环经济的要求。

总之，发酵床养猪技术是环境友好型、资源节约型、劳动智能化、经济效益高的新型养猪技术。

2. 发酵床圈舍的基本结构及作用

通常采用发酵床养猪的圈舍与普通养猪圈舍差异不大，猪栏可以是单列式，也可以是双列式。除了通常必备的围栏、食槽、饮水装置、加湿装置、操作通道等外，还新增了垫料槽、垫料、垫料进出口、垫料渗滤液及通气口等（见图4-9）。

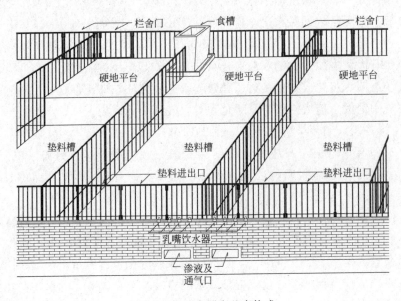

图 4-9　发酵床圈舍基本构成

（1）垫料槽　是用于存放养猪垫料的部位，一般将圈栏 2/3 的面积建设（或改造）成低于硬地平台 60～80cm 的潜槽，即垫料槽。

（2）垫料　是将秸秆粉、米糠、牛粪、猪粪以及沸石粉等有机物进行发酵处理，达到无害化指标后填满垫料槽，作为养猪垫圈材料，为生猪的生长提供一个舒适的环境，同时还借助微生物的作用吸收、消化分解粪尿等排泄物，所以被形象地称为"发酵床"。

（3）垫料进出口　一般位于猪舍的外侧，便于垫料的进出和清理。

（4）垫料渗液及通气口　位于垫料槽外侧底部，平时作为通气孔，当垫料水分调节不当导致水分过大，或圈舍发生跑冒滴漏等事故时，作为渗水通道。

需要注意的是，饮水设置一般要置于圈舍外侧或设置水槽，并将滴漏的水引入排水沟，以避免猪戏水或者设施损坏时，垫料水分过大。发酵床圈舍立面图见图 4-10。

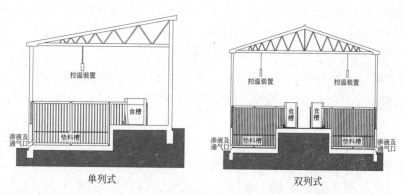

图 4-10　发酵床圈舍立面图

3. 发酵床设计的一般性原则

如前所述，我国生猪养殖业地域分布广，气候类型复杂，猪场规模差异性大，养殖模式千差万别，在推广应用发酵床零排放健康养猪技术过程中，切不可墨守成规，照搬照抄现有的经验模式，只有选择性吸收现有技术成果，并因地制宜地加以合理应用，才能达到预期的效果。本节将概述一些发酵床设计的一般性原则，供各猪场在建设或改造中采用。

① 猪栏面积：一般以 40m² 左右为宜，便于垫料的日常养护。

② 发酵床面积：为栏舍面积的 70% 左右，余下面积应作硬化处理，成为硬地平台，作为生猪取食或盛夏高温时的休息场所。

③ 垫料高度：保育猪 40～60cm、育成猪 60～80cm 为宜。一般南方地区可适当垫低，北方地区适当垫高，夏季适当垫低，冬季适当垫高。

④ 养殖密度：育成猪养殖密度较常规养殖方式降低 10% 左右，便于发酵床能及时充分地分解粪尿排泄物，能保持健康养殖环境。

⑤ 垫料进出口的设计要满足进料和清槽（即垫料使用到一定期限时需要从垫料槽中清出）时操作便利的需要。

⑥ 加湿装置应保证后期垫料养护加菌时能共用。

⑦ 采用发酵床养殖的猪舍，无论南方还是北方地区，均无需再考虑冬季采暖或供暖设施，发酵床产生的热量足以保证生猪正常生长的温度。

⑧ 通风设施完整，南方夏季高温时要考虑加湿帘；冬季应定时开启排风扇，避免猪舍湿度过大。

4. 垫料制作

垫料的制作和发酵床养护是发酵床健生态猪技术中至关重要的一个环节，决定了技术应用的成败。

（1）垫料原料的选择　理论上所有的有机物料都能用来制作垫料，但从使用效率及实际应用效果来看，通常应选择碳供应强度大、供碳能力均衡持久以及通透性、吸附性好的材料作主要原料，如木屑、米糠、草炭、秸秆粉等；同时为确保垫料制作过程生物发酵的进程及效果，常选择其他一些原料作为辅助原料。

① 主料　是制作垫料的主要原料，通常这类原料占到物料比例的 80% 以上，由一种或几种原料构成，常用的主料有木屑、米糠、草炭、秸秆粉、蘑菇渣、糠醛渣等。

② 辅料　主要是用来调节物料水分、C/N、C/P、pH、通透性的一些原料，由一种或几种原料组成，通常这类原料占整个物料的比例不超过 20%。常用的辅料有猪粪、稻壳粉、麦麸、饼粕、生石灰、过磷酸钙、磷矿粉、红糖或糖蜜等。

垫料制作应该根据当地的资源状况首先确定主料，然后根据主料的性质选取辅料。无论何种原料，其选用的一般原则为：原料来源广泛，供应稳定，价格低廉；含碳量高，水分含量低；无霉变，易保存。

（2）垫料制作　垫料制作是发酵床养猪的最重要技术。垫料制作的好坏是发酵床养猪是否成功的关键。其主要内容有三个方面。点筛选采用的各种原材料，按照配方要求，通过预处理环节，达到合适的粒度、C/N、C/P、pH、水分后，遵照好氧堆肥要求，初步完成无害化、稳定化生化反应过程，有益微生物种群达到一定数量后，方可作为发酵床垫料。垫料制作过程可变因子多、过程控制复杂，同时受环境因素的影响较大，只有严格执行生产操作规程，才能保证垫料质量的稳定。

和通常的生物有机肥不同，发酵床垫料原材料的 C/N 相对要高，以满足发酵床能持续分解粪尿的需要；粒度较大，以保证发酵床有良好的通透性；材质好，以满足作农田肥料的需要。

配方示例1：

秸秆（小麦、水稻、豆秸）：700kg

稻糠：200kg

黏土：100kg

食盐：0.5kg

复合微生物菌剂：2kg

糖蜜（积水）或红糖：2kg

配方示例2：

稻糠：500kg

植物秆粉：400kg

黏土：100kg

食盐：0.5kg

复合微生物菌剂：2kg

发酵床主要由有机垫料组成，垫料主要成分是稻壳、锯末、树皮木屑碎片、豆腐渣、酒糟、粉碎秸秆、干生牛粪等，占90%，其他10%是土和少量的粗盐。猪舍填垫总厚度约40～90cm。土的用量为总材料的10%左右，要求是没有用过化肥农药的干净泥土；盐用量为总材料的0.3%；1m³的垫料用菌液2kg。

（3）垫料发酵

① 发酵菌种的选择　发酵菌种的选择是垫料发酵成功和质量好坏的关键，采用复合微生物菌剂的优点是：复合微生物菌剂具有很强的除臭能力，能消除原材料及其发酵过程中的有害气体对人和周边环境的污染；复合微生物菌剂在厌氧和有氧条件下都可以工作，不需要鼓风加氧；复合微生物菌剂是由有益无害的微生物菌群组成的，对猪体不会产生任何不良影响，而且能改善猪的生长环境，减少疾病的发生。

② 发酵条件的调节　垫料发酵好坏的最重要因素是水分、通透性（氧气）以及温度，三者相互影响，互为关联。概括表述为：通透性调节是基础，水分调节是关键，温度调节是保证。

a. 水分　发酵水分一般控制在40%～50%，根据原材料的持水特性、当地的温湿度条件可以进行适当调整。

b. 温度　发酵最高温度一般控制在50～60℃。对垫料堆制温度变化的要求可概括为：前期温度上升平稳，中期高温维持适度（3～5天），后期温度下降缓慢。正常堆肥发酵的温度主要通过翻堆和强制通风来调控，一般遵循"时到不等温、温到不等时"的原则，即：在堆肥前期，即使发酵起温缓慢甚至不起温，48h后必须翻堆或通风，避免堆体形成厌氧环境；在堆肥中后期，一旦温度超过设定值，必须及时翻堆，不能等达到规定时间后再翻堆。

（4）垫料质量标准　通常经过 5～7 天的发酵过程，堆体温度开始下降，表明发酵过程基本完成，可将发酵好的垫料晾干至含水分 30％左右后即可入垫料槽，构成发酵床。

垫料是否符合要求，通常可以通过定量标准和定性标准来判断。

从直观（定性）来看垫料发酵过程的温度变化正常，发酵堆体应布满菌丝，物料疏松似面包状，发酵料散发出曲香或泥土清香，无恶臭或其他异味。从定量方面来看，有以下要求：C/N 下降到 30 以下，有效活菌数达到 2 亿个/g 以上，粪大肠杆菌数在 100 个/g 以下，蛔虫卵死亡率在 98％以上，水分含量在 30％以下，pH 值在 7.2 左右。

5. 发酵床日常养护

发酵床养护的目的主要是两方面：一是保持发酵床始终处于微生态平衡状态，使有益微生物菌群始终处于优势地位，抑制病原微生物的繁殖和病害的发生，为猪的生长发育提供健康的生态环境；二是确保发酵床对猪粪尿的消化分解能力始终维持在较高水平，同时为生猪的生长提供一个舒适的环境。发酵床养护主要涉及垫料表面猪粪的及时疏散或清出、垫料的通透性管理、水分调节、垫料补充、复合菌剂的经常补充、垫料更新等多个环节。

（1）垫料通透性管理　长期保持垫料适当的通透性，即垫料中的含氧量始终维持在正常水平，是发酵床保持较高粪尿分解能力的关键因素之一，同时也是抑制病原微生物繁殖、减少疾病发生的重要手段。通常比较简便的方式就是将垫料经常翻动，翻动深度为：保育猪 15～20cm、育成猪 25～35cm。通常可以结合疏粪或补水将垫料翻匀；另外，每隔一段时间（50～60 天）要彻底将垫料翻动一次，并且要将垫料层上下混合均匀。

（2）水分调节　由于发酵床中垫料水分的自然挥发，垫料水分含量会逐渐降低，但垫料水分降到一定水平后，微生物的繁殖就会受阻或者停止，定期或视垫料水分状况适时补充水分，是保持垫料微生物正常繁殖、维持垫料粪尿分解能力的另一关键因素，垫料合适的水分含量通常为 38％～45％，因季节或空气湿度的不同而略有差异，常规补水方式一般可以结合补充复合微生物菌剂进行。

（3）粪便的疏散　由于生猪具有集中定点排泄粪尿的特性，所以发酵床上会出现粪尿分布不均的现象，粪尿集中的地方湿度大，消化分解速度慢，只有将粪尿分散布撒在垫料上，并与垫料混合均匀，才能保持发酵床水分的均匀一致，并能在较短的时间内将粪尿消化分解干净。通常保育猪可 2～3 天进行一次，中大猪应每 1～2 天进行一次。必要时也可以适当清运出部分干猪粪。

（4）补菌　定期补充复合微生物菌剂是维护发酵床正常微生态平衡，保持其粪尿持续分解能力的重要技术手段。它不仅可以保持微生物对猪粪便的分解能力，而且可以去除圈舍的异味。菌剂补充最好做到每周2次，按垫料量的0.3‰～0.5‰补充，补菌可结合水分调节和粪便疏散同时进行。

（5）垫料补充与更新　发酵床在消化分解粪尿的同时，垫料也会逐步损耗，及时补充垫料是保持发酵床性能稳定的重要措施。通常垫料减少量达到10%后就要及时补充，补充的新料要与发酵床上的垫料混合均匀，并调节好水分。

发酵床垫料的使用寿命是有一定期限的，日常养护措施到位，使用寿命相对较长，反之则会缩短。一般在这批猪出栏时，垫料基本达到使用期限后，必须将其从垫料槽中彻底清出，并重新放入新的垫料，清出的垫料送堆肥场，按照生物有机肥的要求，做好陈化处理，并进行养分、有机质调节后，作为生物有机肥出售。

通常情况下，垫料是否需要更新，可按以下方法进行判断：

① 高温段上移。通常发酵床垫料的最高温度段应该位于床体的中部偏下段，保育猪发酵床为向下20～30cm处，育成猪发酵床为向下40～60cm处。如果日常按操作规程养护，高温段还是向发酵床表面位移，就说明需更新发酵床垫料了。

② 发酵床持水能力减弱，垫料从上往下水分含量逐步增加。当垫料达到使用寿命，供碳能力减弱，粪尿分解速度减慢，水分不能通过发酵产生的高热挥发，会向下渗透，并且速度逐渐加快，该批猪出栏后应及时更新垫料。

③ 猪舍出现臭味，并逐渐加重。

6. 饲养管理

（1）饲养密度　发酵床零排放健康养猪技术较常规养猪饲养密度稍低，但如果发酵床垫料日常养护得当，也可接近正常饲养密度。保育猪0.3～0.7m²/头；育成猪0.7～1.2m²/头。

（2）垫料消毒　当一个饲养阶段结束（转栏），或者育成猪出栏后，若垫料不清出就应作消毒处理，处理方式采用高温好氧堆肥模式，即在垫料表面撒上新鲜木屑或秸秆粉或米糠，喷上适量益科乐活力菌，混合均匀并调节水分至45%左右后归拢堆积起来，堆体温度上升到50℃以上并保持24h以上后便可重新使用了。

（3）盛夏管理　盛夏季节，生猪在硬地平台上活动和休息的时间会增多，发酵床对猪舍室温的变化基本不产生影响。所以盛夏饲养管理还是立足于加强常规降温管理措施（如启动湿帘、开动风机加强空气交换等），发酵床的管理主要注意以下几方面的问题：逐步减少垫料的补水量，把垫料水分逐步控制到38%左右，既可保证微生物的繁殖不受影响，又可控制发酵强度，避免发酵产生高温及高湿；应将垫料适当压实，适当减少垫料中的含氧量，避免深翻垫料，疏粪时只需将表层垫料与粪尿混合均匀即可；适当加大补菌量，特别是粪尿集中排泄区的补菌量。

（4）饲料和饮水管理　在饲料和饮水中适当添加复合微生物菌剂，可以在提高饲料的转化率和利用率、减少疾病发生、消除排泄物臭味等方面发挥重要作用。添加量为：饲料为 0.1%，饮水为 0.05%。要求搅拌均匀，现配现喂，一般不能超过 3 天。

值得注意的是：虽然复合微生物菌剂能提高猪的抗疫能力，减少病虫害的发生，但正常的免疫程序不可取消。

7. 常见问题及解答

（1）发酵床零排放健康养猪技术适合哪些猪群？

发酵床零排放健康养猪技术对猪群没有选择，适用于公猪、后备母猪、怀孕母猪、产房、保育猪、育成猪等各阶段猪群。

（2）饮水装置如何安装设置？

饮水装置的安装设置，必须满足滴漏跑冒和饮水外溅时以不浸湿发酵床垫料为原则，通常保育猪栏设置饮水台，饮水台下设导水管，能将滴水及时排出；育成猪水嘴可设置在栏舍外侧，滴水直接排入外面排水沟。

（3）C/N 是什么？如何计算？

C/N 是指原料中总碳量和总氮量的比值，各种原料中的含碳和氮的总量可从附录中查找。

（4）垫料发酵过程中通常会遇到哪些问题？如何处理？

① 不升温。原因：水分过高或过低；pH 值过高或过低。处理方法：调整物料水分；调整物料 pH。

② 升温后温度随即快速下降。原因：C/N 过高，原料中有机氮含量太低。处理方法：应适当添加含氮量丰富的有机物料如猪粪。

（5）发酵过程中，异味、臭味浓原因是什么？如何处理？

C/N 过低，或原料粒度过大，水分调节不匀。

处理方法：通过补充碳素原料调整 C/N，或者降低物料细度，调匀水分。

（6）发酵后期氨味渐浓的原因是什么？如何处理？

物料水分偏大，pH 偏高，发酵时间偏长。

处理方法：立即将发酵物料散开，让水分快速挥发。

（7）发酵床温度过高或过低是由哪些因素引起的？如何处理？

影响因素主要是水分和通透性，有时表现为单因素影响，有时表现为双因素同时产生影响。

① 如果水分偏高和（或）垫料过于疏松，发酵强度会加大，温度就会过

高，常用的处理方法就是将垫料稍微压实，或者补充部分干料后将垫料稍微压实。

② 水分偏低和垫料透气性稍差时，发酵产生的温度向空气扩散慢，往往会形成局部高温，通常可以通过采取适当补充水分、增强垫料通透性的措施来解决。

③ 水分过高或过低时，也会导致发酵床温度过低，解决的办法就是调节好水分。

④ 垫料通透性过低，发酵床温度也低，这时就要通过疏松垫料，来增加垫料发酵强度，从而提高发酵床温度。

（8）夏季和冬季垫料养护应注意些什么？

夏季养护最重要的是尽量控制垫料水分，降低发酵强度；疏粪时尽量将粪尿集中在比较小的区域范围内，不必将粪尿均匀分布在整个发酵床。

冬季养护除保育栏有特别要求外，其他同常规。保育栏的冬季养护也要注意控制垫料水分，因为保育猪粪尿较少，垫料发酵强度相对偏低，如水分过大会导致热量损失大，同时还会导致保育舍空气湿度加大，造成应激。

（9）为什么发酵床垫料要定期补菌？常用的补菌方式有哪些？

微生物的特性是繁殖速度快、生长退化也快；环境的剧烈变化也会导致微生物的种群结构发生变化；此外发酵床日常养护不当也会对有益微生物的生长繁殖及种群数量产生影响。为了确保养殖过程的生态安全性，必须定期对发酵床垫料补充复合微生物菌液，使添加的目标微生物始终保持优势种群数量地位，同时也确保其增殖潜力。

通常可结合水分调节、粪便疏散管理、通透性管理等养护措施进行补菌，也可通过猪舍加湿管道喷雾补菌。

（10）冬季排湿用的排风扇如何选用和安装？开启排风扇应注意什么？

冬季由于室外温差的原因，会导致猪舍湿度加大，甚至会大量凝结成水珠，对猪只的生长发育造成影响。通常可以通过安装和开启排风扇来降低圈舍湿度。风扇类型选用民用排风扇即可，采用负压抽风方式将湿气排出。排风扇应安装在猪舍较高位置，以减少抽风时舍栏下部的空气流动，并尽可能安装联动定时开关，以便于将排风扇开启时间设置到每2～3h开启一次，每次5～10min。

（11）每批次转栏或出栏后垫料如何处理？

只要垫料没到使用期限，猪只每批次转栏或出栏后，应适当补充部分新鲜木屑或秸秆粉及适量VT-1000菌剂，调节水分至45％左右，将垫料在圈栏中堆积起来进行发酵处理，温度上升到50℃以上高温24h后，即可作为发酵床垫料重新使用。

（12）如何判断垫料使用到期？

当垫料在发酵床中使用达到一定期限后，其生产能力会逐渐下降，当表现出以下指征时，说明垫料已不能继续使用，需将垫料全部清出，重新更换新垫料：

① 在各项养护措施得当、到位的情况下，氨味、臭味渐浓；

② 垫料用手指轻轻揉搓便全部变成粉末；

③ 垫料遇水成泥浆状，干垫料部分已全部成灰泥土色；

④ C/N 小于 20。

如果垫料使用到期，但还没到转栏或出栏时间，可以临时采取以下措施，待转栏或出栏后，再清栏更换垫料：

① 适当补充没经过发酵的新鲜木屑；

② 如果通过补充新鲜木屑还没有明显作用，可清出部分垫料后再加新鲜木屑。

二、生猪养殖场零污染排放微生态工程技术体系研究

《国务院办公厅关于加快推进畜禽养殖废弃物资源化利用的意见》国发办〔2017〕48 号文件指出：近年来，我国畜牧业持续稳定发展，规模化养殖水平显著提高，保障了肉蛋奶供给，但大量养殖废弃物没有得到有效处理和利用，尤其是养猪场周边臭气熏天、污水乱流、蚊蝇肆虐已经成为农村环境治理的一大难题，是造成农村面源污染的一大污染源。为加快推进畜禽养殖废弃物资源化利用，促进农业可持续发展，国务院办公厅发布关于尽快推进畜禽养殖废弃物资源化利用的意见。主要目标是：到 2020 年，建立科学规范、权责清晰、约束有力的畜禽养殖废弃物资源化利用制度，构建种养循环发展机制，全国畜禽粪污综合利用率达到 75％以上，规模养殖场设施处理装备配套率达到 95％以上，大型规模养殖场粪污处理设施装备配套率提前一年达到 100％。畜牧大县、国家现代农业示范区、农业可持续发展实验示范区和现代农业产业园率先实现上述目标。

根据这个文件的指示精神，我们总结了多年来在无污染畜牧业上应用微生态制剂的经验和问题，提出了生猪养殖场零污染排放的微生态工程技术体系的研究，并取得了可喜的进展。现以某养猪场为例介绍如下：

（一）微生态工程技术体系的概念

1. 微生态工程技术体系

微生态工程技术体系是我们在多年从事养殖业环境治理的基础上总结出来的，把我们自主研发的用于环境治理和保护方面的神微微生态制剂和先进的环境处理设备及工艺有机地组合在一起，在充分发挥各自的功能作用的基础上实现功能上的系统整合，组合成在养猪场环境治理和资源再利用领域有着独特地位的工

程技术体系。初步研究表明，这套体系的科学应用一方面可以促进猪的健康生长、减少疾病感染，提高产品品质；另一方面能够有效地去除生猪养殖场的三废污染，变废为宝，变害为利。

2. 微生态技术体系的主要内容

（1）畜禽粪便的资源化利用　首先是资源化利用，畜禽粪便是非常重要的有机肥源，从我国农业发展的历史来看，在传统农业时期，畜禽粪便是肥料的主要来源。农谚有云："养猪不赚钱，回头看看田。"到了石化农业的初期，我们花了大量的人力、物力和财力来研究农牧结合的形式、规模和效益问题。提出了许多高效可行的农牧结合模式，并在此基础上积极提倡生态农业、循环农业。就是说在农业生态系统中，种植业在提供人类所需要的必需品的同时，为养殖业提供饲料，养殖业在生产肉、奶、禽、蛋产品的基础上又为种植业提供高品质的有机肥材料，经过堆制发酵成高质量的有机肥，完成了农业生态系统物质循环和能量转换，促进了农村循环经济的可持续发展，是生态农业、绿色农业和有机农业的必然之路。因此，我们在养殖业环境治理方面首先要把对畜禽粪便的资源化利用放在第一位。

在资源化利用的具体处理上要根据养殖规模的大小、养殖场所处环境、养殖人员的水平等采用不同的处理方式。如养殖规模在 500～1000 头（存栏数，以下同），可将粪便的固体成分发酵成生物有机肥，而液体部分发酵制作成液体菌肥；规模在 1000～3000 头的，其液体部分量较大，可根据当地需灌溉的农田面积，治理达到农田灌溉标准用于灌溉；再大规模的养猪场，液体部分量大，可考虑上污水处理厂进行处理后达标排放。

根据养猪场的具体条件采用不同的处理方式，既充分利用了粪水资源，又大大减小了治理的难度，减少了投资。

（2）养殖场环境的生态化治理　首先采用复合微生物菌剂对饲料和饮水加以处理，既能提高猪体的免疫功能、提高猪的生产水平，同时又能减少猪粪尿的恶臭气味，在此基础上对整个圈舍进行微生物除臭抑蝇，基本上解决臭气问题。

其次是将固体粪便（包括沼渣）经复合微生物堆制发酵生产生物有机肥。

最后将液体部分采用微生态工程技术处理达到各自的标准加以应用或排放。

在整个处理过程中，所采用的菌剂和工艺都符合无害化、资源化和零污染排放的要求，是真正环境友好型和生态安全型的处理工艺。

（3）无害化排放　最后通过上述的治理工艺的综合实施，可以实现生猪养殖场的无害化排放，彻底改变养猪场臭气熏天、污水横流、蚊蝇肆虐的状况。

（二）生猪养殖场零污染排放微生态工程技术体系的实际应用

1. 试验养猪场概况

重庆市某区有 445 家养猪场，有存栏猪 23 万多头，据统计，养猪场 500～1000 头规模的 116 家，1000 头以上规模的 69 家，大部分养猪场养殖规模较小，布局分散，环境污染范围广，危害大，必须加以治理。

某养猪场于 2016 年 2 月筹建，养殖规模 930 头，每年出栏两次，总计出栏 1860 头。猪场每天排放粪尿水约 10～15t，几乎未经任何处理就直接排放，对环境造成一定的污染。

从养殖规模、占地面积、规划分区和经营合作方式来说，有一定的代表性，经当地环保局、某养殖集团和作者课题组共同商定，自 2017 年 4 月，采用"生猪养殖场零污染排放微生态工程技术体系"对猪场环境进行综合治理。取得了丰硕的成果。

2. 神微微生态制剂简介

（1）除臭效果明显　臭气去除率最高可达 90％以上，一般可达到国家 GB 14554—93《恶臭污染物排放标准》中的二级（新扩改）标准，有的可达一级。

（2）适用范围广　不论是生活污水、城市废水、海污水，还是垃圾渗滤液、养殖场粪便污水；不论是富营养化的小河沟、坑塘、小湖泊，还是大的河流、湖泊等黑臭水体；甚至垃圾场、垃圾中转站、养殖场等的固废处理，只要使用，都会产生明显的除臭净化效果，除臭、抑蝇、垃圾污泥减量（垃圾减量 15％以上，污泥减量 28％以上）。

（3）投资少、见效快　在污水处理系统中使用，一般不需要大的基本建设投资，只需在原有污水处理工艺基础上，于进水格栅或初沉池后，根据污水浓度，按一定比例，采用随水（泥）流喷洒或滴加就可以了；对于一般的恶臭水体和垃圾污泥等，则可以采用泼洒或安装自动喷洒系统，将菌剂定时定量地喷洒到污染物表面，就可以达到除臭和净化的目的。

（4）对人畜无害，不产生二次污染　由有益微生物所组成，对人畜及其他动植物无毒无害。不仅如此，该菌剂在净化水体的同时，还能促进动植物生长，这对于充分发挥稳定塘污水处理系统中动植物的生物净化作用、提高氧化塘的综合经济效益，有着更加积极的意义。

3. 试验养猪场环境治理结果分析

（1）大气环境治理：基本解决养猪场臭气污染问题　恶臭气味是养猪场污染环境的重要原因之一，严重影响周边居民和养殖员工的身心健康，经常引起居民投诉甚至产生民事纠纷，是养殖环境治理中首当其冲必须要首先解决的问题。根据该猪场采用干清粪、水冲地的养殖方式，我们采取以下三个步骤，基本消除了猪场的恶臭产生和排出，解决了恶臭污染问题。

首先，在圈舍内用1∶20神微微生态制剂稀释液喷洒粪便，冲洗圈舍、排水沟、窖井等，消除了圈舍的恶臭气味。

其次，在废水处理过程中，于调节池中按一定比例投加神微微生态制剂，既提高了猪粪污水治理的效率，促进了水质的改善；又消除了整个污水处理系统中的臭味。

最后，把清理出来的干粪便和经脱水的沼渣混合后，调节好水分和碳氮比，用微生物菌剂进行除臭发酵，生产生物有机肥。

通过以上三个途径，基本消除了养猪场恶臭污染问题。经权威部门验收检测，结论如下：监测期间，（该）养猪场、养殖废水处理厂边界范围内，无组织废气二氧化硫、二氧化氮、颗粒物浓度满足《重庆市大气污染物综合排放标准》（DB 50/418）中其他区域限值的要求；硫化氢、氨、甲烷、臭气浓度满足《城镇污水处理厂污染物排放标准》（GB 18918—2002）二级标准限值的要求（表4-36）。

表 4-36　无组织废气监测结果

监测点位	监测时间		样品编号	二氧化硫 /(mg/m³)	二氧化氮 /(mg/m³)	颗粒物 /(mg/m³)	硫化氢 /(mg/m³)	氨 /(mg/m³)	甲烷 /(mg/m³)	臭气浓度 (无量纲)
人工湿地外墙 WQ1	2017年6月20日	13时	WQ1-1-1	1.94×10^{-2}	4.48×10^{-2}	3.55×10^{-2}	1.17×10^{-3}L	7.81×10^{-2}	2.15	<10
		14时	WQ1-1-2	1.10×10^{-2}	4.15×10^{-2}	3.37×10^{-2}	1.17×10^{-3}L	5.78×10^{-2}	2.40	<10
		15时	WQ1-1-3	1.45×10^{-2}	2.56×10^{-2}	2.97×10^{-2}	1.17×10^{-3}L	5.07×10^{-2}	2.37	<10
	2017年6月21日	11时	WQ1-2-1	2.04×10^{-2}	3.22×10^{-2}	2.97×10^{-2}	1.60×10^{-3}L	0.242	2.60	<10
		12时	WQ1-2-2	1.45×10^{-2}	3.70×10^{-2}	2.59×10^{-2}	1.17×10^{-3}L	0.271	2.65	<10
		13时	WQ1-2-3	1.41×10^{-2}	2.74×10^{-2}	3.19×10^{-2}	1.17×10^{-3}L	0.269	3.13	<10
场区大门 WQ2	2017年6月20日	13时	WQ2-1-1	1.78×10^{-2}	5.52×10^{-2}	4.73×10^{-2}	1.17×10^{-3}L	3.21×10^{-2}	2.80	11
		14时	WQ2-1-2	9.33×10^{-3}	5.96×10^{-2}	4.16×10^{-2}	1.17×10^{-3}L	4.63×10^{-2}	1.89	14
		15时	WQ2-1-3	1.45×10^{-2}	3.86×10^{-2}	5.54×10^{-2}	1.17×10^{-3}L	4.55×10^{-2}	2.63	15
	2017年6月21日	11时	WQ2-2-1	1.87×10^{-2}	4.56×10^{-2}	5.15×10^{-2}	1.49×10^{-3}L	0.267	2.90	17
		12时	WQ2-2-2	1.37×10^{-2}	2.77×10^{-2}	4.78×10^{-2}	1.75×10^{-3}L	0.231	1.77	14
		13时	WQ2-2-3	1.54×10^{-2}	3.77×10^{-2}	3.98×10^{-2}	1.49×10^{-3}L	0.249	2.06	12

续表

监测点位	监测时间	样品编号	二氧化硫/(mg/m³)	二氧化氮/(mg/m³)	颗粒物/(mg/m³)	硫化氢/(mg/m³)	氨/(mg/m³)	甲烷/(mg/m³)	臭气浓度(无量纲)
参考标准			0.40	0.12	1.0	0.06	1.5	1%①	20
标准依据		二氧化硫、二氧化氮、颗粒物执行《重庆市大气污染物综合排放标准》(DB 50/418—2016)中表1其他区域所规定的限值;硫化氢、氨、甲烷、臭气浓度执行《城镇污水处理厂污染物排放标准》(GB 18918—2002)中表4二级标准所规定的限值。							

① 标准值1%为体积浓度,折算质量浓度约为7142mg/m³。

注:"L"表示项目检出,报出结果为方法检出限。

(2) 粪尿污水治理:采用先进的工程技术和神微微生态制剂相结合,实现废水处理达标排放 该养猪场的养殖废水浓度高,COD 10000mg/L、BOD 8000mg/L、氨氮800mg/L、SS 2000g/L。为了在较短的时间内使污水处理达标排放,我们采用了高效一体化养殖废水处理装置,含高效澄清器、MBBR生物反应器、MBR膜生物反应器的二级生物处理及催化氧化反应器的三级深度处理工艺,并和神微微生态制剂有机结合成一个微生态工程技术体系(工艺流程图略)。

和传统的活性污泥法相比,本工艺的主要特点是:用复合式厌氧反应器(厌氧塔)代替了水解酸化池;采用了MBBR好氧流化床反应器、MBR膜生物反应器、采用了三级深度处理设备催化氧化反应器,尤其是采用了神微复合微生物增强技术;在调节池中投加神微微生态制剂,首先是去除了整个污水处理系统的恶臭,改善了整个污水处理过程中的环境;其次对污水的氨氮和COD有着较大的降解率,氨氮的降解率达60%,COD达40%,再通过离心机有效分离,COD去除率30%,SS去除率90%,出渣的含水率降低到75%,有力地促进了后续水处理过程的进行,为达到一级B的标准(甚至可以达到一级A标准)奠定了基础。

综上所述,以上工艺和技术的组合具有明显的优势,主要表现在:工艺组合精练,占地面积小(相当于传统工艺的1/3~1/4),投资省,见效快,运行费用低,出水水质好,整个处理系统无臭味等。符合节能环保、资源再利用、生态安全的要求。

经权威部门检测,结果如下:

该养殖废水处理厂设计处理量为10t/d。检测期间,2017年6月20日,处理废水10t,处理负荷100%,2017年6月21日,处理废水10t,处理负荷100%。

监测结论:监测期间,该猪场养殖废水处理厂排水口各污染物浓度满足《城镇污水处理厂污染物排放标准》(GB 18918—2002)一级标准-B标准限值要求(表4-37)

表 4-37　废水检测结果表

测地点	检测时间		样品编号	水温/℃	pH	COD/(mg/L)	BOD₅/(mg/L)	氨氮/(mg/L)	悬浮物/(mg/L)	总磷/(mg/L)	色度	大肠杆菌/(个/L)	细菌总数/(个/L)
进口 WS1	2017年6月20日	11时	WS1-1-1	20.2	9.07	3.36×10^4	1.27×10^4	2.90×10^2	1.84×10^5	2.94×10^2	500	3.50×10^{12}	1.25×10^{11}
		13时	WS1-1-2	20.7	9.14	3.44×10^4	1.16×10^4	2.98×10^2	1.90×10^5	2.84×10^2	500	1.80×10^{12}	1.83×10^{11}
		15时	WS1-1-3	21.2	9.12	3.42×10^4	1.26×10^4	2.95×10^2	1.77×10^5	2.96×10^2	500	1.40×10^{12}	5.90×10^{11}
	2017年6月21日	11时	WS1-2-1	20.7	9.21	3.43×10^4	1.19×10^4	3.16×10^2	1.91×10^5	2.88×10^2	1000	7.00×10^{12}	7.60×10^{11}
		13时	WS1-2-2	21.2	9.17	3.46×10^4	1.25×10^4	3.10×10^2	1.87×10^5	2.82×10^2	1000	9.40×10^{12}	4.10×10^{11}
		15时	WS1-2-3	21.8	9.20	3.47×10^4	1.38×10^4	3.18×10^2	1.96×10^5	2.98×10^2	1000	2.20×10^{12}	8.40×10^{11}
出口 WS2	2017年6月20日	11时	WS2-1-1	25.4	8.47	46.7	11.5	0.908	12.6	0.641	8	7.90×10^3	7.70×10^3
		13时	WS2-1-2	25.8	8.42	48.5	12.0	0.804	14.4	0.612	8	7.90×10^3	4.40×10^3
		15时	WS2-1-3	26.4	8.37	48.8	11.8	0.772	12.1	0.549	8	3.30×10^3	2.44×10^3
	2017年6月21日	11时	WS2-2-1	25.3	8.32	44.2	10.4	0.736	16.0	0.451	8	7.90×10^3	4.30×10^3
		13时	WS2-2-2	25.9	8.27	47.1	10.5	0.764	13.3	0.434	8	3.30×10^3	1.17×10^3
		15时	WS2-2-3	26.1	8.37	45.6	10.7	0.726	15.4	0.494	8	6.30×10^3	8.10×10^3
参考标准值				—	6-9	60	20.0	8	20	1	30	10000	—
标准依据							出口 WS2 项目 pH、COD、BOD₅、氨氮、悬浮物、总磷、色度、粪大肠菌群执行《城镇污水处理厂污染物排放标准》(GB 18918—2002)中表 1 一级标准-B 标准所规定的限值。							

（3）固体废弃物（干粪和沼渣）制作生物有机肥 民谚说"养猪不赚钱，回头看看田"。在我国猪是六畜之首，传统有机农业，猪粪是主要肥料来源。

在石化农业给环境保护和食品安全带来了严重威胁的今天，猪粪这一重要的有机肥资源必须加以利用。在我们的生猪养殖场零污染排放微生态工程技术体系中，一个重要的环节就是把猪粪和沼渣混合后，调节好水分、养分和碳氮比，用神微微生态制剂作为发酵剂来生产生物有机肥，提供给种植业使用，有利于实现农牧业紧密结合的循环农业体系。

存栏 1000 头左右（年出栏约 2000 头）的养猪场每年可生产生物有机肥约 1000t，可为 500～1000 亩农田提供优质有机肥源。

附录 有机肥原料成分表

表1 人畜粪便类养分含量（鲜基）

原　料	水分/%	C/%	N/%	P/%	K/%	C/N	pH 值
人粪	80.670	9.517	1.159	0.261	0.304	8.062	7.019
猪粪	68.74	13.760	0.547	0.245	0.294	20.986	8.015
牛粪	75.038	10.414	0.383	0.095	0.231	23.171	7.978
羊粪	50.746	18.859	1.014	0.216	0.532	16.620	8.080
马粪	68.463	11.965	0.437	0.134	0.381	25.623	8.116
驴粪	61.519	13.256	20.909	0.188	0.535	32.056	8.051
骡粪	62.929	8.203	0.312	0.156	0.232	26.641	7.902
兔粪	57.379	15.259	0.874	0.297	0.653	19.113	8.000
鸡粪	52.306	16.511	1.032	0.413	0.717	14.028	7.840
鸭粪	51.082	13.246	0.714	0.364	0.547	17.858	7.818
鹅粪	61.674	12.785	0.536	0.215	0.517	19.656	7.865
鸽粪	45.404	41.637	2.484	0.722	1.021	10.290	7.020
蚕沙	55.940	16.010	1.184	0.154	0.974	17.892	8.096
狗粪	65.471	—	1.330	1.809	0.261	—	8.470
鹌鹑粪	51.717	13.075	1.892	1.203	1.246	—	7.700
貂粪	68.919	—	0.267	0.059	0.134	—	8.120
猴粪	61.673	—	0.830	0.283	1.050	—	9.080
大象粪	77.130	—	0.187	0.037	0.190	—	8.627

表2 厩肥类养分含量（鲜基）

原　料	水分/%	C/%	N/%	P/%	K/%	C/N	pH 值
猪圈肥	54.232	5.668	0.376	0.155	0.298	19.556	8.064
牛栏粪	61.207	9.954	0.500	0.131	0.720	19.178	8.390
羊圈粪	48.408	10.787	0.782	0.154	0.740	14.379	8.188
马厩肥	59.357	11.591	0.454	0.137	0.505	26.074	8.124
骡圈粪	68.940	3.756	0.396	0.110	0.547	21.275	8.280
驴圈粪	60.801	2.434	0.214	0.103	0.113	16.600	8.068
鸡窝粪	25.803	—	1.290	0.535	1.954	—	8.030

表3 沤肥类养分含量（鲜基）

原　料	水分/%	C/%	N/%	P/%	K/%	C/N	pH值
草塘泥	72.744	2.263	0.159	0.075	0.328	13.909	7.770
凼肥	47.633	—	0.230	0.098	0.772	18.859	7.169

表4 沼气肥类养分含量（鲜基）

原　料	水分/%	C/%	N/%	P/%	K/%	C/N	pH值
沼渣肥	76.620	6.748	0.499	0.216	0.203	—	7.587
沼液肥	97.833	3.255	0.109	0.019	0.088	—	7.531

表5 秸秆类养分含量（鲜基）

原　料	水分/%	C/%	N/%	P/%	K/%	C/N	pH值
水稻秸秆	63.5	0.9	0.30	0.048	0.67	48.0	—
麦秸	44.1	27.8	0.31	0.040	0.65	66.5	—
玉米秸	68.5	12.4	0.30	0.044	0.38	49.9	—
大豆秸[①]	—	45.3	1.81	0.196	1.17	29.3	—
绿豆秸[①]	—	—	1.58	0.240	1.07	—	—
蚕豆秸[①]	—	—	2.45	0.236	1.71	29.9	—
豌豆秸[①]	—	—	2.57	0.207	1.08	—	—
高粱秸[①]	—	49.9	1.25	0.146	1.43	46.7	—
谷子秸[①]	—	—	0.82	0.101	1.75	—	—
大麦秸[①]	—	47.9	0.56	0.086	1.37	76.6	—
荞麦秸[①]	—	42.8	0.80	0.191	2.12	50.5	—
燕麦秸[①]	—	—	0.65	0.3	1.6	—	—
甘薯藤[①]	—	36.7	2.37	0.283	3.05	14.2	—
马铃薯茎[①]	—	—	2.65	0.272	3.96	—	—
油菜秸[①]	—	44.9	0.87	0.144	1.94	55.0	—
花生秸[①]	—	42.6	1.82	0.163	1.09	23.9	—
向日葵秆[①]	—	—	0.82	0.112	1.77	—	—
棉秆[①]	—	—	1.24	0.150	1.02	—	—
麻秆[①]	—	—	1.31	0.060	0.50	—	—
甘薯茎叶[①]	—	45.7	1.10	0.14	1.10	49.1	—
烟秆[①]	—	45.5	1.44	0.169	1.85	31.2	—
西瓜藤[①]	—	29.9	2.58	0.229	1.97	20.0	—
冬瓜藤[①]	—	—	3.43	0.520	2.77	—	—
南瓜藤[①]	—	—	4.35	0.648	2.47	—	—
黄瓜藤[①]	—	—	3.18	0.450	1.62	—	—
梨瓜藤[①]	—	—	2.62	0.376	1.60	—	—
辣椒秆[①]	—	37.9	3.27	0.299	4.49	13.9	—
番茄秆[①]	—	37.4	2.05	0.245	2.21	16.9	—
洋葱茎叶[①]	—	—	2.89	0.367	2.02	—	—
芋头茎叶[①]	—	—	2.21	0.450	5.68	—	—
香蕉茎叶[①]	—	36.7	1.91	0.196	3.67	21.0	—
草莓秆[①]	—	—	2.11	0.245	1.47	—	—

① 以烘干基计。

表 6 绿肥类养分含量（鲜基）

原　料	水分/%	C/%	N/%	P/%	K/%	C/N	pH 值
紫云英	88.8	5.2	0.40	0.040	0.27	13.3	—
苕子	81.1	8.3	0.62	0.062	0.45	13.5	—
箭豌豆	79.8	9.4	0.56	0.046	0.41	15.2	—
草木樨	80.8	8.8	0.54	0.040	0.29	13.8	—
田菁	70.6	10.2	0.67	0.059	0.43	17.9	—
金菜花	79.0	11.8	0.67	0.081	0.40	14.2	—
紫花苜蓿	76.5	—	0.61	0.065	0.69		—
檉麻①	—	46.4	2.69	0.280	2.03	21.5	—
沙打旺	82.0	7.4	0.47	0.042	0.46	14.1	—
小冠花①	—	42.0	4.00	0.280	2.58	—	—
蚕豆	79.7	8.5	0.45	0.046	0.30	17.1	—
豌豆	76.9	8.2	0.59	0.056	0.40	14.7	—
绿豆	73.2	12.6	0.53	0.063	0.42	27.0	—
豇豆	81.1	7.3	0.44	0.066	0.33	16.0	—
饭豆	77.5	10.5	0.49	0.043	0.34	23.3	—
菜豆	83.3	7.6	0.42	0.057	0.34	23.3	—
山熏豆	80.3	8.5	0.58	0.054	0.37	10.3	—
猪屎豆①	—	42.4	3.49	0.183	1.44	13.6	—
三叶草	81.0	7.8	0.64	0.059	0.59	12.3	—
泥豆①	—	—	3.24	0.26	1.45	—	—
含羞草①	—	42.2	2.90	0.220	1.46	15.7	—
肥田萝卜	85.8	5.6	0.36	0.055	0.37	19.8	—
油菜	89.2	4.6	0.33	0.042	0.42	18.7	—
满江红	92.0	2.9	0.23	0.029	0.18	12.2	—
水花生	86.3	5.7	0.35	0.039	0.71	13.9	—
水葫芦	90.5	2.9	0.22	0.037	0.37	13.3	—
水浮莲	93.3	2.0	0.19	0.037	0.28	11.9	—
肿柄豆	80.5	9.6	0.60	0.066	0.80	14.8	—
飞机草	77.2	6.8	0.39	0.060	0.56	18.0	—
小葵籽	84.5	6.1	0.16	0.033	0.44	26.3	—
籽粒苋	86.5	5.0	0.33	0.050	0.64	17.6	—
紫穗槐	68.0	15.7	0.91	0.098	0.45	15.4	—
马桑	72.6	12.0	0.60	0.056	0.24	22.7	—
黄荆	71.4	12.5	0.71	0.086	0.48	18.3	—
野葛	65.0	10.3	0.67	0.062	0.56	14.7	—
山毛豆①	—	41.0	2.29	0.158	1.11	17.8	—
银合欢①	—	45.2	3.02	0.205	1.63	16.9	—
构树	62.9	17.3	0.89	0.052	0.28	19.6	—
桤木	63.4	17.2	1.13	0.057	0.24	19.9	—
盐肤水	—	48.3	2.51	0.28	2.28	19.2	—
苦楝	—	44.8	3.50	0.240	1.37	—	—

续表

原　料	水分/%	C/%	N/%	P/%	K/%	C/N	pH 值
蒿草	75.4	9.4	0.63	0.092	0.80	15.8	—
小飞蓬[①]	—	—	2.83	0.200	2.61	15.2	—
苍耳[①]	—	—	2.62	0.41	3.61	10.7	—
臭藜藿[①]	—	—	4.23	0.510	4.98	—	—
蕨藿[①]	—	—	3.74	0.475	2.36	—	—
胜红蓟[①]	—	—	3.91	0.520	2.94	12.6	—
针刺草[①]	—	—	3.58	0.98	3.04	12.1	—
希金草[①]	—	—	2.93	0.70	4.33	14.2	—
茅草	56.6	14.6	0.34	0.048	0.32	42.2	—
苦参[①]	—	—	2.72	0.281	3.73	16.4	—
松毛[①]	—	—	1.08	0.101	0.48	32.5	—
臭牡丹[①]	—	—	3.09	0.242	2.20	15.6	—
山杜鹃[①]	—	—	0.97	0.150	0.53	53.7	—
乌桕[①]	—	—	3.64	0.431	1.28	11.4	—
枫杨[①]	—	—	2.68	0.37	1.48	17.7	—
枫香[①]	—	—	3.02	0.285	1.03	23.9	—
香椿[①]	—	—	2.96	0.366	3.01	18.0	—
化香[①]	—	—	2.97	0.400	1.36	16.4	—
喜树[①]	—	—	3.70	0.750	3.57	12.2	—
桢桐[①]	—	—	3.89	0.49	1.69	11.9	—
泡桐[①]	—	—	3.70	0.750	3.57	12.2	—
鸭脚木[①]	—	—	1.42	0.110	1.75	—	—
栎树[①]	—	—	1.63	0.145	0.66	23.4	—
红树[①]	—	—	2.33	0.280	1.30	20.9	—
橡胶树[①]	—	—	1.50	0.125	0.38	35.9	—

① 以烘干基计。

表 7　肥土类养分含量（烘干基）

原　料	水分/%	C/%	N/%	P/%	K/%	C/N	pH 值
熏土	—	—	0.372	0.119	1.201	—	7.472
硝土	—	—	0.258	0.115	1.546	—	7.274
炕土	—	—	0.505	0.132	1.558	—	7.295

表 8　泥肥类养分含量（烘干基）

原　料	水分/%	C/%	N/%	P/%	K/%	C/N	pH 值
河泥	—	2.961	0.231	0.196	1.754	—	6.213
湖泥	—	4.573	0.179	0.068	1.476	—	5.860
塘泥	—	3.649	0.242	0.118	1.956	—	7.156
沟泥	—	9.627	0.334	0.136	1.989	—	7.720
海泥	—	2.024	0.108	0.040	0.760	—	5.748

表9　草木灰（烘干基）

原　料	水分/%	C/%	N/%	P/%	K/%	C/N	pH值
草木灰	—	—	—	1.023	9.214	—	10.704
水稻秆灰	—	—	—	0.780	8.204	—	10.739
玉米秆灰	—	—	—	0.896	7.287	—	10.663
小麦秆灰	—	—	—	0.665	7.522	—	11.124
棉花秆灰	—	—	—	1.344	—	—	—
甘蔗叶灰	—	—	—	0.938	6.381	—	10.600
荞麦秆灰	—	—	—	1.159	7.921	—	10.100
烤烟秆灰	—	—	—	1.174	6.365	—	9.815
柴灰	—	—	—	1.026	6.314	—	9.560
山草灰	—	—	—	0.662	4.290	—	10.440
大豆秆灰	—	—	—	1.123	8.897	—	10.758
油菜秆灰	—	—	—	0.470	4.600	—	12.000
甘薯秆灰	—	—	—	1.354	9.309	—	10.568

表10　杂灰渣及废弃物（烘干基）

原　料	水分/%	C/%	N/%	P/%	K/%	C/N	pH
炉渣灰	—	—	0.127	0.141	0.571	—	—
烟筒灰	—	—	1.530	0.260	1.418	—	—
火山灰	—	—	0.727	0.193	0.080	—	—
尿灰	—	—	0.090	0.574	3.169	—	—
杂灰	—	—	0.616	0.288	1.666	—	—
屠宰场废弃物	—	—	1.937	0.292	0.828	—	7.513
羽毛渣	—	—	9.083	1.340	1.060	—	—
骨粉	—	—	—	6.475	0.490	—	—
自然土	—	—	0.289	0.159	1.840	—	—
羊肝石	—	—	0.029	0.143	2.956	—	—

表11　饼肥类养分含量（风干基）

原　料	水分/%	C/%	N/%	P/%	K/%	C/N	pH值
大豆饼	—	20.2	6.68	0.440	1.19	3.7	—
花生饼	—	33.6	6.92	0.547	0.96	4.7	—
油菜籽饼	—	33.4	5.25	0.799	1.04	6.6	—
棉籽饼	—	22.0	4.29	0.541	0.76	6.3	—
芝麻饼	—	17.6	5.08	0.73	0.56	3.69	—
葵花籽饼	—	—	4.76	0.478	1.32	—	—
桐籽饼	—	40.0	2.94	0.429	1.16	15.8	—
茶籽饼	—	43.5	1.44	0.282	1.18	29.8	—
蓖麻籽饼	—	—	4.52	0.784	1.02	—	—
胡麻饼	—	—	5.60	0.763	1.10	—	—

续表

原　料	水分/%	C/%	N/%	P/%	K/%	C/N	pH 值
兰花籽饼	—	—	4.03	0.993	0.96	—	—
烟籽饼	—	—	4.26	0.67	1.25	—	—
线麻籽饼	—	—	8.14	1.92	1.40	—	—
栀子饼	—	—	4.75	0.330	1.28	—	—
杏仁饼	—	—	4.56	0.466	0.71	—	—
苏子饼	—	—	5.84	0.703	0.98	—	—
大麻籽饼	—	—	5.05	0.828	1.12	—	—
柏籽饼	—	—	5.16	0.652	0.99	—	—
苍耳子饼	—	—	4.47	0.862	1.22	—	—
椰子饼	—	—	3.74	0.448	1.63	—	—
大米糠饼	—	—	2.33	1.04	1.47	—	—
花椒籽饼	—	—	2.06	0.245	2.08	—	—
椿树籽饼	—	—	2.78	0.417	1.48	—	—
酒渣	—	31.8	3.08	0.399	0.42	—	—
醋渣①	—	49.8	1.98	0.251	0.46	—	—
酱油渣①	—	51.6	2.92	0.738	0.71	—	—
豆腐渣①	—	88.8	1.56	0.132	0.418	—	—
粉渣①	—	45.0	1.56①	0.132①	0.418①	—	—
药渣①	—	46.9	1.55	0.26	0.36	—	—
木菇渣①	—	41.9	0.538	0.060	0.283	—	—
食用菌渣①	—	30.3	1.01	0.223	0.876	—	—
九二零渣①	—	—	3.43	0.77	1.14	—	—
糖粕①	—	—	1.04	0.20	1.14	—	—
味精渣①	—	—	6.10	0.29	0.06	—	—
黄麻麦①	—	—	5.87	1.51	2.23	—	—
磷脂肥①	—	—	0.78	1.55	2.50	—	—
酱糟①	—	—	3.75	0.28	0.34	—	—
啤酒渣①	—	—	3.31	0.46	0.16	—	—
玉米酒糟①	—	—	2.23	0.31	0.33	—	—
大豆磷脂肥①	—	—	0.84	1.35	1.45	—	—
烤烟磷脂肥①	—	—	0.72	2.15	3.55	—	—

① 以烘干基计。

表 12　海肥类养分含量

原　料	水分/%	C/%	N/%	P/%	K/%	C/N	pH 值
海钱①	—	—	0.40	0.04	0.17	—	—
海乳①	—	—	1.36	0.10	0.45	—	—
红螺①	—	—	1.28	0.10	0.18	—	—
蚝镜①	—	—	0.23	0.05	0.06	—	—

续表

原 料	水分/%	C/%	N/%	P/%	K/%	C/N	pH 值
海五星①	—	—	1.89	0.11	0.42	—	—
海风车①	—	—	2.11	0.14	0.38	—	—
干蟹①	—	—	4.21	1.21	0.47	—	—
虾杂类①	—	—	3.57	2.12	0.46	—	—
狗罗花脯①	—	—	4.57	0.48	0.47	—	—
海醇果脯①	—	—	2.12	0.27	0.51	—	—
黑蛤蜊①	—	—	2.64	1.07	0.21	—	—
海蛎子皮①	—	—	1.21	0.11	0.32	—	—
蛤蜊皮	5.24	—	0.44	0.07	0.20	—	—
海暄子①	—	—	2.43	0.89	0.17	—	—
蛏子	38.98	—	1.17	0.14	0.42	—	—
马牙子①	—	—	1.84	0.48	0.23	—	—
鱼鳞①	—	—	5.21	3.24	0.18	—	—
鱼类	—	—	0.71	0.76	0.48	—	—
鱼杂类	—	—	4.30	1.70	0.42	—	—
贝杂类	—	—	0.68	0.14	0.99	—	—
海藻类	—	—	0.56	0.09	0.51	19.3	—
苔条	88.5	—	0.23	0.02	0.73	—	—
海绵	84.0	—	0.32	0.02	0.29	—	—
海松	82.3	—	0.48	0.05	0.79	—	—
蕴草	86.7	—	0.26	0.03	0.55	—	—
海带	70.6	—	0.45	0.07	—	—	—
海草	84.8	—	0.37	0.07	0.41	—	—

① 以风干基计。

表 13　腐殖酸肥类养分含量（鲜基）

原 料	水分/%	C/%	N/%	P/%	K/%	C/N	pH 值
褐煤	44.59	3.53	0.36	0.04	0.51	—	—
风化煤	15.9	—	0.32	0.05	0.54	—	—

表 14　农用城镇废弃物类养分含量

原 料	水分/%	C/%	N/%	P/%	K/%	C/N	pH 值
城市垃圾	28.896	—	0.275	0.117	1.072	—	—
生活污水	—	—	0.019	0.001	0.004	—	6.5
工业废水	—	—	0.22	0.024	0.42	—	6.7
城市污泥	96.2	—	0.13	0.045	0.023	—	6.8
粉煤灰	—	10	0.002~0.20	0.08~0.17	0.96~1.82	—	11
糠醛渣	—	—	0.82	0.25	1.03	—	3
钢渣	—	—	—	0.06	0.28	—	—

表 15 常用谷壳类成分含量

成	分	木质素/%	纤维素/%	半纤维素/%	N/%	C/N	灰分/%
玉米	麸皮	1.00	15.00	44.00	1.76	34.09	3.00
	玉米棒渣	7.00	28.00	55.00	0.51	175.78	2.00
棉籽	皮	24.00	49.00	17.00	0.66	137.20	4.00
	种子	15.00	16.00	9.00	3.68	10.87	5.00
花生	花生壳	23.00	42.00	9.00	1.25	59.29	4.00
稻谷	糠	3.30	10.70	11.00	2.08	12.02	10.00
	稻壳	17.00	55.00	10.00	0.48	170.83	20.00
大豆	豆荚	2.00	48.00	17.00	1.94	34.61	5.00
	大豆秆	16.00	38.00	16.00	0.83	84.13	6.00
向日葵	葵花籽饼粉	12.00	21.00	7.00	4.14	9.65	6.00
小麦	麦麸	3.00	12.00	36.00	2.74	18.64	7.00
	麦草	7.00	34.00	27.00	1.36	50.00	7.00
	粗麦麸	2.20	8.80	26.00	2.94	12.57	2.40
	麦秆	14.00	40.00	31.00	1.58	53.93	8.00

参 考 文 献

[1] 潘春梅 . 微生态制剂生产及应用 . 北京：中国农业大学出版社，2014.

[2] 任南琪，马放，等 . 污染控制微生物学原理与应用 . 北京：化学工业出版社，2003.

[3] 倪永珍，丁雪梅，等 . 利用微生态工程技术处理城市生活垃圾的研究 . 环境卫生工程，2000，8 (4)：161-164.

[4] 黄川，王里奥，宋珍霞，等 . 有效微生物和多功能复合微生物制剂生物强化提高化粪池粪便污泥减量效率研究 . 环境工程学报，2010，4 (7)：1636-1642.

[5] 章林伟，王洪臣，孙永利，等 . 《城市黑臭水体整治工作指南》解读 . 全国城市黑臭水体整治与水生态环境修复创新大会会刊，2017：106-111.

[6] 中央专项治污投入，成效几何？环境经济，2017 (4)：10-11.

[7] 李维炯，李季，许艇 . 农业生态工程基础 . 中国环境科学出版社，2004.

[8] 李维炯 . 生态学基础 . 北京：北京邮电大学出版社，2002.

[9] 李雪驼 . 环境微生态工程 . 北京：化学工业出版社，2003.

[10] 李亦德 . 走进微生态世界——微生态知识百问 . 上海：上海科学技术出版社，2002.

[11] 林霞 . 农用菌产业在广西农业结构调整中的地位及发展对策 . 农业微生物菌种资源及开发利用研讨会论文集，2002：43-45.

[12] 刘国伟 . 长期施用有机肥对土壤理化性质影响的研究 . 北京：中国农业大学硕士学位论文，2004.

[13] 倪永珍，李维炯 . EM 技术应用研究 . 北京：中国农业大学出版社，1998.

[14] 倪永珍，李维炯 . EM 在养殖业方面的作用机理初探 . 农业微生物菌种资源及开发利用研讨会论文集，2002.

[15] 宁国赞 . 农业微生物资源在国家经济及生态环境建设中的重要作用 . 农业微生物菌种资源及开发利用研讨会论文集，2002.

[16] 师宏奎 . 玉米秸秆整株还田秸秆分解速率及还田效应 . 北京：中国农业大学硕士学位论文，2003.

[17] 同小娟 . EM 堆肥对作物增产机理的初步研究 . 北京：中国农业大学硕士学位论文，2001.

[18] 阳文锐 . 长期施用有机肥对土壤生物学特性的影响研究 . 北京：中国农业大学硕士学位论文，2004.

[19] 杨汝德 . 现代工业微生物学 . 广州：华南理工大学出版社，2000.

[20] 杨苏生，周俊初 . 微生物生物学 . 北京：科学出版社，2004.

[21] 张凤杰 . 利用微生态制剂 EM 处理废水的初步研究 . 北京：中国农业大学硕士学位论文，2000.

[22] 张晖 . 生物有机无机复合肥特性、综合功能及其作用机理的初步研究 . 北京：中国农业大学博士学位论文，2002.

[23] 张金霞 . 我国食用菌菌种现状和改进途径商讨 . 农业微生物菌种资源及开发利用研讨会论文集，2002：39-42.

[24] 赵晓艳 . 不同生物有机肥应用效果及机理的比较研究 . 北京：中国农业大学硕士学位论文，2003.

[25] 周莉华 . 长期施用生物有机肥对冬小麦和夏玉米生产效应的研究 . 北京：中国农业大学硕士学位论文，2004.

[26] 招康赛 . 深圳市大望村污水中转池除臭试验工程监测情况汇报 . 深圳环境保护局文件，深环 [2006] 152 号 .

[27] 许树宁，方锋学，等 . 蔗农乐微生态菌剂在甘蔗上的应用初报 . 广西农业科学，2009，(9)：1184-1186.

[28] 张晓江，刘记强．呕心沥血酿甘露洒尽神州处处春．农家参谋，2012，(7)：4-6.

[29] 李丙智．近期苹果市场分析及产业调整建议．西北园艺，2016 (2)：4-5.

[30] 王锦肖，王锦艳．红枣裂果原因及综合防治措施．西北园艺，2016 (2)：37-38.

[31] 倪永珍．EM技术在中国．西北园艺，2016 (2)：14-16.

[32] 李维炯．EM菌群与土壤改良和修复．西北园艺，2016 (2)：11-14.

[33] 倪永珍，李维炯．EM在养殖业方面的作用机理初探．农业微生物菌种资源及开发利用研讨会论文集，2002.

[34] 李维炯，倪永珍．微生态制剂在生态畜牧业中的应用效果．中国农业大学学报，2003，8 (增刊)：85-92.

[35] 李维炯，倪永珍．应用有效微生物对畜禽类粪便除臭的研究．中国农业大学学报，2003，1 (3)：105-108.

[36] 蔡良候．无公害海水养殖综合技术．北京：中国农业出版社，2003.

[37] 崔西勇．不同微生态制剂在商品蛋鸡中的应用效果及机理研究．北京：中国农业大学硕士学位论文，2004.

[38] 郝晋珉，马永良，等．浅层咸水型盐渍化改造区农业——农村可持续发展研究与实践．北京：中国农业大学出版社，2003：417-453.

[39] 黄宏坤．生态畜牧业中微生态制剂的效果及作用机理初步研究．北京：中国农业大学博士学位论文，2000.

[40] NY/T 471—2001.绿色食品　饲料及饲料添加剂使用准则．

[41] GB 16889—2008.生活垃圾填埋场污染控制标准．

[42] NY/T 883—2004.农用微生物菌剂生产技术规程．

[43] NY 884—2004.生物有机肥．

[44] GB 20287—2006.农用微生物菌剂．